Kohlhammer

Thomas Pollmächer
Thomas C. Wetter

Schlafstörungen und psychische Erkrankungen

Eine Einführung für Ärzte und Psychologen

Verlag W. Kohlhammer

Dieses Werk einschließlich aller seiner Teile ist urheberrechtlich geschützt. Jede Verwendung außerhalb der engen Grenzen des Urheberrechts ist ohne Zustimmung des Verlags unzulässig und strafbar. Das gilt insbesondere für Vervielfältigungen, Übersetzungen, Mikroverfilmungen und für die Einspeicherung und Verarbeitung in elektronischen Systemen.

Pharmakologische Daten, d. h. u. a. Angaben von Medikamenten, ihren Dosierungen und Applikationen, verändern sich fortlaufend durch klinische Erfahrung, pharmakologische Forschung und Änderung von Produktionsverfahren. Verlag und Autoren haben große Sorgfalt darauf gelegt, dass alle in diesem Buch gemachten Angaben dem derzeitigen Wissensstand entsprechen. Da jedoch die Medizin als Wissenschaft ständig im Fluss ist, da menschliche Irrtümer und Druckfehler nie völlig auszuschließen sind, können Verlag und Autoren hierfür jedoch keine Gewähr und Haftung übernehmen. Jeder Benutzer ist daher dringend angehalten, die gemachten Angaben, insbesondere in Hinsicht auf Arzneimittelnamen, enthaltene Wirkstoffe, spezifische Anwendungsbereiche und Dosierungen anhand des Medikamentenbeipackzettels und der entsprechenden Fachinformationen zu überprüfen und in eigener Verantwortung im Bereich der Patientenversorgung zu handeln. Aufgrund der Auswahl häufig angewendeter Arzneimittel besteht kein Anspruch auf Vollständigkeit.

Die Wiedergabe von Warenbezeichnungen, Handelsnamen und sonstigen Kennzeichen in diesem Buch berechtigt nicht zu der Annahme, dass diese von jedermann frei benutzt werden dürfen. Vielmehr kann es sich auch dann um eingetragene Warenzeichen oder sonstige geschützte Kennzeichen handeln, wenn sie nicht eigens als solche gekennzeichnet sind.

Es konnten nicht alle Rechtsinhaber von Abbildungen ermittelt werden. Sollte dem Verlag gegenüber der Nachweis der Rechtsinhaberschaft geführt werden, wird das branchenübliche Honorar nachträglich gezahlt.

1. Auflage 2018

Alle Rechte vorbehalten
© W. Kohlhammer GmbH, Stuttgart
Gesamtherstellung: W. Kohlhammer GmbH, Stuttgart

Print:
ISBN 978-3-17-022983-9

E-Book-Formate:
pdf: ISBN 978-3-17-033293-5
epub: ISBN 978-3-17-033294-2
mobi: ISBN 978-3-17-033295-9

Dieses Werk enthält Hinweise/Links zu externen Websites Dritter, auf deren Inhalt der Verlag keinen Einfluss hat und die der Haftung der jeweiligen Seitenanbieter oder -betreiber unterliegen. Zum Zeitpunkt der Verlinkung wurden die externen Websites auf mögliche Rechtsverstöße überprüft und dabei keine Rechtsverletzung festgestellt. Ohne konkrete Hinweise auf eine solche Rechtsverletzung ist eine permanente inhaltliche Kontrolle der verlinkten Seiten nicht zumutbar. Sollten jedoch Rechtsverletzungen bekannt werden, werden die betroffenen externen Links soweit möglich unverzüglich entfernt.

Inhalt

Vorwort		7
1	Schlaf und psychische Gesundheit – eine kurze Einleitung	9
2	Der normale Schlaf	13
3	Klassifikation von Schlafstörungen	25
4	Schlafmedizinische Diagnostik	31
5	Prinzipien der Therapie von Schlafstörungen und Tagesmüdigkeit	43
6	Affektive Störungen	50
7	Schizophrenie	69
8	Angststörungen	78
9	Zwangsstörungen	85
10	Trauma- und belastungsbezogene Störungen	89
11	Essstörungen	98
12	Persönlichkeitsstörungen	102
13	Aufmerksamkeitsdefizit-/Hyperaktivitätsstörung (ADHS) des Erwachsenenalters	105
14	Substanzinduzierte Schlafstörungen	110
15	Insomnien	122
16	Schlafbezogene Atmungsstörungen	139
17	Hypersomnien zentralen Ursprungs	146
18	Zirkadiane Schlaf-Wach-Rhythmusstörungen	152

19	Parasomnien	165
20	Schlafbezogene Bewegungsstörungen	180
21	Schlaf und Schlafstörungen im Verlauf des Lebens	197
22	Sozialmedizinische Aspekte von Schlafstörungen	202
23	Schlafstörungen im Konsiliar- und Liäsondienst	205

Literaturverzeichnis ... 209

Stichwortverzeichnis ... 219

Vorwort

Achtzig Prozent der Arbeitnehmer, oder hochgerechnet auf die Gesamtbevölkerung 34 Millionen Deutsche, schlafen schlecht. Seit 2010 ist die Zahl der Patienten mit Schlafstörungen um 66 % angestiegen. 43 % der Arbeitnehmer sind bei der Arbeit müde, 31 % regelmäßig erschöpft. So steht es im Gesundheitsbericht der DAK 2017, der im März dieses Jahres publiziert wurde. Der gleichen Publikation ist aber zu entnehmen, dass nur etwas mehr als 1 % der Versicherten eine diagnostizierte Schlafstörung hat und dass Schlafstörungen in der Fehlzeitenstatistik kaum eine Rolle spielen.

Wie nun also? Sind die Deutschen ein Volk müder und erschöpfter Zeitgenossen, die sich zu Millionen nachts schlaflos im Bett wälzen, oder sind Schlafstörungen medizinisch betrachtet ein absolut untergeordnetes Problem?

Beides ist falsch. Die exorbitanten Zahlen des DAK-Reports beruhen auf repräsentativen telefonischen Befragungen, die im Wesentlichen Banalitäten erfassen: Natürlich hat jeder von uns, und viele eben auch immer einmal wieder, eine schlaflose Nacht. Und natürlich hat nicht jeder, aber doch fast jeder von uns einmal einen Tag, an dem er bei der Arbeit müde ist – und sei es, weil er nach einer Familienfeier zu spät ins Bett gefunden hat. In aller Regel entsprechen solche kurzfristigen Störungen der Befindlichkeit aber keiner relevanten Erkrankung.

Falsch ist aber auch, dass Schlafstörungen und Müdigkeit am Tage medizinisch gesehen ein untergeordnetes Problem darstellen. Seriöse Statistiken und epidemiologische Studien belegen, dass behandlungsbedürftige Schlafstörungen etwa 10 % der Bevölkerung betreffen – keine 34, aber doch immerhin 8 Millionen Menschen in Deutschland. Die allermeisten tauchen deshalb nicht in der offiziellen Krankheitsstatistik auf, weil es sich nicht um eine völlig eigenständige Erkrankung handelt, sondern um ein Symptom.

Ärzte und Psychologen, die im Bereich der psychischen Gesundheit tätig sind, wissen aus Erfahrung: Fast alle psychiatrischen Erkrankungen gehen bei der Mehrzahl der betroffenen Patienten mit Schlafstörungen einher. Oft verschwinden diese bei adäquater Behandlung der Grunderkrankungen, manchmal aber auch nicht. Und immer wieder stellen sich Patienten vor, die tatsächlich offenkundig keine psychiatrische Symptomatik zeigen – außer einer Schlafstörung. Müdigkeit, Erschöpftheit oder Tagesschläfrigkeit finden sich ebenfalls bei sehr vielen Patienten, stehen aber oft in keinem eindeutigen Verhältnis zum gestörten Schlaf.

Für Psychiater sowie ärztliche und psychologische Psychotherapeuten sind Schlafstörungen also täglich Brot.

Die Kenntnisse zu den Ursachen, der Diagnostik und den Behandlungsmöglichkeiten haben in den letzten 15 Jahren erheblich zugenommen, so dass es uns an der Zeit erscheint, sie erstmals in einer Monographie ausführlich darzustellen.

Ziel dieses Buches ist es nicht nur, den in Weiterbildung befindlichen oder bereits arrivierten Kolleginnen und Kollegen ein umfassendes Bild der Schlafstörungen bei psychiatrischen Erkrankungen einschließlich der primären Insomnie zu vermitteln, sondern ihnen darüber hinaus einen Überblick über alle Formen gestörten Schlafes zu geben. Schlafapnoesyndrome, Parasomnien, Bewegungsstörungen im Schlaf und zentralnervöse Hypersomnien kommen nicht nur gehäuft bei psychiatrischen Patienten vor, sie führen auch Patienten ohne eine Erkrankung im Kernbereich der Psychiatrie nicht selten primär zum Psychiater.

Wir hoffen, dazu beitragen zu können, dass möglichst viele Ärzte und Psychologen in unserem Fachbereich über ein breites schlafmedizinisches Grundwissen verfügen, welches ihnen die Einordnung aller schlafbezogener Beschwerden erlaubt und sie in die Lage versetzt, entweder selbst entsprechend therapeutisch zu handeln oder den Patienten gezielt an Spezialisten zu verweisen.

Ingolstadt und Regensburg, September 2017
Thomas Pollmächer   Thomas C. Wetter

1 Schlaf und psychische Gesundheit – eine kurze Einleitung

Guter, ungestörter, erholsamer und erfrischender Schlaf hat für die meisten Menschen eine sehr hohe Priorität. Allgemein wird angenommen, dass gesunder Schlaf eine wesentliche Voraussetzung für Wohlbefinden, seelische Gesundheit, Leistungsfähigkeit und Ausdauer am Tage ist. Umgekehrt wird ein als schlecht erlebter Schlaf häufig nicht nur in Zusammenhang mit Müdigkeit und Tagesschläfrigkeit gebracht, sondern auch für Depressivität, Antriebsmangel und verminderte Widerstandskraft gegen körperliche Erkrankungen verantwortlich gemacht. Es ist deshalb nicht verwunderlich, dass Schlafstörungen zu den häufigsten Gründen zählen, deretwegen Patienten ihren Hausarzt aufsuchen (Wittchen et al. 2001).

Schlafstörungen haben allerdings keinesfalls immer Krankheitswert. Im Gegenteil, kurzfristige Störungen des Ein- und Durchschlafens oder eine Verminderung der Schlafdauer im Rahmen akuter psychosozialer Belastungen oder akuter körperlicher Erkrankungen verschiedenster Art sind in aller Regel harmlos und vorübergehend und beeinträchtigen die Leistungsfähigkeit tagsüber nicht oder zumindest nicht wesentlich. Ähnlich wie wir zwingend auf die ausreichende Zufuhr adäquater Nahrung angewiesen sind und doch einige Tage fasten können, ohne Sorge um unsere Gesundheit haben zu müssen, so ist auch Schlaf in ausreichender Qualität und Quantität ein unbedingtes Muss, und doch können wir einen kurzfristigen Mangel problemlos ausgleichen.

Länger- und langfristige Schlafstörungen, die viele Wochen, Monate oder Jahre andauern, stellen hingegen ein erhebliches und ernsthaftes Gesundheitsproblem dar. Die 12-Monats-Prävalenz klinisch relevanter Schlafstörungen beträgt in Europa mindestens 10 % (Wittchen et al. 2011; Arnardóttir et al. 2016). Ursächlich führend sind psychiatrische Erkrankungen einschließlich der primären Insomnie und nächtlicher Atmungsstörungen, aber darüber hinaus gibt es eine Vielzahl weiterer relevanter Kausalitäten. Schlafstörungen sind gut behandelbare Erkrankungen. Die therapeutischen Optionen reichen von einer nächtlichen Überdruckbeatmung beim obstruktiven Schlafapnoesyndrom über pharmakologische Strategien bis hin zu sehr effektiven verhaltenstherapeutischen Verfahren bei verschiedensten Formen der Insomnie. Schlafstörungen führen bei vielen Patienten zu erhöhter Schläfrigkeit und gehören damit auch zu Hauptursachen müdigkeitsbedingter Unfälle im Haushalt, bei der Arbeit und im Straßenverkehr (Karimi et al. 2014). Zunehmend wird klar, dass Schlafstörungen auch ursächlich an der Entstehung metabolischer Erkrankungen, insbesondere Übergewicht und Diabetes, beteiligt sind. Und schließlich wird begründet vermutet, dass Schlafstörungen nicht nur Symptome psychiatrischer Erkrankungen sind, sondern deren Entstehung auch begünstigen können (Riemann und Hajak et al. 2009).

Dennoch ist sowohl die klinische, wissenschaftliche Beschreibung der Phänomenologie von Schlafstörungen als auch die ihrer Ursachen und gesundheitlichen Folgen deutlich komplexer, als dies auf den ersten Blick scheint.

Ein wesentliches Problem stellt in diesem Zusammenhang die Diskrepanz zwischen der subjektiven Beurteilung des Schlafes und den Ergebnissen objektiver Messungen dar. Es kommt durchaus häufig vor, dass Menschen ihren Schlaf als völlig ungestört beschreiben und empfinden, obwohl sich im Schlaflabor erhebliche Störungen der Schlafkontinuität oder eine Verminderung der Schlafdauer objektivieren lassen. Ganz typisch ist dies bei Patienten mit nächtlichen Atmungsstörungen wie zum Beispiel dem obstruktiven Schlafapnoesyndrom. Umgekehrt klagen sehr viele Patienten über schwere Störungen des Ein- und Durchschlafens oder eine verminderte Dauer oder Erholsamkeit des Nachtschlafes, ohne dass sich im Schlaflabor relevante Normabweichungen objektivieren lassen. Dies ist typisch für Patienten mit primärer Insomnie, kommt aber auch häufig bei Schlafstörungen im Rahmen anderer psychiatrischer Erkrankungen vor.

Subjektive Wahrnehmung und objektiv messbare Aspekte des Schlafes sind allerdings nicht völlig unabhängig voneinander. Insbesondere bei Gesunden sind die entsprechenden Korrelationen hoch, die Zusammenhänge also eng. Im Kontext gestörten Schlafes hingegen können die Diskrepanzen enorm sein, was einerseits darauf hindeutet, dass Schlaferleben mit objektiven Messungen nicht umfassend und vollständig beschreibbar ist, andererseits aber auch zeigt, dass nicht jede Form einer Schlafstörung dem subjektiven Erleben und Empfinden direkt zugänglich ist.

Ähnlich verhält es sich mit Störungen der Tagesbefindlichkeit, die mit Schlafstörungen einhergehen. Messbare Veränderungen, wie zum Beispiel eine erhöhte Einschlafneigung oder verminderte Vigilanz am Tage gehen nicht zwingend mit dem subjektiven Eindruck von Tagesmüdigkeit einher und umgekehrt klagen viele Patienten ohne objektivierbare Veränderungen der Vigilanz über extreme Müdigkeit; oft zeigen diese Patienten sogar eine gegenüber Gesunden verminderte Einschlafneigung.

Schlafgestörte Patienten berichten über eine Vielzahl von Befindlichkeitsstörungen am Tage. Hierzu zählen neben Schläfrigkeit, Müdigkeit und Erschöpftheit Irritabilität, Unruhe, Traurigkeit und Konzentrationsstörungen. Überhaupt finden sich nahezu alle psychopathologischen Symptome bei schlafgestörten Patienten und umgekehrt gelten Schlafstörungen in unterschiedlicher Ausprägung als Symptome nahezu aller psychiatrischen Störungen (Baglioni und Riemann 2016). Diese enge Assoziation begründet die hohe Relevanz der Schlafmedizin für Psychiatrie und Psychotherapie. Die Bedeutung gestörten Schlafes für die psychische Gesundheit geht dabei weit über die symptomorientierte Betrachtungsweise hinaus. Schlafstörungen sind zwar häufig Symptom einer anderen psychiatrischen Erkrankung, sie können aber auch im Sinne einer primären Insomnie die Kernsymptomatik einer eigenständigen psychiatrischen Störung darstellen oder sie können hinweisend auf eine andere komorbide schlafmedizinische Problematik sein.

Komorbide schlafmedizinische Erkrankungen kommen bei psychiatrischen Patienten einerseits akzidentell in der gleichen Häufigkeit vor wie in der Allgemeinbevölkerung. Manche treten aber auch überzufällig häufig auf, wie zum Beispiel das obstruktive Schlafapnoe-Syndrom oder das Restless-legs-Syndrom (RLS). Die Gründe hierfür sind vielfältig und reichen von der Induktion eines RLS durch manche Psychopharmaka über die erhöhte Prävalenz der Adipositas, eines Risikofaktors für nächtliche Atmungsstörungen, bei Menschen mit psychischen Erkrankungen, bis hin zu möglicherweise direkten Kausalzusammenhängen.

Einige wenige Fragen zum Schlaf sind Teil jeder sorgfältigen psychiatrischen Statuserhebung, auch dann, wenn Patienten von sich aus keine Schlafstörungen berichten. Hierzu gehören nicht nur Fragen, die das Ein- und Durchschlafen betreffen, sowie spezifische schlafbezogene Phänomene wie Schnarchen, Albträume oder das frühmorgendliche Erwachen, sondern auch Aspekte der Vigilanz am Tage, z. B. Müdigkeit oder Tagesschläfrigkeit. Wenn aus Sicht des Patienten schlafbezogene Symptome weder im Vordergrund stehen noch als sehr belastend erlebt werden und der psychopathologische Befund sowie die Anamnese eine eindeutige psychiatrische Diagnose erlauben, ist eine differenziertere schlafbezogene Diagnostik entbehrlich.

Wenn jedoch aus Sicht des Patienten oder des Untersuchers Schlafstörungen, Müdigkeit und/oder Tagesschläfrigkeit prominent und subjektiv deutlich beeinträchtigend sind, sind zunächst eine ausführlichere Anamnese und die Anwendung einfacher Messinstrumente, wie eines Schlaftagebuches und/oder spezifischer Selbstbeurteilungsfragebögen indiziert. Bei einem Teil der Patienten sind darüber hinaus apparative Untersuchungen, zum Beispiel eine Polygraphie oder Polysomnographie zielführend, wie dies detailliert im Kapitel zur Schlafmedizinischen Diagnostik diskutiert wird.

Eine nicht unerhebliche Zahl von Patienten sieht subjektiv nicht nur die Schlafstörung ganz im Fokus ihrer Beschwerden, sondern führt darüber hinaus auch jegliche Störung der Tagesbefindlichkeit direkt auf die Schlafstörung zurück. Unter solchen Patienten finden sich nicht selten depressive Erkrankte, denen es extrem schwerfällt, eine »klassisch« psychiatrische Diagnose zu akzeptieren, meist deshalb, weil solche Diagnosen – auch die Depression – immer noch als erheblich stigmatisierend erlebt wird. Um mit solchen Patienten ein tragfähiges therapeutisches Bündnis erreichen zu können, sollten man sich die Zeit nehmen, mit ihnen den komplexen und bidirektionalen Zusammenhang zwischen Schlaf und Befindlichkeit zu besprechen, um sie für die Möglichkeit zu sensibilisieren, dass der gestörte Schlaf nicht Ursache einer Depression sein muss, sondern viel häufiger ein wesentlicher symptomatischer Aspekt dieser Erkrankung.

Viele Menschen mit subjektiv sehr schweren Schlafstörungen neigen zu einer erheblichen Katastrophisierung. Oft sind solche Patienten der Ansicht, gar nicht oder nahezu nicht mehr zu schlafen und dadurch sowohl ihre körperliche als auch ihre seelische Gesundheit massiv zu gefährden. Obwohl es gute wissenschaftliche Belege dafür gibt, dass solche Patienten in aller Regel objektiv betrachtet wesentlich besser schlafen, als sie selbst vermuten, sollten man sich gerade am Beginn einer therapeutischen Beziehung diesbezüglich nicht auf kontroverse Diskussionen einlassen. Es gilt zunächst, die subjektive Sicht des Patienten ernstzunehmen und zu akzeptieren. Im weiteren Verlauf, wenn tatsächlich Daten zum Schlafverhalten vorliegen, können diese dann sehr wohl zur Beruhigung des Patienten und Entkatastrophisierung beitragen.

Die Behandlung von Schlafstörungen muss ursachenorientiert erfolgen. Schlafstörungen als reine Begleiterscheinung psychiatrischer Erkrankungen bedürfen, insbesondere wenn der Patient sie selbst als wenig störend empfindet, keiner spezifischen Therapie; sie remittieren typischerweise im Rahmen der adäquaten Therapie der Grunderkrankung. Sind die Schlafstörungen eines Patienten aber subjektiv stark ausgeprägt und störend, empfiehlt sich zusätzlich eine spezifische schlafbezogene Intervention. Hierzu gehören je nach Ausprägung und Situation psychoedukative Maßnahmen, eine schlafanstoßende Medikation oder eine kognitiv verhaltenstherapeutische Intervention speziell zur Behandlung von Insomnien. Letztere ist immer bei einer primären Insomnie indiziert, kann aber auch bei Schlafstörungen im Rahmen anderer psychiatrischer Erkrankungen sehr hilfreich sein.

Auch die Behandlung komorbider schlafmedizinischer Erkrankungen sollte stets ursachenorientiert erfolgen. So empfiehlt es sich, z. B. bei einem psychopharmaka-induzierten RLS die verursachende Substanz abzusetzen, während zur Behandlung eines komorbiden idiopathischen RLS nur mit großer Vorsicht dopaminerge Substanzen verwendet werden sollten, weil mit erheblichen psychotropen

Nebenwirkungen zu rechnen ist. Die auch und gerade bei psychiatrischen Patienten häufigste Ursache erhöhter Tagesschläfrigkeit, das obstruktive Schlafapnoesyndrom, bedarf in der überwiegenden Zahl der Fälle einer nächtlichen Beatmungstherapie.

Schlafstörungen bei psychiatrischen Patienten sind also ein ungemein häufiges und komplexes Problem, welches sorgfältiger Diagnostik und eines individuellen therapeutischen Vorgehens bedarf, wie sie in den folgenden Kapiteln detailliert dargestellt sind.

2 Der normale Schlaf

Der Schlaf ist ein Verhaltenszustand besonderer Art. Betrachtet man den Schlafenden, ohne etwas über die Physiologie des Schlafes zu wissen, drängt sich einem zunächst der Eindruck auf, es handele sich um einen passiven Ruhezustand, einem Zustand also, der sich vom Wachen vor allem durch das Fehlen von Bewegung und Aktivität unterscheidet. Nicht umsonst hat die griechische Mythologie den Schlaf, Hypnos, als den Zwillingsbruder des Todes, Thanatos, begriffen, erscheint doch der Mensch in beiden Zuständen oberflächlich betrachtet leblos.

Erst die systematische, naturwissenschaftliche Erforschung des Schlafes, die im 19. Jahrhundert zunächst durch intensive Beobachtung und die Bestimmung von Weckschwellen erfolgt ist, und deren wesentlicher Motor im 20. Jahrhundert die Entdeckung des Elektroencephalogramms durch den Psychiater Hans Berger war, hat unser Bild vom Schlaf grundlegend verändert.

Wir wissen heute, dass Schlaf ein aktiv vom zentralen Nervensystem regulierter Verhaltenszustand ist, der gerade eben keinen passiven Ruhezustand darstellt. Zu dieser Erkenntnis hat in den 1950er Jahren die Entdeckung des REM-Schlafs (Rapid Eye Movement Sleep) ganz entscheidend beigetragen, durch die klar wurde, dass der Schlaf aus zwei physiologisch distinkten Unterzuständen besteht, die sich in ultradianer Rhythmik regelmäßig abwechseln. Wir wissen, dass gesunder Schlaf typischerweise mit non-REM-Schlaf beginnt, dessen intensivste Form der Tiefschlaf darstellt, und dass sich im Verlauf der Nacht non-REM- und REM-Schlaf-Episoden in 90- bis 120-minütigen Abständen abwechseln.

> **Funktionelle Veränderung physiologischer Systeme im Schlaf:**
>
> - Motorik
> - Sensorik
> - Thermoregulation
> - Autonomes Nervensystem
> - Atmung
> - Herz-Kreislauf-System
> - Neuroendokrine Aktivität
> - Immunsystem
> - U. v. m.

Wie aus der Aufzählung ersichtlich ist, geht Schlaf mit einer funktionalen Veränderung fast aller physiologischen Systeme einher und betrifft bzw. verändert Körperfunktionen weit über das Gehirn hinaus. Im Gehirn selbst kommt es zu grundlegenden Veränderungen der Interaktion mit der Umwelt. Wie funktionelle kernspintomographische Untersuchungen kurz nach der Jahrtausendwende gezeigt haben, verändert sich die Signalverarbeitung z. B. akustischer Reize dramatisch. Im non-REM-Schlaf bleibt die klassische Aktivierung des primären Hörkortex aus, während weite Teile des Neokortex sogar deaktiviert werden. Im REM-Schlaf kommt es zu zusätzlichen Veränderungen der Hirnrindenaktivität, die wahrscheinlich in enger Beziehung zum Traumerleben stehen (Czisch et al. 2004, Wehrle et al. 2005).

Bedeutsam sind auch Veränderungen der Atmung mit einer im Schlaf weitgehend autonomen Steuerung, einer Verminderung der CO_2-Sensibilität, einer Reduktion von Atemfrequenz und Tiefe, einer Zunahme der Atemwegswiderstände und einer erhöhten Fehlertoleranz der Regelsysteme. Diese Veränderungen sind für das Verständnis nächtlicher Atmungsstörungen von Bedeutung ist (Randerath et al. 2014).

Es kommt im Schlaf zu dramatischen Veränderungen der Freisetzung von Hormonen (▶ Abb. 2.1). Hierbei sind solche Veränderungen, die tatsächlich schlafbedingt sind, von anderen zu unterscheiden, die nicht dem Schlaf selbst, sondern zirkadianen Rhythmen geschuldet sind. Das klassische Beispiel im zuletzt genannten Kontext ist die Freisetzung des Nebennierenrindenhormons Cortisol, eines der zentralen Effektorhormone der neuroendokrinen Stressantwort, die während des Schlafes typischerweise ein Minimum erreicht und in der zweiten Nachthälfte zum Morgen hin deutlich ansteigt. Diese Veränderungen persistieren allerdings auch dann, wenn Schlaf experimentell verhindert wird, so dass sie nicht direkt schlafabhängig sind, sondern durch einen zirkadianen Rhythmus generiert werden. Die Freisetzung von Wachstumshormonen hingegen erfolgt bezogen auf den 24-Stunden-Tag zu 90 % während der ersten Stunde des Nachtschlafes. Schlafentzug blockiert die Freisetzung von Wachstumshormonen fast vollständig, so dass hier davon auszugehen ist, dass die Sekretion dieses Hormons direkt vom Zustand Schlaf, genauer gesagt vom non-REM-Schlaf abhängt.

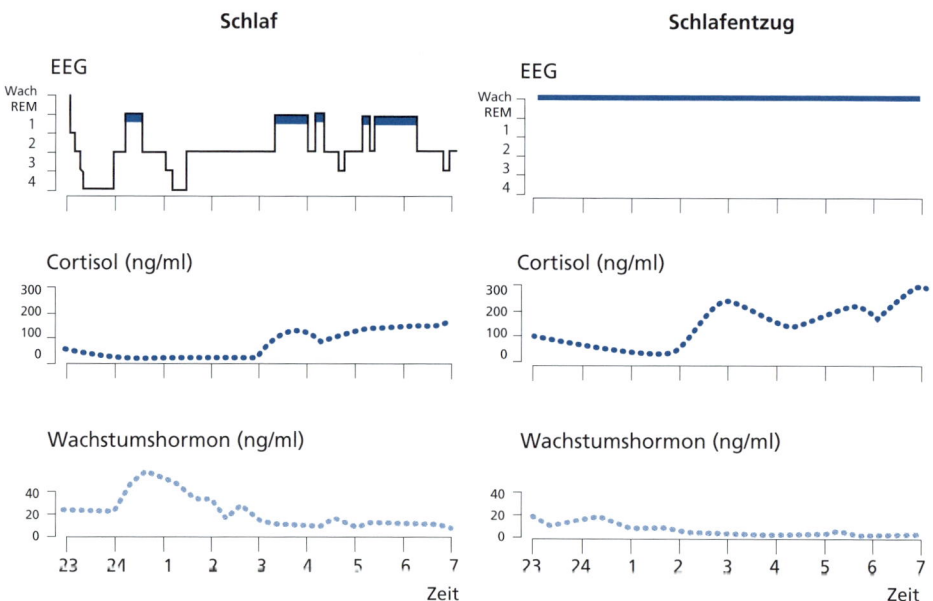

Abb. 2.1: Verlauf der Plasmakonzentrationen von Cortisol und Wachstumshormon im Schlaf (links) und während nächtlichen Schlafentzugs (rechts). Nur die Wachstumshormonsekretion wird durch den Schlafentzug unterdrückt.

Ähnlich wie neuroendokrine Systeme zeigt auch die Funktion des Immunsystems schlafabhängige Veränderungen, die teilweise zirkadianer Natur sind und teilweise direkt mit der Schlafregulation zusammenhängen. Es finden sich komplexe Änderungen der

Zahl zirkulierender Immunzellen, der Proliferationsantworten und der Freisetzung inflammatorischer Mediatoren (Zytokine), deren funktionelle Bedeutung bis heute nicht abschließend geklärt ist.

Ganz besonders bedeutsam ist der Einfluss des Schlafes auf den Glukosestoffwechsel, also auf die Bereitstellung und Verarbeitung unseres primären Energielieferanten, der insbesondere für die Hirnfunktion von entscheidender Bedeutung ist. Auch bezüglich des Glukosemetabolismus, der letztlich ein filigranes Netzwerk aus Glukoseaufnahme, Glukoseverwertung, Glukosespeicherung und Glukosefreisetzung ist, finden sich erhebliche schlafassoziierte Veränderungen. Passend zum im Schlaf etwas verminderten Energiebedarf wird weniger Glukose bereitgestellt. Schlafentzug hingegen führt, wahrscheinlich über eine Verminderung der Wirkung von Insulin, zu einer vermehrten Bereitstellung von Glukose und damit zu einer Stoffwechsellage, wie sie prinzipiell für die Zuckerkrankheit charakteristisch ist.

2.1 Messung des Schlafes

Während im 19. Jahrhundert die experimentelle Erforschung des Schlafes auf die Beobachtung und die Registrierung der Motorik reduziert war, ermöglichte nach der Entdeckung des EEG in den 1930er Jahren die objektive Messung der hirnelektrischen Aktivität im Schlaf die Erfassung verschiedener Schlafstadien. Zunächst wurde klar, dass die Schlaftiefe im sogenannten non-REM-Schlaf sehr eng mit der langsamwelligen Aktivität im EEG (Delta-Aktivität) zusammenhängt. Die Menge dieser Aktivität und damit die Schlaftiefe veränderten sich in regelmäßigen Abständen von 90 bis 120 Minuten, ohne dass zunächst klar war, warum dies geschieht und welchem physiologischen Zustand die Zwischenphasen entsprachen, in denen das EEG dem im Wachen glich, die Probanden aber offensichtlich schliefen. In den 1950er Jahren lösten sich diese Rätsel durch die Entdeckung des REM-Schlafes, der so benannt ist, weil sich in diesem Zustand die Augen unter den geschlossenen Lidern rasch bewegen (rapid eye movements, REM).

Abb. 2.2 zeigt, wie sich non-REM und REM-Schlaf im Verlauf der Nacht beim gesunden Menschen abwechseln und welche Charakteristika die einzelnen Biosignale in den verschiedenen Schlafstadien zeigen. Neben den raschen Augenbewegungen ist dabei für den REM-Schlaf vor allem typisch, dass der Muskeltonus der Halte- und Stellmuskulatur fast vollständig unterdrückt ist. Es handelt sich hierbei um eine aktive supraspinale Inhibition, die verhindert, dass wir unsere Träume ausagieren.

Die Messung des Schlafes erfolgt heutzutage mit digitalisierten Messsystemen in Schlaflaboren, die neben den zur Bestimmung der Schlafstadien notwendigen Signalen EEG, EOG und EMG eine Vielzahl weiterer Biosignale erfassen, darunter das EKG, nächtliche Atmungsparameter und die motorische Aktivität der Beinmuskulatur, um bestimmte pathologische Phänomene zu erfassen (Rodenbeck 2013), die in späteren Kapitel dieses Buches thematisiert werden.

2 Der normale Schlaf

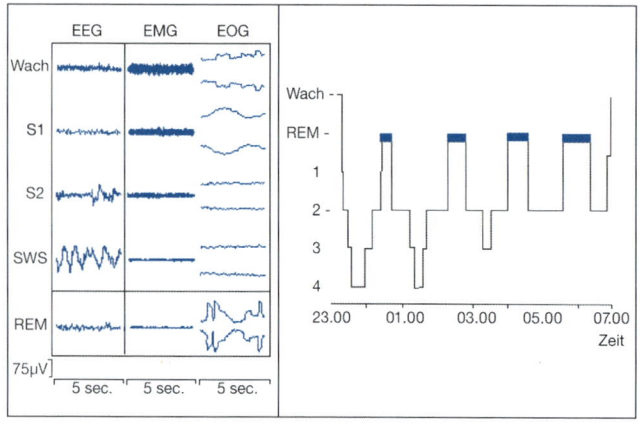

Abb. 2.2:
Schlafverlauf einer gesunden Versuchsperson (rechts) und Charakteristika der Biosignale in den verschiedenen Schlafstadien (links). Das EEG synchronisiert mit zunehmender Schlaftiefe, so dass im Tiefschlaf (SWS) hohe, langsame Delta-Wellen dominieren. Die Muskelspannung am Kinn nimmt parallel dazu ab, ist aber im REM Schlaf am allerniedrigsten. Rasche Augenbewegungen finden im Wachen und im REM-Schlaf statt. Langsame, rollende Augenbewegungen sind auf den leichten nonREM-Schlaf beschränkt.

2.2 Subjektive und objektive Aspekte des Nachtschlafs

Gerade für den Bereich der Psychiatrie und Psychotherapie ist es von großer Bedeutung, sich darüber klar zu sein, dass objektiv gemessener und subjektiv erlebter Schlaf sich in vielerlei Hinsicht deutlich unterscheiden. Schon in Experimenten der frühen 1960er Jahren wurde klar, dass die neurophysiologisch definierten und gemessenen Schlafstadien nicht zu 100 % mit dem Erleben vom Probanden korrelieren. Weckversuche haben gezeigt, dass Probanden einerseits der Meinung waren, wach zu sein, obwohl sie sich objektiv betrachtet in einem eindeutigen Schlafstadium befanden, und dass andererseits auch bei Ansprache im objektiven Wachzustand Probanden gelegentlich der Ansicht waren, vor der Weckung geschlafen zu haben. Dennoch besteht bei gesunden Schläfern ein sehr enger Zusammenhang und damit auch eine hohe Korrelation zwischen den wesentlichen Aspekten objektiv gemessenen Schlafes und der subjektiven Empfindung. Gesunde Schläfer schätzen sowohl ihre Einschlafdauer als auch die Gesamtdauer des Schlafes typischerweise weitgehend korrekt ein. Die Zahl und Dauer nächtlicher Aufwachereignisse wird aber von gesunden Probanden in aller Regel unterschätzt, weil offenbar für kurze Aufwachereignisse bis zu einer Dauer von fünf bis zehn Minuten eine Amnesie besteht. Entsprechend finden sich objektiv betrachtet auch bei Probanden, die über einen völlig ungestörten Nachtschlaf berichten, mehrere, meist bis zu zehn kurze Aufwachereignisse.

Wesentlich größere Diskrepanzen zwischen dem, was objektiv gemessen werden kann und dem, was subjektiv empfunden wird, zeigen sich hingegen bei schlafgestörten Patienten. Schlafstörungen, die vorwiegend mit einer Schlaffragmentation einhergehen, die also die Synchronisation des EEG behindern und/oder immer wieder zu kurzfristigen Arousals führen, werden von Patienten subjektiv oft überhaupt nicht als Schlafstörung bewertet. Ein klassisches Beispiel hierfür sind

Patienten mit einem Schlafapnoe-Syndrom, bei denen es im Schlafverlauf aufgrund der immer wieder auftretenden Atempausen zu hunderten von nächtlichen Weckreaktionen und Aufwachereignissen kommen kann, die allerdings weit überwiegend von sehr kurzer Dauer sind. Solche Patienten berichten sehr häufig davon, ungestört, möglicherweise auch überraschend schnell, einzuschlafen und problemlos durchzuschlafen. Die bei diesen Patienten sehr häufige Tagesschläfrigkeit führen sie selbst meist überhaupt nicht auf die für sie gar nicht wahrnehmbare Schlafstörung zurück.

Ganz anders verhält es sich bei Patienten mit Insomnie. Patienten, die über schwere Ein- und/oder Durchschlafstörungen und einen nicht erholsamen Schlaf klagen, zeigen häufig aus der Perspektive objektiv messbaren Schlafverhaltens eine wesentlich weniger gravierende Schlafstörung, als es ihrer subjektiven Einschätzung entspricht (Feige et al. 2013). Während eine Vielzahl dieser Patienten ihre Einschlafdauer und die Zeit nächtlicher Wachphasen deutlich überschätzt, obwohl die Korrelation zu den objektiven Messungen nicht ganz verloren geht, kommt es bei einer kleinen Zahl von Patienten sogar vor, dass einem völlig unauffälligen Schlafprofil die subjektive Einschätzung des Patienten gegenübersteht, er habe überhaupt nicht geschlafen.

Während sich für solche extremen Divergenzen zwischen objektiver und subjektiver Beurteilung des Schlafes bis heute keine befriedigende Erklärung findet, so gibt es doch verständliche Gründe, warum grundsätzlich das Ausmaß einer Schlafstörung tendenziell subjektiv eher überschätzt wird. Zunächst ist darauf hinzuweisen, dass wir Schlaf per se nicht wahrnehmen. Definitionsgemäß ist Schlaf ein Zustand der Bewusstlosigkeit, so dass unsere subjektive Beurteilung des Schlafes indirekt über den bewussten Wachzustand erfolgen muss. Die Amnesie für kurze Aufwachereignisse im Schlaf, die oben schon erwähnt wurde, erklärt, weshalb uns kurze Wachphasen innerhalb einer Schlafepisode gar nicht bewusst werden. Überschreitet die Dauer dieser Wachphasen allerdings einen bestimmten Wert, dann hängt die subjektive Wahrnehmung ihrer Dauer von Faktoren ab, die nicht direkt abhängig von der tatsächlichen messbaren Wachzeit sind. Es macht für die subjektive Beurteilung einer z. B. 30-minütigen nächtlichen Wachphase einen großen Unterschied, ob sie vom Patienten nach einer Schlafunterbrechung, z. B. durch eine akustische Störung, gelassen hingenommen wird oder aber bei einem schlafgestörten Patienten von negativen Kognitionen, Gedankenkreisen oder Grübeln begleitet ist. Es liegt auf der Hand, dass die Dauer der Wachphase in der zuletzt genannten Situation tendenziell überschätzt wird.

Der Umstand, dass wir den Schlaf selbst nicht wahrnehmen, hat bei Schlafgestörten noch einen zusätzlichen problematischen Effekt auf die Schlafwahrnehmung: Subjektiv erlebtes, oft stundenlanges nächtliches Wachliegen stellt sich bei der objektiven Messung häufig als ein Wechsel von Schlaf- und Wachphasen dar. Offenbar werden vom Schlafgestörten eigentlich voneinander getrennte, zeitlich distante Wachphasen subjektiv fusioniert und dazwischenliegende Schlafphasen in das Erlebnis, wach zu sein, mit einbezogen. Darüber hinaus spielt für die subjektive Bewertung der Qualität und Erholsamkeit des nächtlichen Schlafes auch eine wesentliche Rolle, wie sich das subjektive Befinden am Morgen darstellt bzw. entwickelt. Insbesondere Patienten mit depressiven Erkrankungen und deutlichen zirkadianen Schwankungen ihres Befindens fühlen sich typischerweise besonders morgens nach dem zum Teil sogar verfrühten Erwachen besonders unwohl und führen diese schlechte Befindlichkeit auf einen schlechten Schlaf zurück. Der Effekt des therapeutischen Schlafentzugs allerdings zeigt, dass paradoxerweise die schlechte Befindlichkeit am Morgen sogar durch vollständigen Schlafentzug gebessert, wenn nicht sogar antagonisiert werden kann und damit ein Zuwenig an Schlaf in der Nacht zuvor offensichtlich keine hinreichende Erklärung für das Morgentief depressiver Patienten darstellt.

2.3 Mentale Aktivität im Schlaf

Der Traum gilt als Prototyp mentaler Aktivität im Schlaf. Dennoch ist unklar, ob es mentale Aktivität im Schlaf wirklich gibt. Unser wissenschaftlicher Zugang zu mentaler Aktivität im Schlaf erfolgt immer über das Wachen. Nur ein wacher Mensch kann über seine Träume berichten, sie aufschreiben und über sie nachdenken – ein schlafender Mensch kann dies nicht. Es bleibt also schon aus erkenntnistheoretischen Gründen unmöglich zu entscheiden, ob ein Traumbericht tatsächlich Vorgänge während des Schlafes wiedergibt oder ob der Traum und sein Inhalt nicht letztlich erst beim Aufwachen durch einen Transfer ins Wachbewusstsein entstehen.

Versuche, aus den messbaren Aspekten des REM-Schlafes, z. B. den raschen Augenbewegungen und den Veränderungen von Herz- und Kreislaufparametern, auf Trauminhalte zu schließen, sind bisher nicht erfolgreich gewesen. Ebenso haben funktionelle kernspintomographische Untersuchungen zwar distinkte Aktivitätsmuster des Gehirns im REM-Schlaf dokumentiert (Wehrle et al. 2005; Wetter 2010), aber auch hier lässt sich aktuell kein Bezug zum Trauminhalt herstellen. Wichtig zu wissen ist darüber hinaus, dass Träume – so wie sie nach experimentellen Weckungen berichtet werden – keineswegs auf den REM-Schlaf beschränkt sind. Zwar ist die Rate von Traumberichten bei Weckungen aus REM-Schlaf etwas höher, aber sie liegt auch im non-REM-Schlaf noch bei etwa 60 bis 70 %. Die Trauminhalte im non-REM-Schlaf scheinen grundsätzlich eher realistisch und kognitiver Aktivität im Wachen nahe zu sein, während die bizarren Aspekte des Traumes wie die Verwischung von Raum-Zeitgrenzen für Traumberichte nach dem REM-Schlaf typisch sind. Häufig enthalten Träume des REM-Schlafes auch Elemente, die der aktiven Hemmung der Halte- und Stellmuskulatur entsprechen, also das Gefühl, unkontrolliert zu fallen, sich nicht bewegen zu können oder erschwert zu atmen.

Als luzide Träume (Klarträume) werden Träume bezeichnet, in denen sich der Träumende des Traumes bewusst ist (Sanders et al. 2016). Schon diese Definition zeigt, dass es sich hier um ein komplexes, schwer zu verstehendes Phänomen handelt. Entweder ist der Klarträumende wach, denn er ist sich ja des Traums bewusst, oder aber es gibt innerhalb des an sich bewusstlosen Zustandes Schlaf einen Subzustand, der eben doch mit Bewusstsein einhergeht. Definitionsgemäß weiß also der Klarträumende, dass er träumt, und häufig kann er diese Träume auch steuern. Klarträume sind nicht selten und werden von etwa einem Viertel der Bevölkerung zwei- bis viermal im Jahr erlebt. Es wird gelegentlich beschrieben, dass Probanden im Klartraum vorher vereinbarte Augenbewegungen durchführen können, was klar belegt, dass es sich um einen bewussten Zustand handelt. Allerdings bleibt somit fraglich, ob es sich, wie dann meist behauptet, um REM-Schlaf handelt, der definitionsgemäß gerade nicht mit der Möglichkeit zu willkürlichen Bewegungen einhergeht. Die genaue Einordnung von Klarträumen zwischen Schlafen und Wachen bleibt also ungewiss, was der Faszination für diesen Zustand keinen Abbruch tut.

Die Traumdeutung hat sich seit Freud bis heute weitgehend unabhängig von der naturwissenschaftlichen Untersuchung des Schlafes entwickelt, jedenfalls gibt es keine messbaren schlafassoziierten Phänomene, die Traumdeutung in irgendeiner Form objektivieren könnten. Es gibt hingegen sehr viele Hinweise darauf, dass REM-Schlaf (also nicht der Traum an sich) und non-REM-Schlaf unterschiedliche neurophysiologische Funktionen insbesondere hinsichtlich der Generierung und Stabilisierung von Gedächtnisinhalten haben. Hierzu werden im Zusammenhang mit der Funktion des Schlafes noch weitere Ausführungen gemacht.

2.4 Zahlen, Daten und Fakten zum normalen Schlaf

Obwohl der Schlaf bezüglich seiner Regulation und Struktur beim Gesunden immer wieder in verlässlicher und reproduzierbarer Weise auftritt, so unterliegt er doch erheblichen inter- und intraindividuellen Variationen. Die folgende Aufzählung fasst die wesentlichen Einflussfaktoren zusammen:

- Genetik
- Arbeitssituation (z. B. Schichtarbeit)
- Soziokulturelle Gegebenheiten
- Geoklimatische Situation
- Lärm, Licht, andere Umwelteinflüsse
- Krankheiten
- Geschlecht
- Alter

Unter anderem spielen genetische Faktoren eine wesentliche Rolle. Insbesondere Zwillingsstudien haben während der letzten fünf Jahrzehnte gezeigt, dass wesentliche Aspekte der subjektiven Schlafwahrnehmung, aber auch objektiv messbarer Parameter wie Schlafqualität und die Schlafstadienorganisation, die Schlafdauer, ja selbst der zeitliche Abstand zwischen den non-REM- und den REM-Episoden (also die Länge der non-REM-REM-Zyklen) ganz erheblich genetisch determiniert sind (Dauvilliers et al. 2005). Dies trifft auch für zirkadiane Aspekte zu, z. B. für die Frage, ob Menschen eher Morgen- oder Abendtypen sind. Soziokulturelle Gegebenheiten spielen eine wesentliche Rolle, wie z. B. die in den Mittelmeerländern übliche Gepflogenheit, einen Mittagsschlaf zu halten (»Siesta«), was in den nördlichen Regionen Europas eher unüblich ist. Lärm, Licht und andere Umwelteinflüsse spielen eine erhebliche Rolle, wenngleich der Schlaf Gesunder gegen solche Einflüsse sehr robust ist.

Vorübergehende Erkrankungen, insbesondere Infektionskrankheiten, spielen eine wesentliche Rolle, da diese ganz regelhaft mit Müdigkeit, vermehrtem Schlafbedürfnis, bei hohem Fieber aber auch mit erheblichen transienten Schlafstörungen verbunden sein können (Pollmächer et al. 2000).

Des Weiteren spielt das Geschlecht eine nicht unwesentliche Rolle (Dzaja et al. 2009). So schlafen erwachsene Frauen üblicherweise unter ad libidum Bedingungen etwa ein bis eineinhalb Stunden länger als Männer. Ganz wesentlich moduliert wird der Schlaf durch das Lebensalter, welches auf die Schlafdauer, seine Mikrostruktur, die Schlafqualität und die zirkadiane Positionierung erheblichen Einfluss nimmt. Während ein Neugeborenes zwei Drittel des Tages schlafend verbringt, nimmt diese Zeit schon in den ersten beiden Lebensjahren auf etwa 50 % ab, um in der frühen Adoleszenz den für Erwachsenen typischen Durchschnittswert von einem Drittel des Tages, also etwa acht Stunden, zu erreichen. Weit weniger als gemeinhin angenommen verkürzt sich die Gesamtschlafdauer im Alter, was zu einem erheblichen Teil aber daran liegt, dass ältere Menschen typischerweise mehrere Schlafepisoden pro 24 Stunden aufweisen. Der Anteil des REM-Schlafes am Gesamtschlaf beträgt beim Neugeborenen ungefähr 50 % und erreicht schon im Teenageralter den Erwachsenenwert von 25 %. Der non-REM-Schlaf, der beim Erwachsenen etwa 75 % ausmacht, besteht wiederum zu einem Drittel aus Tiefschlaf.

Neben einer Veränderung von Schlafmenge und Anteilen der verschiedenen Schlafstadien verändert sich im Lauf des Lebens auch die zirkadiane Verteilung von Schlafen und Wachen. Während ein Neugeborenes ein typisches polyphasisches Schlafmuster mit einem ultradianen Rhythmus von etwa vier Stunden zeigt, tritt erstmals um die Vollendung des 1. Lebensjahres herum typischerweise eine konsolidierte Nachtschlafphase auf, eine oder mehrere Tagschlafepisoden sind aber mindestens bis zum 10. Lebensjahr typisch.

2.5 Die Schlafregulation

Die Regulation von Schlafen und Wachen ist, wie schon erwähnt, ein aktiver, vom zentralen Nervensystem gesteuerter Prozess. Eine epidemische Encephalitis, die zu Beginn des 20. Jahrhunderts auftrat, ging mit erheblichen Störungen der Vigilanz und Wachheit einher und wurde deshalb als Encephalitis lethargica bezeichnet. Intensiv erforscht hat diese Krankheit Konstantin Freiherr von Economo (1876–1931), der anhand der Gehirnschnitte der betroffenen Patienten zeigen konnte, dass verschiedene Zwischen- und Mittelhirnstrukturen unterschiedlichen Einfluss auf Schlafen und Wachen nehmen. Bestimmte Läsionen im Rahmen des Mittelhirns waren typischerweise mit massiver Schlaflosigkeit verbunden, andere mit ausgeprägter Tagesschläfrigkeit. Es sind insbesondere Bereiche im Hypothalamus, die für die Schlafregulation besonders wichtig sind (Saper et al. 2005).

Insgesamt sind es aber viele Bereiche, einschließlich bestimmter Nuclei im Hirnstamm, die Schlafen und Wachen orchestrieren. Dabei sind eine Vielzahl von Neurotransmittern, Hormonen, Peptiden und anderen körpereigenen Substanzen beteiligt, die einerseits in komplexer Weise ineinandergreifen und andererseits die enge Verbindung der Schlaf-Wach-Regulation mit anderen Hirnfunktionen und auch mit anderen wesentlichen Regelkreisen des Gesamtorganismus erklären und ermöglichen.
Schlafregulierende humorale Faktoren sind:

- Neurotransmitter:
  - Acetylcholin
  - Noradrenalin
  - Dopamin
  - Histamin
  - GABA
  - Adenosin
  - u. a.
- Hormone/Neuropeptide:
  - Stresshormone
  - Wachstumshormon
  - Neurosteroide
  - Neurotensin
  - Orexin A und B
  - u. a.
- Andere:
  - Zytokine
  - Prostaglandine
  - Fettsäuren

Die Schlafdauer hängt im Wesentlichen von zwei unabhängigen regulatorischen Komponenten ab. Zum einen reguliert die Schlafdauer ein von der vorausgehenden Wach-

2.5 Die Schlafregulation

dauer abhängiges, homöostatisches System, welches mit einem zweiten, unabhängigen System interagiert, welches Schlafen und Wachen zirkadian reguliert. Dies wurde im sogenannten Zwei-Prozess Modell der Schlafregulation in den 1980er Jahren konzeptualisiert (Daan et al. 1984).

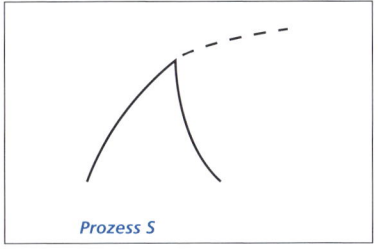
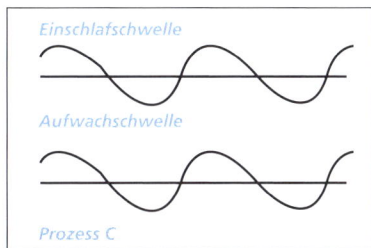

Abb. 2.3: Das Zwei-Prozess-Modell der Schlafregulation (Daan et al. 1984).

Das homöostatische System verhält sich funktional ähnlich wie eine Sanduhr. Je länger wir wach sind, umso größer wird das Schlafbedürfnis, wobei dieser Zusammenhang kein linearer, sondern ein asymptotischer ist. Mit dem Schlafbedürfnis und dem Schlafdruck nimmt aber gleichzeitig die Schlaftiefe zu, so dass die Schlafdauer nach Schlafentzug nicht 1:1 der vorausgehenden zusätzlichen Wachdauer entspricht. Deutlich zeigt sich dies bei längerem Schlafentzug, z. B. dann, wenn eine ganze Nacht geschlafen wird. Geht der Schlafentzogene nach durchwachter Nacht zum üblichen Zeitpunkt, also am nächsten Abend zu Bett, findet zwar ein deutlich verlängerter Nachtschlaf statt, aber rein quantitativ wird die »verlorene« Schlafenszeit nicht voll kompensiert.

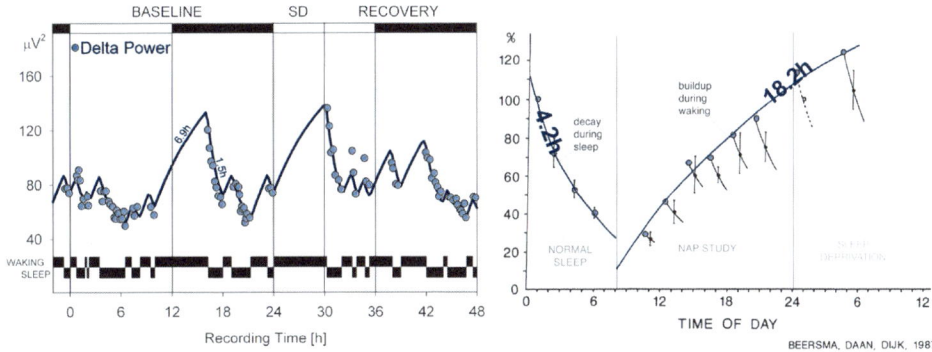

Abb. 2.4: Prinzipien der homöostatischen Schlafregulation. Links ist zu sehen, wie sich im Verlauf experimenteller Wachphasen der Schlafdruck aufbaut und wie er sich im nachfolgenden Schlaf als Delta-Power im EEG manifestiert. Rechts ist anhand der Ergebnisse verschiedener Experimente dargestellt, wie sich in Abhängigkeit von der Tageszeit und der Wachdauer der Schlafdruck aufbaut (Dijk, Beersma, Daan, J Biol. Rhythms 2(3), 207-19 © 1987 by SAGE Publications. Reprinted by Permission of SAGE Publications, Inc.).

In einem integrierten Modell der Schlafregulation wird diese homöostatische Komponente als Faktor S bezeichnet. Das davon unabhängige zirkadiane Regulationssystem Prozess C hat eine völlig andere Funktionsweise. Die innere Uhr, lokalisiert im Nukleus suprachiasmaticus des Hypothalamus, generiert für viele physiologische Systeme periodische Schwankungen, so auch für eine Schlaf- und eine Wachschwelle. Wie lange wir schlafen, hängt also nicht nur von der vorausgehenden Wachdauer ab, sondern auch davon, wann wir uns im Verhältnis zu den zirkadianen Variationen dieser Schlaf- und Wachschwellen zu Bett legen. Abb. 2.5 zeigt diesen Zusammenhang graphisch anhand experimenteller Daten. Es ist gut zu sehen, dass trotz zunehmender Wachzeit sich die Schlafdauer verkürzt, je später in der subjektiven Nacht der Proband zu Bett geht. In Alltagssituationen wird dies z. B. gut spürbar, wenn man sich nach einer durchwachten Nacht am Morgen hinlegt, oder aber wenn man die innere Uhr mit erheblichen Zeitzonenwechseln konfrontiert, wie sie z. B. bei transatlantischen Flügen. auftreten. Hierbei bleiben die zirkadianen Schlaf- und Wachschwellen zunächst unverändert, stehen aber nicht mehr im Einklang mit dem zeitlichen Ablauf des Hell-Dunkel-Wechsels am neuen Ort, so dass erhebliche Ein- und Durchschlafstörungen resultieren können, die sich erst nach ein bis zwei Wochen legen.

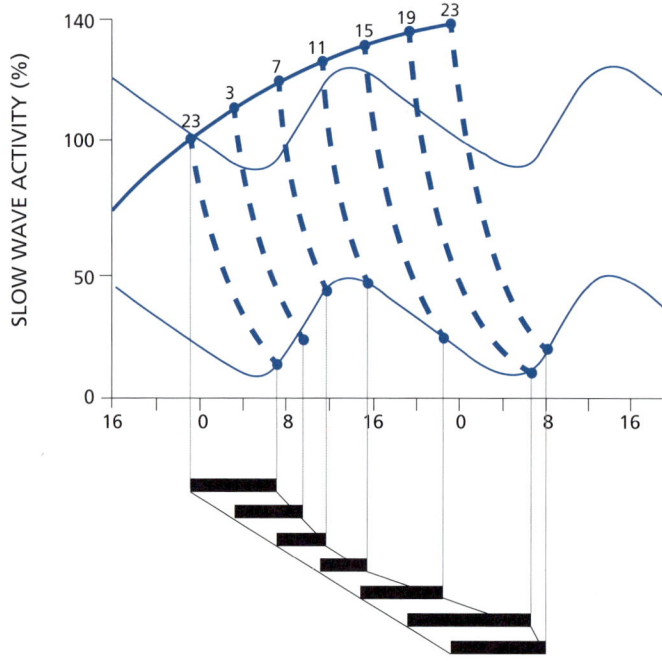

Abb. 2.5: Die Interaktion zwischen Faktor S und Faktor C bezüglich der Dauer des Erholungsschlafes nach Schlafentzug (Akerstedt & Gillberg 1981, The circadian variation of experimentally displaced sleep. Sleep 1981;4:159–69, by permission of Oxford University Press).

Die interne Regulation des Ablaufs von non-REM- und REM-Schlaf-Episoden wird im Wesentlichen durch die Interaktion bestimmter Regionen des Hirnstamms und des Pons reguliert. Die entsprechenden Vorstellungen wurden in einem Regulationsmodell formalisiert, das reziproke Interaktionsmodell nach Hobson und McCarley heißt (▶ Abb. 2.6). Es ist insbesondere die reziproke Interaktion zwischen aminerger Inhibition und cholinerger Exzitation, die den regelmäßigen Wechsel von REM- und non-REM-Phasen generiert.

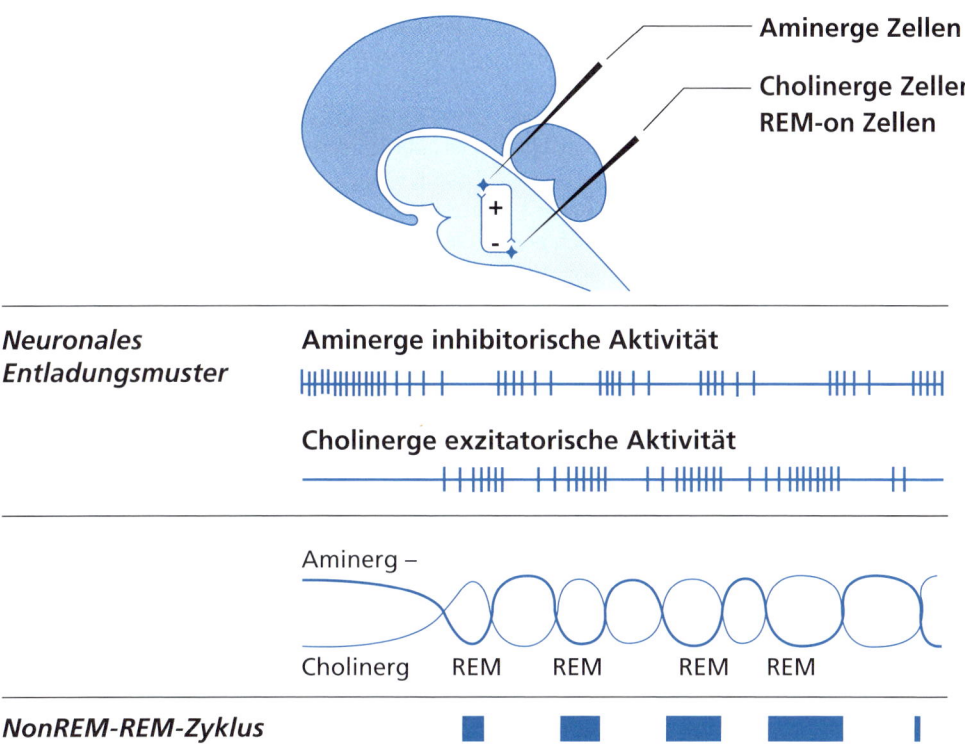

Abb. 2.6: Das reziproke Interaktionsmodell der internen Schlafregulation nach Hobson and McCarley (Hobson et al. 1975. Sleep cycle oscillation: Reciprocal discharge by two brainstem neuronal groups. Science 189:55–58. Reprinted with permission from AAAS.) Aminerge und cholinerge Neuronenverbände im Hirnstamm interagieren in einer gegenseitig hemmenden und aktivierenden Weise miteinander, die den rhythmischen Wechsel von REM- und non-REM-Schlaf hervorbringt. REM-Schlaf fällt mit hoher cholinerger, non-REM-Schlaf mit hoher aminerger Aktivität zeitlich zusammen.

2.6 Funktionen des Schlafes

Der Schlaf erfüllt eine ganze Reihe von in ihrer Summe lebensnotwendigen Funktionen. Obwohl noch lange nicht alle Details der Schlafregulation und der im Schlaf aktiven neuronalen Prozesse bekannt ist, scheint zumindest sicher, dass der Schlaf für alle höheren Lebewesen lebensnotwendig ist. Die wohl wesentlichste, gleichwohl auf den ersten Blick vielleicht trivial anmutende Funktion des Schlafes ist es, uns wach zu halten.

Schon wenige Tage kompletten Schlafentzugs führen zu extremster Müdigkeit. Wenngleich Berichte existieren, die vermuten lassen, dass einzelne Menschen eine ganze Woche nicht geschlafen haben, so liegt doch etwa bei dieser Dauer eine Grenze, die nicht oder kaum je überschritten werden kann. Offenbar erzwingt das Gehirn ab einem gewissen Punkt den Schlaf, obwohl dieser Zustand, der mit verminderter Reagibilität und Aufmerksamkeit verbunden ist, das betroffene Lebewesen in Gefahr bringt. Evolutionsbiologisch ergibt deshalb der Verhaltenszustand Schlaf nur dann Sinn, wenn er seinerseits wesentliche Überlebensvorteile mit sich bringt.

Offenkundig führt Schlafentzug zu erheblichen neurokognitiven Defiziten, die sich vor allem in einer Reaktionsverlangsamung und in einer Verminderung von Aufmerksamkeit und Konzentration zeigen. Schlaf hat aber, wie eine Vielzahl von wissenschaftlichen Experimenten zeigt, auch eine wesentliche Funktion für die Bildung und Konsolidierung von Gedächtnis. Schlaf verbessert sowohl die Akquisition deklarativer wie nichtdeklarativer Gedächtnisinhalte, wobei sowohl non-REM- wie REM-Schlaf dabei eine Rolle spielen, deren Details noch nicht bis ins Letzte geklärt sind (Forster und Born 2015). Diese Befunde passen gut zu grundlagenwissenschaftlichen, neurophysiologischen Experimenten, die eine enge Beziehung zwischen Schlaf und neuronaler Plastizität belegen konnten (Tononi und Cirelli 2014).

Schlaf ist aber auch für komplexe Hirnfunktionen von erheblicher Bedeutung und hierunter insbesondere für die Affektregulation. Irritabilität und Reizbarkeit sind typische Folgen von Schlafentzug und es gibt zunehmend Hinweise darauf, dass chronische Schlafstörungen langfristig zu depressiven Syndromen führen (Riemann und Hajak 2009).

Schlaf ist aber nicht nur für bestimmte Hirnfunktionen essenziell, sondern das Schlaf-Wach-Verhalten interagiert auch intensiv mit dem Immunsystem, mit metabolischen Funktionen und mit endokrinen Netzwerken. In dieser Hinsicht besondere Beachtung hat in den letzten Jahren die Tatsache gefunden, dass es eine klinische Assoziation zwischen verkürzter Schlafdauer und gestörtem Schlaf einerseits und dem Auftreten von Adipositas und Diabetes andererseits gibt (Keckeis et al. 2010). Darüber hinaus zeigen experimentelle Studien an Gesunden, dass Schlafentzug für nur wenige Nächte den Glukosemetabolismus negativ beeinflusst, wahrscheinlich durch eine Verschlechterung der Glukosetoleranz. Wesentlich komplizierter scheinen die Zusammenhänge zwischen Schlaf und Immunsystem zu sein (Lange et al. 2010), aber auch hier sind klinisch bedeutsame Zusammenhänge wahrscheinlich. So verschlechtert Schlafentzug auch nur für eine Nacht die Impfantwort auf eine Hepatitis-Impfung und subjektiv berichtete Schlafstörungen innerhalb eines Zeitraums von einigen Wochen erhöhen die Wahrscheinlichkeit, nach einer experimentellen viralen Infektion mit mehr Symptomen zu reagieren.

3 Klassifikation von Schlafstörungen

Die Nosologie der Schlafstörungen hat in den letzten Jahrzehnten eine erhebliche Differenzierung erfahren. Dennoch ist die aktuell in Deutschland gültige, für Dokumentations- und Abrechnungszwecke verbindliche Klassifikation, die ICD-10 GM (▶ Tab. 3.1), weitgehend auf dem Forschungsstand der 1990er Jahre; die Einführung der ICD-10 in Deutschland datiert auf das Jahr 2000. Entsprechend ist die Unterteilung der Störungsbilder sehr grob und insbesondere die Trennung von organischen und nicht-organischen Schlafstörungen genügt dem heutigen Wissen und den heutigen Ansprüchen eigentlich nicht mehr. So besteht zum Beispiel überhaupt kein Zweifel daran, dass Schlafwandeln, in der ICD-10 als nichtorganische Schlafstörung klassifiziert, eindeutige und valide neurobiologische Korrelate hat, die für manche Formen krankhaft gesteigerten Schlafbedürfnisses durchaus zweifelhaft sind, obwohl sie die ICD-10 den organischen Schlafstörungen zuschlägt. Zwar wird die ICD-11 (siehe unten), deren Entwicklung im Gange ist, viele der Probleme von ICD-10 beseitigen, mit ihrer internationalen Einführung wird aber erst 2018 gerechnet. Die verbindliche Anwendung in Deutschland wird wohl noch einige Jahre später beginnen.

Erst dann wird in Deutschland eine differenzierte Nosologie für die Klassifikation von Schlafstörungen umfassend Verwendung finden können, die den wissenschaftlichen Entwicklungen der letzten Jahrzehnte Rechnung trägt. Diese haben sich zunächst in einer Klassifikation niedergeschlagen, die sich ausschließlich mit Schlafstörungen befasst: die *International Classification of Sleep Disorders* (ICSD), die in einer ersten Version 1990 durch die American Association of Sleep Medicine (AASM) und in einer revidierten Fassung 1997 von der AASM zusammen mit der japanischen, lateinamerikanischen und europäischen Schlafforschungsgesellschaft veröffentlicht wurde. Eine weitere Version wurde 2005 als ICSD-2 veröffentlicht und schließlich wurde 2014 die aktuelle Version als ICSD-3 vorgestellt.

3 Klassifikation von Schlafstörungen

Tab. 3.1: Klassifikation der Schlafstörungen nach ICD-10

Nichtorganische Schlafstörungen	
F51.0	Nichtorganische Insomnie
F51.1	Nichtorganische Hypersomnie
F51.2	Nichtorganische Störung des Schlaf-Wach-Rhythmus
F51.3	Schlafwandeln
F51.4	Pavor nocturnus
F51.5	Albträume
F51.8	Andere nichtorganische Schlafstörungen
F51.9	Nicht näher bezeichnete nichtorganische Schlafstörungen
Organische Schlafstörungen	
G 25.80	Periodische Beinbewegungen im Schlaf (PLMS)
G 25.81	Syndrom der unruhigen Beine (Restless-legs-Syndrom)
G 47.0	Organisch bedingte Insomnie
G 47.1	Krankhaft gesteigertes Schlafbedürfnis (idiopathische Hypersomnie)
G 47.2	Störung des Schlaf-Wach-Rhythmus
G 47.3	Schlafapnoe-Syndrom
G 47.4	Narkolepsie und Kataplexie
G 47.8	Sonstige Schlafstörungen (z. B. Kleine-Levin-Syndrom)

Schlafstörungen nach ICSD-3 (übersetzt durch die Verfasser, isolierte Symptome und Normvarianten sind nicht gelistet):

- Insomnie
  - Chronische Insomnie
  - Kurzzeitige Insomnie
  - Andere Formen der Insomnie
- Schlafbezogene Atmungsstörungen
- Obstruktive Schlafapnoesyndrome
  - Obstruktives Schlafapnoesyndrom beim Erwachsenen
  - Obstruktives Schlafapnoesyndrom bei Kindern

- Zentrale Schlafapnoesyndrome
  - Zentrale Schlafapnoe (ZSA) mit Cheyne-Stokes Atmung
  - ZSA bei einer somatischen Erkrankung ohne Cheyne-Stokes Atmung
  - ZSA durch höhenbedingte periodische Atmung
  - ZSA durch Medikamente oder Drogen
  - Primäre ZSA
  - Primäre ZSA des Kindesalters
  - Primäre ZSA bei Frühgeborenen
  - Behandlungsbedingte ZSA
- Schlafbezogene Hypoventilation
  - Obesitas-Hypoventilations-Syndrom
  - Kongenitales zentralalveoläres Hypoventilationssyndrom (ZAHS)
  - ZAHS mit hypothalamischer Dysfunktion und spätem Beginn
  - Idiopathisches ZAHS
  - Schlafbezogene Hypoventilation durch Drogen oder Medikamente
  - Schlafbezogene Hypoventilation durch eine somatische Erkrankung
- Schlafbezogene Hypoxämie

Hypersomnien zentralen Ursprungs

- Narkolepsie Typ 1
- Narkolepsie Typ 2
- Idiopathische Hypersomnie
- Kleine-Levin Syndrom
- Hypersomnie im Rahmen einer somatischen Erkrankung
- Hypersomnie durch Medikamente oder Drogen
- Hypersomnie assoziiert mit einer psychiatrischen Erkrankung
- Hypersomnie durch Schlafmangel

Zirkadiane Rhythmusstörungen (ZRS)

- ZRS vom Typ verzögerte Schlafphase
- ZRS vom Typ vorverlagerte Schlafphase
- ZRS vom Typ unregelmäßige Schlafphase
- ZRS vom Typ freilaufender Rhythmus (größer oder kleiner als 24h)
- ZRS bei Schichtarbeit
- ZRS bei Jetlag
- ZRS nicht näher bezeichnet

Parasomnien

- non-REM-Schlaf-Parasomnien
  - Schlaftrunkenheit
  - Schlafwandeln
  - Pavor nocturnus
  - Schlafbezogene Essstörung

- REM-Schlaf-Parasomnien
  - REM-Schlaf-Verhaltensstörung
  - Wiederkehrende isolierte Schlaflähmung
  - Albträume
- Andere Parasomnien
  - Exploding Head Syndrom
  - Schlafbezogene Halluzinationen
  - Bettnässen
  - Parasomnie im Rahmen einer somatischen Erkrankung
  - Parasomnie durch Medikamente oder Drogen
  - Parasomnie nicht näher bezeichnet

Schlafbezogene Bewegungsstörungen

- Restless-legs-Syndrom
- Syndrom periodischer Gliedmaßenbewegungen
- Schlafbezogene Beinkrämpfe
- Schlafbezogener Bruxismus
- Schlafbezogene rhythmische Bewegungen
- Benigner schlafbezogener Myoklonus in der Kindheit
- Propriospinaler Myoklonus zu Schlafbeginn
- Schlafbezogene Bewegungsstörung aufgrund einer somatischen Erkrankung
- Schlafbezogene Bewegungsstörung durch Medikamente oder Drogen
- Schlafbezogene Bewegungsstörung nicht näher bezeichnet

Schlafbezogene medizinische oder neurologische Erkrankungen

- Fatale familiäre Insomnie
- Schlafbezogene Epilepsie
- Schlafbezogene Kopfschmerzen
- Schlafbezogener Laryngospasmus
- Schlafbezogener gastroösophagealer Reflux
- Schlafbezogener Myokardischämie

Die ICSD-3 unterscheidet sieben Kategorien von Schlafstörungen, denen jeweils in unterschiedlich starker Binnendifferenzierung einzelne Erkrankungen zugeordnet sind. Der Abschnitt zur Insomnie wurde im Vergleich zur ICSD-2 erheblich verändert. Insbesondere wird nun nur noch eine Form der chronischen Insomnie aufgeführt, während früher davon ausgegangen wurde, dass eine Vielzahl unterschiedlicher Insomnien existiert. Hierzu zählten zum Beispiel die paradoxe, die idiopathische und die psychophysiologische Insomnie. Allerdings hat die Forschung der letzten beiden Jahrzehnte keine empirischen Daten erbracht, die eine valide Trennung dieser Subtypen rechtfertigen würde. Auf die Probleme der nun sehr undifferenzierten Einteilung der Insomnien in der ICSD-3 wird im Kapitel 15 näher eingegangen. Abschnitt 2 der ICSD-3 befasst sich mit den schlafbezogenen Atmungsstörungen, die in obstruktive sowie zentrale Schlafapnoesyndrome, Erkrankungen mit schlafbezogener Hypoventilation und die schlafbezogene Hypoxämie unterteilt werden. Mit Schwerpunkt auf das besonders häufige obstruktive Schlafapnoesyndrom werden diese Erkrankungen in Kapitel 16 behandelt. Abschnitt 3 widmet sich den Hypersomnien zentralen Ursprungs. Die wesentliche Neuerung hier ist die Unterscheidung von zwei Typen der Narkolepsie, deren Hintergrund und Sinnhaftigkeit in Kapitel 17 thematisiert wird. Auch den Abschnitten 4, 5 und 6, die sich mit zirkadianen Schlaf-Wach-Rhythmusstörungen, Parasomnien und schlafbezogenen Bewegungsstörungen befassen, sind im vorliegenden Buch jeweils eigene Kapitel gewidmet. Der siebte und letzte Abschnitt der ICSD-3 befasst sich mit schlafbezogenen medizinischen und neurologischen Erkrankungen, die hier nicht detailliert thematisiert werden.

DSM-5 Kapitel Schlaf-Wach-Störungen

- Insomnische Störung
- Hypersomnische Störung
- Narkolepise
- Schlafbezogene Atmungsstörung
  - Obstruktives Schlafapnoe/Hypopnoe Syndrom
  - Zentrales Schlafapnoe Syndrom
  - Schlafbezogene Hyperventilation
- Zirkadiane Störungen des Schlaf-Wach-Rhythmus
  - Verzögerte Schlafphase
  - Vorverlagerte Schlafphase
  - Irreguläre Schlafphase
  - Nicht-24 h-Schlafphase
  - Schichtarbeit
- Parasomnien
  - non-REM-Schlaf-Arousal-Störungen: Somnambulismus, Pavor nocturnus
  - Albtraumstörung
  - REM-Schlaf-Verhaltensstörung
- Restless-legs-Syndrom
- Substanz-/Medikationsinduzierte Schlafstörung
- Andere spezifische insomnische Störungen
- Unspezifische insomnische Störungen
- Andere spezifische hypersomnische Störungen
- Unspezifische hypersomnische Störungen
- Andere spezifische Schlaf-Wach-Rhythmusstörungen
- Unspezifische Schlaf-Wach-Rhythmusstörungen

> **Schlafstörungen in der Beta-Version von ICD-11 Kapitel 07 Schlafstörungen** (diese Vorversion ist nicht von der WHO verabschiedet, siehe http://apps.who.int/classifications/icd11/browse/l-m/en#/, dort ist auch die detaillierte Untergliederung der Störungsgruppen einzusehen):
>
> - Insomnien
> - Schlafbezogene Bewegungsstörungen
> - Hypersomnien
> - Zirkadiane Rhythmusstörungen
> - Parasomnien
> - Schlaf-Wach Rhythmusstörungen
> - Andere spezifische Schlafstörungen

Auch die amerikanische Klassifikation psychiatrischer Erkrankungen, das Diagnostic and Statistical Manual of Mental Disorders (DSM, Falkai et al. 2015) befasst sich mit Schlafstörungen. Die Gliederung der neuesten Version DSM-5 weicht in mancherlei Hinsicht sowohl von der geplanten ICD-11 als auch von der ICSD-3 nicht unerheblich ab. In diesem Buch wird deshalb nur ICD-10 und die ICSD-3 zur Klassifizierung von Schlafstörungen i.e.S. herangezogen – das DSM-5 allerdings, was die diagnostischen Kriterien für die psychiatrischen Erkrankungen außer der Insomnie angeht.

4 Schlafmedizinische Diagnostik

Schlafmedizinische Diagnostik im Kontext von Psychiatrie und Psychotherapie ist aufwändiger und komplexer, als es auf den ersten Blick erscheinen mag. Gerade der Umstand, dass subjektiv wahrgenommene Störungen des Nachtschlafs und der Vigilanz am Tage extrem häufig von Patienten mit psychiatrischen Erkrankungen beklagt werden, führt nicht selten zu dem Fehlschluss, sie als ubiquitäres, allgegenwärtiges und unspezifisches Phänomen abzutun.

In der Tat sind Schlafstörungen in aller Regel zwar nicht diagnostisch richtungsweisend für bestimmte psychiatrische Erkrankungen und werden deshalb oft zu Recht als Symptom der Grunderkrankung diagnostisch eingeordnet und therapiert. Und doch sind bei einer erheblichen Zahl von Patienten Schlafstörungen oder Tagesmüdigkeit durch zusätzliche, genuine oder komorbide schlafbezogene Erkrankungen vorursacht. Vice versa kommt es ebenfalls häufig vor, dass schlafbezogene Erkrankungen, z. B. das obstruktive Schlafapnoe-Syndrom, mit psychopathologischen Auffälligkeiten einhergehen, besonders häufig mit einer depressiven Symptomatik. Deshalb finden sich eigenständige schlafmedizinische Erkrankungen wesentlich häufiger im Patientengut von Psychiatern und Psychotherapeuten, als dies bei einer zufälligen Komorbiditätsrate der Fall wäre.

Entsprechend sind für alle Psychiater und Psychotherapeuten Grundkenntnisse der schlafmedizinischen Diagnostik essenziell, damit sie entweder deren Ergebnis für ihr eigenes weiteres Vorgehen berücksichtigen oder aber den Patienten zur Diagnostik und Therapie an einen schlafmedizinischen Spezialisten verweisen können.

Im Folgenden werden zunächst die diagnostischen Methoden von der Anamnese bis zur Polysomnographie beschrieben. Danach wird der differentialdiagnostische Einsatz dieser Methoden anhand der häufigsten Leitsymptome »Ein- und Durchschlafstörungen«, »gestörte nächtliche Motorik und »erhöhte Tagesmüdigkeit« unter dem Blickwinkel von Psychiatrie und Psychotherapie dargestellt.

4.1 Methoden der schlafmedizinischen Diagnostik

Anamneseerhebung

Die schlafbezogene Anamnese umfasst stets den gesamten 24-Stunden-Tag. Dabei sind nicht nur Fragen zum gestörten Schlaf in der Nacht essenziell, sondern auch die Erfassung von Symptomen und Befindlichkeiten, die mit Vigilanz, Müdigkeit und Schläfrigkeit während des Tages zusammenhängen, da diese untrennbar mit der Qualität und Quantität des Schlafes verbunden sind.

Tab. 4.1: Übersicht über die Methoden der schlafmedizinischen Diagnostik

	Nacht	Tag
Anamnese		
– Vorgeschichte	Relevante Vor- und Begleiterkrankungen, Lebensumstände etc.	
– Aktuell	Einschlafen, Durchschlafen, Schlafunterbrechungen, Schnarchen, Atempausen, Motorik	Müdigkeit, Ermüdbarkeit, Befindlichkeitsstörungen Psychopathologie
– Im Verlauf	Beginn, Fluktuationen, moderierende Variablen	
Fragebögen u. ä.	PSQI Schlaftagebuch	ESS, BDI und andere
Technische Untersuchungen	Polygraphie Polysomnographie	MSLT, MWT, Vigilanzmessung

BDI Beck-Depressions-Inventar; *ESS* Epworth Sleepiness Scale; *MSLT* Multipler Schlaflatenztest; *MWT* Maintenance of Wakefulness Test; *PSQI* Pittsburg Sleep Quality Inventory

Bezüglich des Einschlafens sind seine Dauer und begleitende Emotionen und Kognitionen sowie vegetative Symptome von großer Bedeutung. Zusätzlich sollten aber auch Missempfindungen und Bewegungsdrang beim Einschlafen oder bereits am Abend außerhalb des Bettes erfragt werden, die auf ein Restless-legs-Syndrom hinweisen könnten. Bezüglich des Nachtschlafes sind seine Dauer, die Anzahl von Unterbrechungen, subjektiv (selten) oder fremdanamnestisch beobachtetes Schnarchen und Atempausen im Schlaf zu eruieren. Komplexe Bewegungsmuster, wie etwa Aufstehen oder Aufsetzen im Schlaf und insbesondere nächtliche Selbst- und Fremdverletzungen bedürfen immer einer sorgfältigen Abklärung bezüglich des Vorliegens einer Parasomnie, einer nächtlichen Bewegungsstörung oder einer Epilepsie. Insbesondere für motorische Störungen ist häufig die Fremdanamnese ausschlaggebend.

Befindlichkeitsstörungen schlafgestörter Patienten am Tage sind immer nur im Zusammenhang mit dem psychopathologischen Befund zu bewerten. Wird vom Einschlafen am Tage berichtet, muss immer erfragt werden, ob die Patienten womöglich ungewollt am Tage einschlafen, evtl. sogar mit imperativem Charakter. Müdigkeit dieses Ausmaßes geht mit einer erheblichen Gefährdung im Straßenverkehr und beim Bedienen von Maschinen einher. Wichtig ist aber auch, dass Tagesschläfrigkeit im engeren Sinne sehr häufig auf eine nicht-psychiatrische Zusatzdiagnose, wie z. B. ein Schlafapnoe-Syndrom, hinweist. Deshalb ist die Abgrenzung der Tagesschläfrigkeit von Müdigkeit und Erschöpfbarkeit, die beide typischerweise nicht mit einer erhöhten Einschlafneigung einhergehen, wichtig. Tab. 4.3 kann hierzu eine Hilfe sein.

Schlafstörungen verändern sich häufig sowohl hinsichtlich ihrer Ausprägung als auch ihrer Phänomenologie erheblich über die Zeit hinweg. Deshalb muss die Anamnese neben dem Beginn der Beschwerden auch immer Phasen der Remission und andere Veränderungen der Symptomatik im Verlauf beinhalten. Dabei ist selbstverständlich auch von Bedeutung, welche äußeren Faktoren (z. B. die häusliche Umgebung, Genussmittel, Lärm etc.) die Symptomatik beeinflussen. Von besonderer Bedeutung ist auch die Medikamentenanamnese, da eine Vielzahl von Substanzen das Schlaf-Wach-Verhalten in komplexer Weise beeinflussen (▶ Kap. 14).

4.1 Methoden der schlafmedizinischen Diagnostik

Tab. 4.2: Detailaspekte der schlafmedizinischen Anamnese

Abendliches Einschlafen	Nachtschlaf	Morgendliches Erwachen	Tagesbefindlichkeit Tagessymptomatik	Schlafepisoden am Tage
Zeitpunkt des Zubettgehens, Aktivität vor dem Einschlafen (körperliche Aktivität, Nahrungsaufnahme, Genussmittel, Aktivität im Bett vor dem Versuch, einzuschlafen)	Geschätzte Gesamtschlafdauer, Anzahl und Dauer von Unterbrechungen, Aktivitäten/ Kognitionen während Unterbrechungen	Zeitpunkt, Zeit im Bett und Aktivitäten nach dem endgültigen Erwachen	Schläfrigkeit mit geplantem oder unwillkürlichem Einschlafen, imperative Schlafattacken, Tagesverlauf der Schläfrigkeit	Äußere Umstände, Position im Tagesverlauf, Dauer, Erholsamkeit
Schlafumgebung (Licht, Lärm, Temperatur, Bett, Bettpartner)	Schnarchen, nächtliche Atempausen, Atemnot (evtl. Fremdanamnese)	Erholtheit, Schlaftrunkenheit	Müdigkeit/Erschöpfung ohne Einschlafen	
Einschlafdauer, Besonderheiten während des Einschlafens (negative Kognitionen, Einschlafmyoklonien, hypnagoge Halluzinationen, Schlaflähmungen, ruhelose Beine)	Besonderheiten des nächtlichen Verhaltens (Unruhe, repetitive Beinbewegungen, komplexe Bewegungsmuster wie Aufsetzen oder Aufstehen, aggressives Verhalten im Schlaf, Selbstverletzungen), Sprechen im Schlaf, Zähneknirschen		Hinweise auf depressiven Affekt, Störungen von Konzentration und Aufmerksamkeit oder andere psychopathologische Auffälligkeiten	
	Träume, Albträume, Schlafparalyse		Kataplexien	

Fragebögen

Eine Reihe von Fragebögen erlaubt die quantitative oder semiquantitative Erfassung von schlafbezogenen Beschwerden. Solche Instrumente sind nicht nur zu Forschungszwecken nützlich, sondern können auch im klinischen Alltag wertvolle Informationen liefern. Typischerweise handelt es sich um Selbstbeurteilungsinstrumente. Der Pittsburgh Sleep Quality Index (PSQI, Buysse et al. 1989) erfasst mittels einer Reihe von Fragen retrospektiv die Schlafqualität. Er deckt einen Zeitraum von vier Wochen ab und richtet die Aufmerksamkeit auf die Häufigkeit schlafstörender Ereignisse, die subjektive Schlafqualität, die subjektive Einschlaflatenz und Schlafdauer, die üblichen Schlafenszeiten, die eventuelle

Tab. 4.3: Die Abgrenzung von Schläfrigkeit, Müdigkeit und Erschöpfbarkeit

	Schläfrigkeit	Müdigkeit	Erschöpfbarkeit
Gefühl, müde zu sein	Sehr häufig	Obligat	Häufig
Gefühl, erschöpft zu sein	Selten	Häufig	Obligat
Hinlegen während des Tages	Häufig	Häufig	Häufig
Einschlafen am Tage	Obligat	Gelegentlich	Selten
Einschlafstörungen	Selten	Häufig	Sehr häufig
Durchschlafstörungen	Selten	Häufig	Häufig

Einnahme von Schlafmedikation, sowie darüber hinaus die Tagesmüdigkeit und Phänomene wie Schnarchen und Atempausen. Der PSQI ist nicht zu einer diagnostischen Differenzierung geeignet, erlaubt jedoch dem Kliniker anhand der Antworten auf einzelne Fragen einen schnellen Überblick über Art und Ausmaß des Problems. Darüber hinaus eignet sich der PSQI gut zur Verlaufskontrolle, insbesondere was den Schweregrad einer Insomnie angeht.

Die Epworth Sleepiness Scale (ESS, Johns et al. 1994) ist ein Selbstbeurteilungsinstrument zur Erfassung erhöhter Tagesschläfrigkeit. Acht Fragen zu bestimmten Alltagssituationen oder Tätigkeiten, die mit einer Einschlafneigung einhergehen könnten, erlauben eine Einschätzung der subjektiv erlebten Einschlafwahrscheinlichkeit in Stufen von 0 bis 3, so dass maximal 24 Punkte erreicht werden können. Dabei deuten 10 Punkte und mehr auf eine klinisch relevante Tagesschläfrigkeit hin. Die ESS ist ein einfach zu gebrauchendes Instrument, dessen Ergebnisse relativ gut zwischen verschiedenen Schlafstörungen differenzieren lassen.

Das Münchner Parasomnie Screening ist ein Instrument zur Erfassung der Häufigkeit von schlafbezogenen Bewegungsstörungen und anderen Parasomnien (Fulda et al. 2008). Es ist ebenfalls ein Selbstbeurteilungsinstrument, das für Erwachsene entwickelt wurde und insgesamt 21 Merkmale umfasst. Dieser Fragebogen kann unterstützend zur Anamneseerhebung im klinischen Alltag eingesetzt werden, da auch relativ selten richtige Verhaltensweisen erfragt werden.

Schlaftagebücher

Die hohe Variabilität schlafbezogener Beschwerden lässt sich gut prospektiv-longitudinal mit Hilfe von Schlaftagebüchern erfassen. Der Einsatz von Schlaftagebüchern ist nicht nur zur Diagnostik, sondern auch zur Verlaufsdokumentation und nicht selten zu psychoedukativen Zwecken sehr hilfreich. Typischerweise werden die Patienten gebeten, selbst Variablen wie den Zeitpunkt des Zubettgehens, die geschätzte Einschlafdauer, Schlafunterbrechungen, die Zeit des morgendlichen Aufstehens, Tagschlafepisoden und anderes über einen Zeitpunkt von zwei bis vier Wochen zu dokumentieren. Es gibt eine Vielzahl von strukturierten Varianten. Es können Textaufzeichnungen vom Patienten angefertigt werden, es existiert aber auch eine Reihe von graphischen Varianten. Unabhängig davon, welcher Typ Verwendung findet, sind Schlaftagebücher eines der einfachsten und effizientesten Messinstrumente.

Aktigraphie

Als Aktigraphie, seltener Aktographie, wird die kontinuierliche längerfristige Messung von Bewegungsaktivität bezeichnet (Martin und Hakim 2009). Die hierzu verwendeten Aktometer, handliche Geräte in der Größe einer Armbanduhr, werden typischerweise am Handgelenk des nicht dominanten Armes getragen und erlauben Aufzeichnungen über mehrere Wochen. Die Daten können typischerweise kontinuierlich graphisch dargestellt und über die Zeit geplottet werden. Damit entsteht ein sehr guter Eindruck von der ungefähren Länge und Position der Hauptschlafepisode, längeren Unterbrechungen und längeren Tagschlafepisoden (▶ Abb. 4.1).

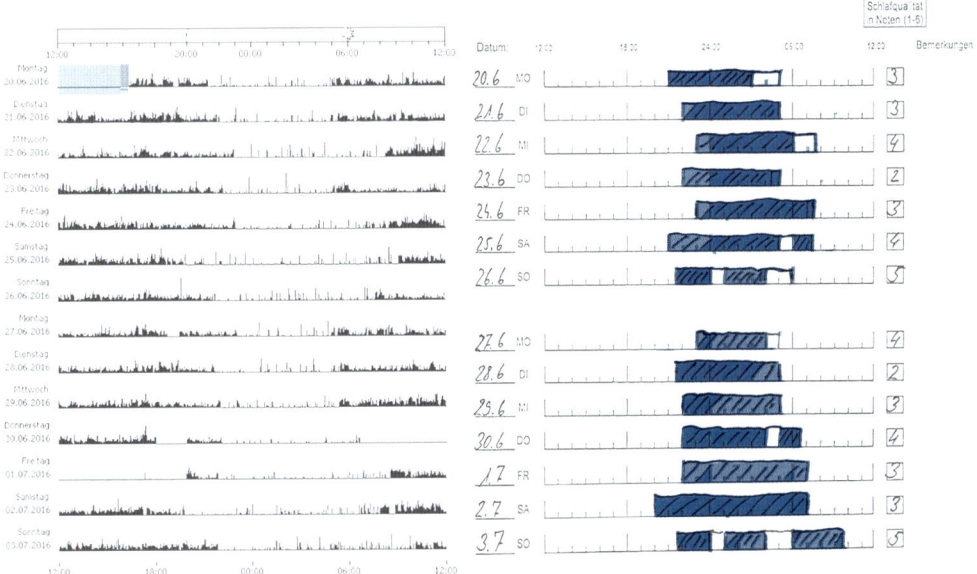

Abb. 4.1: Methoden zur Langzeiterfassung des Schlaf-Wach-Verhaltens. Links eine Aktigraphie und rechts ein Schlaftagebuch, beides von demselben Patienten.

Manche Medizintechnikhersteller bieten Software zur rechnerischen Detektion von Schlaf mit solchen Bewegungsdaten an. Auch Mobiltelefon-Apps geben zuweilen vor, mit ähnlichen Methoden Schlafen und Wachen zu unterscheiden. Es muss aber darauf hingewiesen werden, dass die benutzten Algorithmen sämtlich nicht nachvollziehbar validiert sind und wenn, dann ausschließlich an gesunden Probanden. Da insbesondere bei Patienten ein wesentlich schlechterer Zusammenhang zwischen Bewegungshäufigkeit und Schlaf-Wach-Verhalten besteht als bei Gesunden, sollten aktimetrische Daten stets nur zur Beurteilung des Ruhe-Aktivitätsmusters benutzt werden. Die Unterscheidung von Schlafen und Wachen muss der Polysomnographie vorbehalten bleiben.

Vigilanzmessung und Leistungsdiagnostik

Über die subjektive Erfassung von Schläfrigkeit mit z. B. ESS hinaus kann Schlaf auch polysomnographisch objektiviert werden. Hierzu wurde in den 80er Jahren ein standardisierter multipler Schlaflatenztest entwickelt (MSLT, Reynolds et al. 1982). Bei diesem Test werden Probanden gebeten, sich im Abstand von zwei Stunden fünfmal am Tag hinzulegen und im verdunkelten Raum einzuschlafen. Im Mittel sehr kurze Einschlaflatenzen können Hinweise auf eine erhöhte Tagesschläfrigkeit sein, was allerdings immer nur im Gesamtkontext der vorhandenen klinischen Informationen zu werten ist. Ein dem MSLT ähnlicher Test, der sogenannte Maintenance of Wakefulness Test (MWT, Sangal et al. 1992) unterscheidet sich prinzipiell durch Setting und Struktur. Hier werden die Probanden in einem ruhigen Raum sitzend gebeten, das Einschlafen gerade eben zu vermeiden. Wie der MSLT wird dieser Test fünfmal am Tag durchgeführt und eignet sich besonders zur Dokumentation pharmakologischer Effekte auf die Schläfrigkeit. Ferner kann die Aufmerksamkeit und Reaktionsgeschwindigkeit am Tag untersucht werden. Die Methoden reichen hier von einfachen Reaktionszeittests wie den Psychomotor Vigilance Task (PVT, Dinges 1997) über bestimmte Testerfassung der Dauer, Aufmerksamkeit bis zur systematischen Erfassung der Leistung in Fahrsimulatoren.

Kardiorespiratorische Polygraphie

Diese Methode eignet sich insbesondere zur orientierenden Diagnostik schlafbezogener Atmungsstörungen (Mayer et al. 2017). Mindestens sechs Stunden lang werden nachts kontinuierlich Atemfluss, Atembewegungen, Sauerstoffsättigung, Schnarchaktivität, Elektrokardiogramm und die Lage im Bett gemessen. In Kombination erlauben diese Signale die Detektion von nächtlichen Atempausen und Entsättigungen (▶ Abb. 4.2). Es handelt sich um eine mobile Untersuchungseinheit, die die Untersuchung des Patienten zu Hause mit relativ geringem technischem Aufwand erlaubt, weshalb die Polygraphie als Screeninguntersuchung ausgezeichnet geeignet ist. Allerdings wird ihre Aussagekraft durch eine Reihe von Faktoren begrenzt. Zum einen ist da die fehlende Möglichkeit, technische Fehler während der Aufzeichnung zu korrigieren, was zu Aufzeichnungen führt, die nicht immer gut interpretierbar sind. Da nicht bestimmbar ist, ob der Patient schläft und schon gar nicht, in welchem Schlafstadium er sich befindet, liefert die Polygraphie gerade bei Insomniepatienten häufig irreführende Ergebnisse, da eine nächtliche Atemstörung in ihrem Ausmaß umso mehr unterschätzt wird, je stärker die Schlafqualität beeinträchtigt ist.

Polysomnographie

Die Polysomnographie (PSG) stellt den Goldstandard der Messung des Schlafes und aller damit assoziierter physiologischer und pathologischer Phänomene dar (Iber et al. 2007). Eine Vielzahl von Biosignalen erlaubt zunächst die Bestimmung der verschiedenen Schlafstadien, darüber hinaus die Detektion von Störungen der nächtlichen Atmung, der nächtlichen Motorik und der Registrierung epilepsietypischer Aktivität im Elektroencephalogramm (EEG). Polysomnographien werden meist in mindestens zwei aufeinanderfolgenden Nächten durchgeführt. Dies geschieht typischerweise in spezialisierten schlafmedizinischen Zentren mit gleichzeitiger Videoaufzeichnung. Die Indikation zur Polysomnographie ist sorgfältig zu stellen, da der zeitliche, technische, personelle und damit finanzielle Aufwand sehr hoch ist. Die folgende Aufzählung fasst die Indikationen zur Polysomnographie zusammen.

4.1 Methoden der schlafmedizinischen Diagnostik

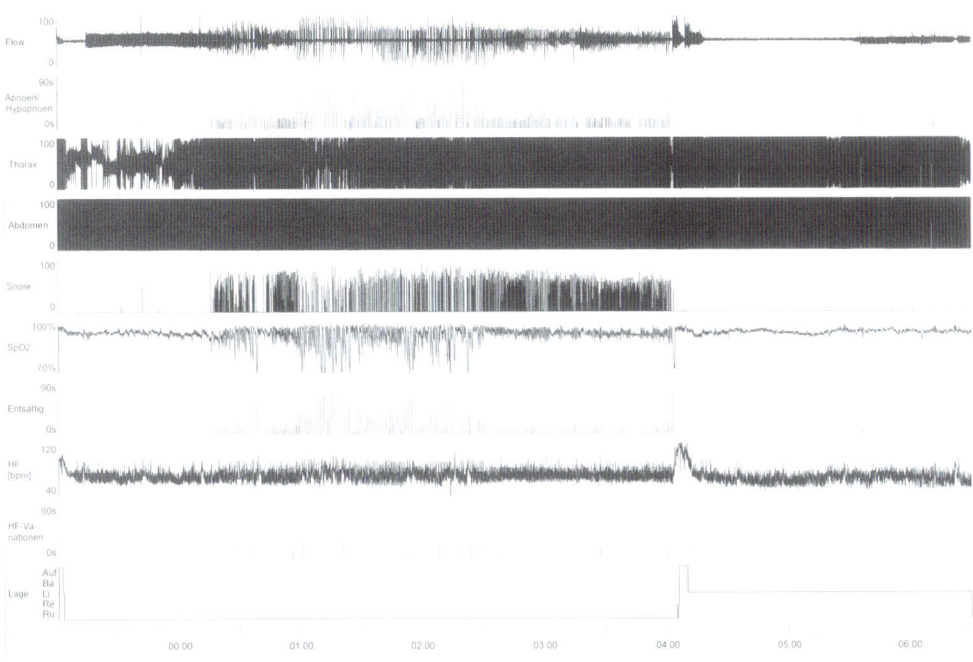

Abb. 4.2: Kardiorespiratorische Polygraphie zur Detektion nächtlicher Atmungsstörungen. Deutlich zu erkennen sind vor allem zwischen 12 und 3 Uhr nachts erhebliche Abfälle der Sauerstoffsättigung (SpO2), die durch sehr häufige Apnoeereignisse bedingt sind (AHI 48/h; EI 36/h; mittl. O2 92 %; min O2 64 %; weiblich, 72 Jahre, BMI 30,0). Es handelt sich um ein obstruktives Schlafapnoe-Syndrom.

- Auffällige Polygraphie-Befunde
- Unklare Polygraphie-Befunde
- Schwere Insomnie mit Tagesmüdigkeit
- Therapierefraktäre Insomnie
- Hinweise auf Parasomnien, nächtliche Anfälle etc.

Die Polysomnographie ist eine technisch recht aufwändige Methode, bei der neben dem EEG, dem EOG und dem EMG der Submentalregion zur Bestimmung der Schlafstadien eine Vielzahl von Atmungsparametern, ein Ein-Kanal-EKG und Oberflächen-EMGs der anterioren Schienbeinmuskulatur kontinuierlich aufgezeichnet werden. Die Ableitung eines Nachtschlafs sollte während mindestens sechs Stunden erfolgen. Details zur Durchführung finden sich z. B. bei Schulz 2006.

Symptomorientierte Differentialdiagnose

Während die Schlafstörung bei verschiedenen psychiatrischen Erkrankungen und spezifischen schlafmedizinischen Erkrankungen im weiteren Verlauf dieses Buches diagnoseorientiert dargestellt ist, soll im Folgenden hier ein kurzer und klinisch nützlicher, symptomorientierter Überblick gegeben werden. Die symptomorientierte Differentialdiagnose zielt darauf ab, ausgehend von den subjektiven Hauptbeschwerden des Patienten die Erkrankung diagnostisch einzuordnen.

Ein- und Durchschlafstörungen

Ein Schwerpunkt der klinischen Anamnese liegt in diesem Fall bei gezielten Fragen zum Schlafverlauf und zu den durchschnittlichen Schlafenszeiten. Es kann sinnvoll sein, den Patienten vor der detaillierten Anamnese einen PSQI-Fragebogen ausfüllen zu lassen oder aber ihn sogar schon vorher anzuhalten, ein Schlaftagebuch zu führen. Aus psychiatrischer Sicht besonders bedeutsam ist das Symptom des frühmorgendlichen Erwachens, also das Erwachen vor der geplanten oder gewünschten Zeit verbunden mit der Unfähigkeit, wieder einzuschlafen. Dieses Symptom kommt besonders häufig bei Patienten mit schweren depressiven Erkrankungen vor, ist aber letztlich für diese Erkrankung nicht spezifisch.

Bezüglich der subjektiven Einschlafzeit wird allgemein erst eine Dauer jenseits von 30 Minuten als auffällig betrachtet. Ebenfalls 30 Minuten ist die übliche Grenze, ab der die Summe subjektiv erlebter nächtlicher Wachzeiten als auffällig betrachtet wird. Diagnostisch relevant ist natürlich auch die Frage, ob eine Ein- oder Durchschlafstörung selten, nur gelegentlich oder häufig vorkommt. Generell wird eine Ein- und Durchschlafstörung dann als relevant betrachtet, wenn sie mindestens vier Wochen anhält.

Für die diagnostische Einschätzung ebenfalls bedeutsam ist die Frage, wie sehr sich der Patient durch die nächtliche Schlafstörung beeinträchtigt fühlt. Ergänzend zur detaillierten Befragung kann hier auch die Anwendung neuropsychologischer Testverfahren oder eine Vigilanzmessung sinnvoll sein.

Ein- und Durchschlafstörungen sind zunächst einmal recht unspezifische Symptome. Es kann sich um eine, im Kapital 15 ausführlich dargestellte primäre Insomnie handeln, häufiger ist aber als Ursache eine andere psychiatrische Erkrankung. Auch wenn Ein- und Durchschlafstörungen bei nächtlichen Atmungsstörungen nicht typisch sind, so kommen sie doch gerade dann, wenn die nächtliche Atmungsstörung in Kombination mit einer psychiatrischen Erkrankung auftritt, häufig vor. Auch weibliches Geschlecht und höheres Alter sind Faktoren, die das Auftreten von Ein- und Durchschlafstörungen bei Patienten mit nächtlichen Atmungsstörungen begünstigen. Deshalb ist bei psychiatrischen Patienten mit insomnischen Beschwerden die Indikation für eine ambulante polygraphische Diagnostik sehr großzügig zu stellen. Selbstverständlich gehört zur Abklärung einer Ein- und Durchschlafstörung immer die vollständige Erhebung des psychopathologischen Befundes.

Eine Vielzahl von Medikamenten, Genussmitteln und Drogen können Schlafstörungen verursachen (▶ Tab. 14.1). Dabei ist nicht nur an die akute Einnahme der Substanzen zu denken, sondern auch daran, dass eine Entzugssymptomatik vorliegen kann oder aber dass manche Substanzen, wie z. B. Alkohol, zu Schlafstörungen führen, die das Absetzen der verursachenden Substanz über Wochen und Monate überdauern. Häufig sind es aber auch Medikamente, denen zunächst keine psychotrope Wirkung zugeschrieben wird. So führen z. B. Betarezeptorenblocker oder Statine sehr häufig zu Ein- und Durchschlafstörungen. Eine substanzbezogene Verursachung von Schlafstörungen liegt immer dann nahe, wenn ein enger zeitlicher Zusammenhang zwischen der Medikamenteneinnahme und dem Auftreten der Schlafstörungen besteht.

Zur Dokumentation des längerfristigen Verlaufs von Ein- und Durchschlafstörungen, die sich immer empfiehlt, eignen sich am besten Schlaftagebücher und die Aktigraphie.

Gestörte nächtliche Motorik

Obwohl der Schlaf ein Zustand deutlich reduzierter Motorik ist, kommen immer wieder große Körperbewegungen vor, die meist zu Lagewechseln führen. Vor und gerade im REM-Schlaf finden sich nicht selten erhebliche Aktivierungen der mimischen Muskulatur. Gerade zu Schlafbeginn kommen bei vielen Menschen sogenannte Einschlafzuckungen vor, kurz Myoklonien, die oft Rumpf und Extremitäten erfassen und völlig harmlos sind. Eine Reihe von repetitiven, stereotyp auftretenden Bewegungen bis hin zu komplexen nächtlichen Verhaltensweisen mit potenziell selbst- oder den Bettpartner gefährdenden Aktivitäten lassen einen pathologischen Hintergrund vermuten. Zwar stehen die aus dem Schlaf heraus auftretenden motorischen Phänomene selbst häufig im Vordergrund der Beschwerden des Patienten bzw. im Zentrum der Berichte seiner Angehörigen, nächtliche Störungen der Motorik können aber auch mit Symptomen eines nicht erholsamen Schlafs oder erhöhter Tagesmüdigkeit einhergehen.

Die wesentlichen Elemente des differentialdiagnostischen Prozesses sind die detaillierte Eigen- und Fremdanamnese, insbesondere eine möglichst detaillierte Beschreibung der motorischen Auffälligkeiten durch den Bettpartner oder auch die pflegende Person. Hilfreich kann auch hier der Einsatz eines Schlaftagebuches oder eines spezifischen Fragebogens sein, der wie das Münchner Parasomnie Screening die entsprechenden Phänomene systematisch erfasst bzw. erfragt.

Nur eingeschränkt eignet sich die Aktimetrie zur Objektivierung pathologischer nächtlicher motorischer Aktivität über einen längeren Zeitraum und in sehr vielen Fällen wird eine Polysomnographie mit paralleler Videoaufzeichnung notwendig sein. Ergänzende technische Untersuchungen sind je nach Einzelfall das (Langzeit-)EEG, cranielle Computertomographie und Magnetresonanztomographie.

Eine Reihe von charakteristischen Bewegungsstörungen wird im Folgenden kurz beschrieben. Details finden sich in den entsprechenden Kapiteln dieses Buches.

Periodische Bewegungen der Extremitäten sind durch periodisch auftretende, stereotype Bewegungen der unteren Extremitäten, typischerweise der Beine während des Schlafes (selten auch im Wachzustand) charakterisiert. Typisch ist eine Extension der Großzehe sowie eine Flexion von Sprunggelenk, Knie und Hüfte. Diese Bewegungen fallen dem Patienten selbst nur sehr selten auf, werden aber häufig von Angehörigen berichtet. Meist sind diese Bewegungen harmlos und klinisch nicht relevant, treten sie zusammen mit nicht erholsamen Schlaf oder Tagesschläfrigkeit auf, kann eine sogenannte periodic limb movement disorder vorliegen. Objektivierbar sind diese Bewegungen am besten in der Polysomnographie, eine aktigraphische Erfassung ist ebenfalls möglich.

Nächtliches Zähneknirschen (Bruxismus) bezeichnet eine im Schlaf auftretende rhythmische Aktivität der Kaumuskulatur, die zu Schädigungen der Zähne, des Zahnhalteapparats, des Kiefergelenks und auch zu Kopfschmerzen führen kann. Nur selten berichten die Patienten in Verbindung mit Zähneknirschen von Schlafstörungen oder nicht-erholsamen Schlaf. Die mahlenden Bewegungen treten überwiegend im non-REM-Schlaf auf. Bruxismus kann im Rahmen anderer psychiatrischer, neurologischer oder schlafmedizinischer Erkrankungen auftreten und stellt in selteneren Fällen ein isoliertes, idiopathisches Phänomen dar.

Typisch für schlafbezogene **rhythmische Bewegungsstörungen** im engeren Sinne sind repetitive Aktivitäten großer Muskelgruppen, die den Kopf oder den ganzen Körper betreffen und am Schlaf-Wach-Übergang auftreten. Die Dauer beträgt meist mehrere Minuten, manchmal werden sie bewusst als Einschlafritual ausgeführt. Diese Bewegungen gibt es in verschiedenen Varianten. Die häufigste und bekannteste ist die sogenannte *jactatio capitis nocturna*, eine regelmäßige, rhythmische Bewegung des Kopfes. In anderen Fällen betreffen die rhythmischen Bewegungen den ganzen Körper, was dann z. B. als *body rocking* bezeichnet wird. Die Dauer solcher rhythmischen, nächtlichen Bewegungsstörungen beträgt meist mehrere Minuten, eine Diagnose sollte allerdings nur dann gestellt werden, wenn die nächtliche motorische Aktivität die Erholungsfunktion des Schlafes beeinträchtigt oder zu selbstverletzendem Verhalten führt. Entscheidend für die Diagnose ist typischerweise die Fremdanamnese, eine polysomnographische Untersuchung ist aus differentialdiagnostischen Gründen, z. B. zum Ausschluss von nächtlichen Anfällen, meist indiziert.

Bewegungsdrang und abendliche/nächtliche Missempfindungen in den (unteren) Extremitäten mit einer deutlichen Besserung beim Umhergehen sind Hinweise auf das **Restless-legs-Syndrom**. Zur Diagnose siehe Kapitel 20.1. Die meisten Patienten mit RLS weisen auch periodische Beinbewegungen im Schlaf auf.

Andere unangenehme, sensorische und motorische Symptome, die mit dem Einschlafprozess oder dem Schlaf selbst assoziiert sind, sind z. B. Einschlafmyoklonien. Diese sind nur selten von Krankheitswert, werden von den Betroffenen aber häufig als erschreckend und beunruhigend erlebt, weil es sich in der Tat um heftige myokloniforme Zuckungen der Extremitäten handelt, die häufig auch den ganzen Rumpf erfassen. Im Kontakt psychiatrischer Erkrankungen, insbesondere im Kontext antipsychotischer Medikation, kann es zu Akathisien kommen, die sich von RLS-typischen Beschwerden am besten dadurch differenzieren lassen, dass sie sich durch Ruhe am Abend bessern, den Einschlafprozess nicht stören und durch Bewegung nicht verschwinden.

Das **Schlafwandeln** gehört zu den Aufwachstörungen aus dem non-REM-Schlaf und ist durch ein partielles Erwachen gekennzeichnet. Im Rahmen des Schlafwandelns werden aus dem Tiefschlaf heraus komplexe Verhaltensprogramme aktiviert, die zu scheinbar zielgerichteten motorischen Aktivitäten führen. Schlafwandler können das Bett verlassen und umhergehen, sie können sogar über längere Zeit sinnvolle Tätigkeiten, z. B. im Haushalt durchführen. Häufiger kommt es aber zu relativ einfachen motorischen Handlungen, wie z. B. dem Aufrichten im Bett. Nach dem Erwachen sind die Betroffenen typischerweise desorientiert, für das Ereignis selbst besteht eine Amnesie. Schlafwandeln betrifft vor allem Kinder ab dem 2. bis 3. Lebensjahr und verschwindet in der Adoleszenz. Auslösend können Fieber, Schlafentzug und psychosoziale Belastungsfaktoren sein, letztere sind vor allem dann bedeutsam, wenn das Schlafwandeln bis ins Erwachsenenalter persistiert. Ebenfalls zur Gruppe der non-REM-Parasomnien wird der Pavor nocturnus gezählt, der typischerweise mit Aufsetzen und einem lauten Schrei beginnt und von Zeichen intensiver Furcht und vegetativer Aktivierung (Mydriasis, Tachycardie, Tachypnoe, Schwitzen) begleitet ist.

Bei der **REM-Schlaf-Verhaltensstörung** handelt es sich um eine REM-Schlaf-Parasomnie, die gekennzeichnet ist durch einfache oder komplexe, zum Teil sehr heftige und potenziell selbst- und fremdgefährdende Verhaltensweisen, die fast immer im Zusammenhang mit bedrohlichen Traumerlebnissen stehen. Betroffen sind weit überwiegend Männer ab dem 65. Lebensjahr, in jüngeren Jahren allerdings Patienten beiderlei Geschlechts, die mit bestimmten Antidepressiva behandelt werden. Eine REM-Schlaf-Verhaltensstörung kann auch Ausdruck toxisch-metabolischer Störungen (z. B. im Alkoholentzug, Psychopharmaka) sein. Ursächlich für die chronisch-idiopathische Form sind wahrscheinlich neurodegenerative Prozesse und vaskuläre Läsionen, denn diese Schlafstörung kann der klinischen Manifestation eines Parkinson-Syndroms um viele Jahre vorausgehen.

Jede Form auffälliger nächtlicher motorischer Aktivität kann Hinweis auf ein epileptisches Geschehen, wie z. B. nächtliche Frontallappenepilepsie (NFLE) sein. Typisch für epilepsiebedingte Bewegungen im Schlaf ist deren Stereotypie und wiederholtes Auftreten. Eine differentialdiagnostische Zuordnung erfordert aber stets eine Polysomnographie mit Videomonitoring.

Erhöhte Tagesmüdigkeit

Tagesschläfrigkeit, Müdigkeit und Erschöpfung sind sehr häufige Symptome in der psychiatrisch-psychotherapeutischen Sprechstunde. Die zugrundeliegenden Ursachen werden in der klinischen Praxis oft nicht erkannt, eine Differenzierung ist aufgrund der großen Häufigkeit von erheblicher Relevanz. Wichtig dabei ist es, auf der einen Seite Müdigkeit und Erschöpfung – oft auch Fatigue genannt – von Tagesschläfrigkeit im engeren Sinne abzugrenzen. Müdigkeit in leichter Ausprägung betrifft 4 bis 20 % der Bevölkerung, während Tagesschläfrigkeit im engeren Sinne bei 5 % der Bevölkerung auftritt.

Spezifische Anamneseerhebung

Wichtig ist eine präzise Anamneseerhebung, um ggf. weitere, zielführende Untersuchungen einleiten zu können. Müdigkeit als unspezifisches Symptom wird vom Patienten häufig auf Nachfragen als Erschöpfung, nachlassende Spannkraft und Erholungsbedürfnis beschrieben, oft auch als Folge eines Mangels an Antrieb und Interesse. Eher selten ist das, was Patienten als Müdigkeit begreifen, tatsächlichen mit erhöhter Einschlafneigung verbunden. Viele Patienten sind also zwar müde und/oder erschöpft, leiden aber nicht unter Tagesschläfrigkeit, die durch eine tatsächlich erhöhte Neigung, tagsüber einzuschlafen, charakterisiert ist. Typisch für erhöhte Tagesschläfrigkeit ist es, dass es schwierig bis unmöglich ist, sich dem Drang, einzuschlafen zu widersetzen, ganz besonders in monotonen Situationen, also wenn der Patient nicht aktiv in eine Tätigkeit oder eine Unterhaltung eingebunden ist.

Wenn Müdigkeit ohne Einschlafneigung auftritt oder sogar in Verbindung mit einer verminderten Fähigkeit, tagsüber zu schlafen, wie dies z. B. bei Patienten mit atypischer Depression häufig der Fall ist, ist sie leicht von Tagesschläfrigkeit zu unterscheiden. Schwierig wird die Abgrenzung aber häufig dann, wenn insbesondere junge Patienten sich aufgrund von »Müdigkeit« häufig ins Bett zurückziehen und tatsächlich schlafen (▶ Tab. 4.3). Zur Objektivierung von Tagesschläfrigkeit eignen sich am besten die Epworth Sleepiness Scale und der Multiple Schlaflatenztest. Müdigkeit kann bei nahezu allen psychiatrischen Erkrankungen vorkommen, Tagesschläfrigkeit hingegen hat diagnostischen Hinweischarakter und kann hauptsächlich folgende, für die Praxis wichtige Ursachen haben:

Ungenügende nächtliche Schlafmengen verursacht durch eine *willkürlich verkürzte nächtliche Bettzeit* gehören zu den häufigsten Ursachen von Tagesschläfrigkeit. Die Ursache dafür, dass Menschen sich nur fünf oder sechs Stunden Nachtschlaf erlauben, sind vielfältig und reichen von exzessivem Internetgebrauch bis zu massiver beruflicher oder psychosozialer Überlastung. Klinisch bedeutsam ist, dass eine verkürzte Bettzeit fast nie aktiv berichtet wird, sondern typischerweise vom Untersucher erfragt werden muss. In anderen Fällen von Schlafmangel ist die Tagesmüdigkeit dadurch bedingt, dass die nächtliche Schlafmenge durch äußere Einflüsse wie Lärm oder Licht, den Genuss stimulierender Substanzen oder stimulierender Medikamente sowie Drogen vermindert wird. Auch hier ist weniger der spontane Bericht des Patienten selbst wegweisend, sondern eher die gezielte Anamnese.

Die Erholungsfunktion des Schlafes hängt nicht nur von der Schlafdauer, sondern auch von der Schlafkontinuität ab. Diese kann bei einer ganzen Reihe von Schlafstörungen derart vermindert sein, dass aus dieser *Veränderung der nächtlichen Schlafqualität* Tagesschläfrigkeit resultiert, ohne dass die (zumindest subjektive) Schlafdauer selbst vermindert wäre. Diese Konstellation ist typisch für nächtliche Atmungsstörungen, bei denen es aus jeweils unterschiedlichen Gründen nachts zu hochfrequenten Weckreaktionen kommt, die die Erholungsfunktion des Schlafes erheblich beeinträchtigen können.

Gerade bei psychiatrischen Patienten gehören nächtliche Atmungsstörungen, insbesondere das obstruktive Schlafapnoe-Syndrom, zu den häufigsten Ursachen erhöhter Tagesmüdigkeit und Schläfrigkeit am Tage. Die Prävalenz ist in der Population psychiatrischer Patienten vor allem deshalb höher als in der Allgemeinbevölkerung, weil Adipositas und der Gebrauch atemsuppressiver Substanzen bei psychiatrischen Patienten häufiger sind. Oft zeigen psychiatrische Patienten mit nächtlichen Atmungsstörungen eine deutliche Einschlafneigung am Tage *und* berichten insomnische Beschwerden. Richtungsweisend für die Diagnose ist lautes nächtliches Schnarchen, allerdings sollte auch ohne dieses Symptom bei allen psychiatrischen Patienten mit erhöhter Einschlafneigung am Tage, unerholsamen Schlaf oder deutlichen morgendlichen Störungen von Antrieb und Leistungsfähigkeit die Indikation für eine kardiorespiratorische Polygraphie, ein sogenanntes Apnoe-Screening, sehr großzügig gestellt werden.

Patienten mit einer *Insomnie* klagen häufig über Müdigkeit und Erschöpfung, nahezu nie aber über eine echte erhöhte Tagesschläfrigkeit. Dies liegt zum einen daran, dass Insomniepatienten typischerweise nicht unter einer wesentlichen Reduktion der objektivierbaren Schlafenszeit leiden. Zum anderen wirkt offenbar das für Insomniepatienten typische Hyperarousal einer erhöhten Tagesschläfrigkeit entgegen. Deshalb sollte Tagesschläfrigkeit bei Insomniepatienten immer Anlass dazu sein, nach spezifischen Ursachen wie einer nächtlichen Atmungsstörung zu suchen.

Tagesschläfrigkeit kann auch durch eine *Störung der zirkadianen Rhythmik* bedingt sein. Im Extremfall einer Tag-Nacht-Umkehr, wie sie z. B. bei dementen Patienten vorkommt, sind die Betroffenen durchgehend tagschläfrig und nachts durchgehend munter. Auch Verschiebungen der Phasenlage des zirkadianen Rhythmus nach vorne oder hinten können Ursache erheblicher Müdigkeit am Tage sein, bei einer Phasenvorverlagerung vornehmlich in den Vormittagsstunden und bei einer Phasenrückverlagerung vornehmlich in den Abendstunden.

Klinisch bedeutsam sind auch darüber hinaus irreguläre Schlaf-Wach-Muster, wie sie durch eine fehlende Tagesstruktur, durch irreguläre Einnahmemuster von Genussmittel, Medikamenten oder Drogen oder bei Schichtarbeit entstehen. In solchen Situationen kann jede klare Zuordnung von Schläfrigkeit zur Nacht und von vigilanter Wachheit zum Tage verloren gehen.

Seltene Ursachen für erhöhte Tagesschläfrigkeit

Die *Narkolepsie* (▶ Kap. 17) ist eine seltene, wahrscheinlich autoimmunologisch bedingte Erkrankung mit genetischem Hintergrund, bei der exzessive Tagesschläfrigkeit bis hin zu imperativen Schlafattacken ein führendes Symptom ist. Hinzu tritt typischerweise die Kataplexie (affektiver Tonusverlust), ein vor allem durch emotionale Stimuli ausgelöster Verlust des Tonus der Halte- und Stellmuskulatur, der Sekunden bis wenige Minuten andauert. Die Patienten sind hierbei vollständig wach. Zur psychiatrischen Differentialdiagnose geben gelegentlich die bei dieser Erkrankung häufigen hypnagogen Halluzinationen Anlass, wobei es sich um sehr wirklichkeitsnahe Wahrnehmungsstörungen handelt, die während des Einschlafprozesses (sowohl bei Tage wie bei Nacht) auftreten. Noch seltener sind die sogenannten idiopathischen Hypersomnien, vor allem das Kleine-Levin-Syndrom. Hierbei handelt es sich um eine typischerweise im Jugendalter auftretende und nach Jahren spontan remittierende, periodische, schwere Tagesschläfrigkeit, die zusammen mit frontalen Enthemmungsphänomenen wie Hyperphagie und Hypersexualität auftritt.

5 Prinzipien der Therapie von Schlafstörungen und Tagesmüdigkeit

Die enorme Häufigkeit von Schlafstörungen und von Störungen der Vigilanz am Tage, gerade bei Patienten in der psychiatrischen und psychotherapeutischen Praxis, erfordert einen differenzierten therapeutischen Zugang. Es handelt sich nahezu immer um Symptome spezifischer Erkrankungen und, abgesehen von der primären Insomnie, nicht um eigenständige Krankheitsbilder.

Der medizinische Grundsatz, dass eine ursächliche Behandlung einer symptomatischen vorzuziehen ist, gilt auch im Bereich von Schlaf- und Vigilanzstörungen und eine solche ursächliche Therapie ist in den meisten Fällen auch möglich. Um ein klinisch häufiges Beispiel zu nennen, sind Ein- und Durchschlafstörungen ganz typische Symptome depressiver Erkrankungen. Und typischerweise, wenngleich nicht immer, beseitigt eine suffiziente Therapie der Depression auch die Schlafstörung, egal ob eine psychotherapeutische, eine pharmakologische oder eine kombinierte Behandlung erfolgt. Es wäre also unnötig und damit falsch, grundsätzlich *jedem* schlafgestörten depressiven Patienten neben der syndromalen Behandlung seiner affektiven Störung zusätzlich eine spezifische Therapie seiner Schlafstörung angedeihen zu lassen. Genauso unnötig und falsch wäre es, jedem Patienten, der unter einer antidepressiven Behandlung mit z. B. Mirtazapin eine RLS-Symptomatik entwickelt, zusätzlich L-Dopa zu verordnen, weil die zunächst naheliegende kausale Therapie dieser Symptomatik das Absetzen von Mirtazapin ist.

Mit ursächlicher Behandlung ist im aktuellen Kontext nicht nur die Beseitigung einer konkret fassbaren und neurobiologisch definierten Ursache gemeint, sondern auch die Behandlung einer umgrenzten und definierten Störung, zu deren Symptomen die Störung von Schlaf oder Vigilanz gehört. In diesem Sinne ist also nicht nur die Verlängerung der Schlafenszeit bei einem Patienten, der aufgrund einer willentlichen Verkürzung des Nachtschlafs unter Tagesmüdigkeit leidet, eine ursächliche Behandlung, sondern auch die Verordnung eines Serotoninwiederaufnahmehemmers bei einem depressiven Patienten, der über leichte Ein- und Durchschlafstörungen klagt.

Die Anwendung dieses Grundprinzips »kausal vor symptomatisch« setzt natürlich zunächst eine ausführliche Diagnostik voraus, wie sie im vorherigen Kapitel ausführlich dargestellt ist. Nicht selten erbringt diese Diagnostik komplexe Ergebnisse dergestalt, dass sich mehrere mögliche Ursachen für die ja meist unspezifische Störung von Schlaf und/oder Vigilanz finden. Ein stark übergewichtiger Patient mit einer depressiven Störung, bei dem ein nächtliches Apnoe-Screening einen AHI von 30/h erbracht hat, kann sowohl aufgrund seiner affektiven Störung als auch aufgrund eines obstruktiven Schlafapnoe-Syndroms Ein- und Durchschlafstörungen haben, und möglicherweise spielt sogar beides eine ursächliche Rolle. In solchen Fällen muss individuell entschieden werden, wo der Schwerpunkt liegt und wie der Gesamttherapieplan für einen Patienten aussieht.

Auch wenn in vielen Situationen ein primär kausaler Zugang möglich ist, müssen Störungen von Schlaf und Vigilanz doch auch häufig symptomatisch behandelt werden. So können Schlafstörungen z. B. einen depressiven Patienten derart schwer beeinträchtigen, dass man sofort tätig werden muss, ohne auf die positive Wirkung der antidepressiven Behandlung zu warten, die ja oft erst nach einigen Wochen einsetzt; oder sie können so hartnäckig sein, dass eine alleinige antidepressive Therapie nicht genügt. Insomnische Beschwerden eines affektiv erkrankten Patienten mit einem zusätzlichen Schlafaponoe-Syndrom können so gravierend sein, dass ohne eine schlafanstoßende Medikation die nächtliche Beatmung überhaupt nicht toleriert wird.

5.1 Drei Grundprinzipien der Behandlung

Einleitend zu jeder Behandlung einer subjektiv bedeutsamen Schlafstörung – ob ursachenorientiert oder symptomatisch – empfiehlt sich als erstes Grundprinzip eine *schlafhygienische Beratung* des Patienten. Schlaf ist ein gelerntes, kontextabhängiges Verhalten, das von einer Vielzahl von Gewohnheiten und Umgebungsfaktoren abhängt. Viele Faktoren, die Schlaf und Vigilanz fördern oder hemmen sind sehr einfacher, fast banaler Natur und doch sind vielen Menschen die Regeln für einen gesunden und erholsamen Schlaf nicht bekannt, oder sie werden von ihnen trotz entsprechender Kenntnisse nicht beachtet. Tabelle 5.1 fasst die zehn wichtigsten schlafhygienischen Regeln und ihren schlafphysiologischen Hintergrund zusammen.

Das Erlernen und die Berücksichtigung solcher Regeln hat häufig schon *per se* einen deutlich positiven Effekt auf den Schlaf und die Tagesvigilanz.

Ein *zweites Grundprinzip* ist die individuelle Kontrolle des Erfolges therapeutischer Maßnahmen. In manchen Fällen mag die simple Frage nach der Besserung der Beschwerden durch die getroffene Behandlungsmaßnahme genügen. Typischerweise ist es aber wesentlich zielführender, den Erfolg der Therapie mit den Instrumenten zu verifizieren, die diagnostisch eingesetzt worden sind. Hat man in der Diagnostik einer Insomnie ein Schlaftagebuch eingesetzt, so sollte dieses mit Beginn der Therapie fortgesetzt werden, hat man den PSQI-Fragebogen verwendet, sollte er nach einigen Behandlungswochen wieder zum Einsatz kommen. Ähnlich verhält es sich bei der Bewertung von Tagesschläfrigkeit mittels der ESS oder einem PVT.

Das *dritte Grundprinzip* zur Behandlung von Störungen von Schlaf und Vigilanz ist eine möglichst sequentielle Vorgehensweise. Gerade in komplexen Situationen, in denen womöglich mehrere Ursachen und Einflussfaktoren eine Rolle spielen, sollte man es vermeiden, unterschiedliche Interventionen zeitgleich zu beginnen. So sollte man den Start einer verhaltenstherapeutischen Intervention tatsächlich nicht mit dem Beginn der Einnahme eines schlafanstoßenden Medikaments kombinieren, einerseits damit möglichst sicher beurteilt werden kann, welche Intervention erfolgreich ist, und andererseits um Fehlattributionen von Befindensänderungen vorzubeugen.

Dieses Grundprinzip richtet sich wohlgemerkt nicht generell gegen die Kombination von verschiedenen Therapieansätzen; nur sollte in aller Regel der zweite Ansatz erst dann begonnen werden, wenn die Auswirkungen des ersten beurteilbar sind. Ein ganz häufiger Fehler ist die nicht rational begründete Kombination mehrerer Psychopharmaka zur Behandlung von Schlafstörungen. Hierbei werden oft in kurzer Folge verschiedene Substanzen additiv eingesetzt, weil die subjektive Beeinträchtigung des Patienten

Tab. 5.1: Grundregeln der Schlafhygiene

Schlafhygienische Regel	Schlafphysiologischer Hintergrund
1. Möglichst regelmäßige Zeiten des Zubettgehens und Aufstehens einhalten, auch am Wochenende	Regelmäßigkeit stärkt die optimale Interaktion der homoeostatischen und der zirkadianen Schlafregulation und verbessert dadurch den Einschlafprozess, das Durchschlafen und die Erholsamkeit des Schlafes.
2. Zu lange Zeiten im Bett (>7–8 h pro Tag beim Erwachsenen) auf jeden Fall vermeiden	Bettzeiten, die über die physiologisch notwendige Schlafdauer hinausgehen, erhöhen die Wahrscheinlichkeit von Durchschlafstörungen erheblich.
3. Nickerchen am Tage vermeiden oder zumindest kurzhalten (bis 30 min)	Schlaf am Tage vermindert den homoeostatischen Schlafdruck am Abend. Bei erhöhter Schläfrigkeit am Tage können kurze Nickerchen aber hilfreich sein.
4. Am Nachmittag und Abend keine Einnahme von koffeinhaltigen Getränken	Koffeinhaltige Getränke wirken individuell unterschiedlich, aber zum Teil sehr lange schlafstörend.
5. Umfangreiche und schwere Mahlzeiten am Abend vermeiden	Nahrungsaufschluss im Magen und Verdauung können den Einschlafprozess stören.
6. Weitgehender Verzicht auf Alkohol, insbesondere keine Verwendung als Einschlafhilfe	Alkohol fördert zwar in geringen Mengen den Einschlafprozess, löst aber sehr häufig aufgrund seiner kurzen Wirkdauer eine Durchschlafstörung im Sinne einer Reboundinsomnie aus.
7. Regelmäßige körperliche Aktivität, aber nicht direkt vor dem Zubettgehen	Körperliche Aktivität erhöht die Amplitude des zirkadianen Rhythmus und verbessert dadurch den Schlaf. Die sympathetische Aktivierung, die für eine Weile anhält, kann aber das Einschlafen in direkter zeitlicher Nähe stören.
8. Vermeidung intensiver kognitiver Aktivität vor dem Schlafengehen	Auch kognitive Aktivität ist mit einer sympathetischen Aktivierung verbunden; zudem verstärkt ihre zeitliche Nähe zum Einschlafen die Wahrscheinlichkeit, »nicht abschalten« zu können.
9. Eine angenehme Schlafumgebung schaffen	Die Schlafumgebung sollte angenehm, ruhig, nicht zu warm, nicht zu hell und gut belüftet sein.
10. Während der Nacht nicht auf die Uhr oder den Wecker sehen	Die Uhr neben dem Bett erhöht bei schlafgestörten Menschen die Wahrscheinlichkeit negativer, den Schlaf weiter störender Kognitionen. Gedanken wie »Jetzt ist es schon 3 Uhr und ich habe immer noch nicht geschlafen« oder »… und in 3 Stunden muß ich aufstehen« tragen nicht zur Entspannung bei und verringern dadurch die Wahrscheinlichkeit, (wieder) einzuschlafen.

groß ist und er auf eine rasche Lösung des Problems drängt. Dabei ergeben sich oft »Medikamententableaus« mit mehreren Substanzen, von denen einige oder sogar alle unterdosiert sind. Gerade wenn eine solche rasch zusammengestellte Kombination subjektiv eine gewisse Besserung erbracht hat, wird es schwer sein, sie wieder zu entflechten, weshalb dann oft dauerhaft Polypharmazie mit allen ihren Nachteilen für den Patienten die Folge ist.

Wesentlich zielführender ist es, zunächst einzelne Substanzen nach Verträglichkeit bis zur jeweiligen sinnvollen Maximaldosis einzusetzen, dann mit dem Patienten zusammen die Wirkung zu besprechen und für den Fall einer kompletten oder weitgehenden Wirkungslosigkeit das erste Medikament durch ein zweites zu *ersetzen*. Folgt man diesem Vorschlag, wird man nur sehr selten zu Kombinationen mehrerer Medikamente zum Ziele der Wirkungsaugmentation kommen, die natürlich in gewissen Situationen durchaus notwendig und sinnvoll sein kann.

Die Kombination verschiedener Pharmaka kann aber in einem anderen Kontext auch primär sinnvoll sein, nämlich dann, wenn man sich entschließt, nicht nur die psychiatrische Grunderkrankung, sondern primär symptomatisch zusätzlich die Schlafstörung zu behandeln. Davon wird im Folgenden die Rede sein.

5.2 Prinzipien einer symptomorientierten Behandlung von Ein- und Durchschlafstörungen

Ein- und Durchschlafstörungen kommen im Rahmen nahezu aller psychiatrischer Erkrankungen häufig vor und ihre Ausprägung kovariiert mit dem Schweregrad der Grunderkrankung. Deshalb ist damit zu rechnen, dass mit deren suffizienter Behandlung auch die Ein- und Durchschlafstörungen remittieren. Entsprechend ist es in vielen Fällen weder notwendig noch angebracht, sie zusätzlich zur Grunderkrankung spezifisch zu behandeln. Depressive Patienten mit einer leicht- bis mittelgradigen Schlafstörung, die sich subjektiv nicht stark beeinträchtigt fühlen, können also durchaus ausschließlich mit einem Antidepressivum behandelt werden, welches eher aktiviert, wie zum Beispiel ein SSRI oder ein SNRI.

Nicht wenige Patienten mit einer psychiatrischen Erkrankung fühlen sich aber stark durch die Schlafstörung beeinträchtigt oder sie steht sogar ganz im Vordergrund der Beschwerden, was gerade bei depressiven Erkrankungen nicht selten der Fall ist. Dann muss natürlich erwogen werden, die Schlafstörung symptomorientiert zu behandeln.

Medikamentös symptomatische Behandlung

Der einfachste Weg, eine begleitende Schlafstörung rasch symptomatisch zu behandeln, ist die Behandlung der Grunderkrankung mit einem Medikament, welches auch den Schlaf verbessert. Dies ist bei vielen Antidepressiva und Antipsychotika der Fall.

> **Schlafverbessernde Antidepressiva und Antipsychotika (eine Auswahl)[1]:**
>
> - Antidepressiva:
>   - Mirtazapin (7,5–30 mg)
>   - Trimipramin (12,5– ca. 200 mg)
>   - Doxepin (2–75 mg)
>   - Amitriptylin (25–75 mg)
>   - Trazodon (50–150 mg)
>   - Agomelatin (25–50 mg)
> - Antipsychotika:
>   - Melperon (25–100 mg)
>   - Pipamperon (20–100 mg)
>   - Chlorprothixen (15–100 mg)
>   - Promethazin (25–100 mg)
>   - Olanzapin (2,5–10 mg)
>   - Quetiapin (25–200 mg)
>   - Clozapin (12,5–75 mg)

Dabei muss beachtet werden, dass typischerweise weit geringere Dosierungen schlafanstoßend oder verbessernd wirken als diejenigen, die zur Erzielung der antidepressiven oder antipsychotischen Hauptwirkung notwendig sind. Oft genügen sogar extrem geringe Mengen: Dies ist insbesondere für Doxepin und Mirtazapin der Fall. Doxepin kann auf sehr einfache Weise gering dosiert werden, weil es in Tropfform zur Verfügung steht, wobei ein Tropfen 0,5 mg Doxepin entspricht. Eine analoge galenische Formulierung ist von Mirtazapin nicht erhältlich, die geringste in einer einmal teilbaren Tablette enthaltene Menge beträgt 15 mg. Somit beträgt die geringste leicht zu verabreichende Dosis 7,5 mg, allerdings versuchen viele Patienten die Tablette ein weiteres Mal zu teilen, weil diese geringe Menge für sie ausreicht.

Die Gründe dafür, dass oft so geringe Mengen dieser Substanzen gut schlafanstoßend wirken, sind nicht abschließend untersucht. Eine sinnvolle Erklärungsmöglichkeit ist ihre hohe Affinität zu Histaminrezeptoren, die oft höher ist als für andere Neurotransmitterrezeptoren. Deshalb tritt die antihistaminerge Wirkung, die wesentlich an den Effekten auf den Schlaf beteiligt ist, bei geringeren Dosen ein als z. B. die Wirkung auf Serotonin- oder Noradrenalintransportersysteme. Die gleiche Überlegung kann auch erklären, warum gelegentlich höhere Dosierungen einer in geringen Dosen schlafanstoßenden Substanz paradoxerweise schlafstörend wirken.

Dauer und Intensität der pharmakologischen Wirkung auf den Schlaf hängen neben der Dosierung und pharmakodynamischen Aspekten auch von der Pharmakokinetik ab. Hinsichtlich letzterer spielen auch die galenischen Zubereitungen eine Rolle. So eignen sich retardierte Darreichungsformen von z. B. Quetiapin und Amitriptylin besser zur Behandlung von Durchschlafstörungen und nicht retardierte Formen besser zur Behandlung von Einschlafstörungen.

Die fehlende Zulassung der meisten oben genannten Substanzen zur Behandlung von Schlafstörungen ist dann kein Problem, wenn eine Zulassung für die Behandlung der Grunderkrankung vorliegt. Ansonsten sind die Regeln für den »off-label use« zu beachten.

Der Einsatz von Benzodiazepinen und non-Benzodiazepinhypnotika (zu Details siehe Kap. 15) zur Behandlung von symptomatischen Ein- und Durchschlafstörungen ist weit verbreitet. An der Wirksamkeit einer solchen Strategie ist grundsätzlich nicht zu zweifeln. Dennoch sollte der Einsatz dieser Substanzen auch und gerade bei Menschen mit psychiatrischen Erkrankungen zurückhaltend erfolgen. Zum einen haben alle entsprechenden Medikamente ein nicht unerhebliches Suchtpotential. Dies verbietet

---

1 In Klammern angegeben sind die Dosierungen, die speziell für diesen Zweck verwendet werden. Diese Dosen sind typischerweise niedriger als die antidepressiv oder antipsychotisch wirksamen Dosen. Die meisten der aufgeführten Substanzen sind spezifisch für die Behandlung von Schlafstörungen nicht zugelassen, sodass bei ihrer Verordnung die Regeln zum »off-label use« zu beachten sind.

ihren Einsatz bei einer entsprechenden Vorgeschichte und hat zumindest in Deutschland dazu geführt, dass sie nur zur kurzfristigen Behandlung von Schlafstörungen (bis zu vier Wochen) zugelassen sind. Auch ohne die Entwicklung einer Sucht im engeren Sinne kommt es bei längerfristiger Gabe nicht selten zu einem Nachlassen der Wirkung und damit der Notwendigkeit der Dosissteigerung. Darüber hinaus haben alle Benzodiazepine und non-Benzodiazepinhypnotika neben ihrer Wirkung auf den Schlaf auch mehr oder weniger anxiolytische und sedative Eigenschaften. In bestimmten Situationen mag ein Behandler diese bewusst einsetzen, es besteht aber die Gefahr, dass hierdurch die Symptome der Grunderkrankung, zum Beispiel einer Depression oder psychotischen Episode; so stark gedämpft werden, dass die Beurteilung der Wirkung von zusätzlich verordneter; spezifischer Medikation deutlich erschwert ist. Entschließt man sich zum Beispiel bei einem agitierten, stark schlafgestörten Patienten primär zu einer Behandlung sowohl mit einem Antidepressivum als auch mit einem Benzodiazepin, so kommt es nicht selten vor, dass eine zügige Besserung aller Symptome einsetzt, dieser Effekt aber komplett verschwindet, wenn man nach zwei bis drei Wochen, in der Hoffnung, eine stabile antidepressive Wirkung erzielt zu haben, das Benzodiazepin wieder absetzt.

Psychotherapeutisch symptomatische Behandlung

Kognitiv-verhaltenstherapeutische Strategien sind der sinnvollste Weg zur Behandlung der primären Insomnie. Für dieses Einsatzgebiet liegt auch eindeutige empirische Evidenz bezüglich der Wirksamkeit vor (Riemann et al. 2017). Sie sind in Kapitel 15 ausführlich beschrieben und im Folgenden aufgelistet.
Kognitiv-verhaltenstherapeutische Strategien zur Behandlung von Ein- und Durchschlafstörungen:

- Schlafhygiene
- Schlafrestriktion
- Körperliche Entspannung
- Kognitive Entspannung
- Stimuluskontrolle
- Bio-Feedback
- Paradoxe Intention

Nicht eindeutig geklärt ist, ob und in welchen Situationen diese Techniken auch dann hilfreich sind, wenn sie im Kontext von Ein- und Durchschlafstörungen im Rahmen psychiatrischer Erkrankungen eingesetzt werden. Grundsätzlich ist hieran nicht zu zweifeln, und es gibt auch zunehmend empirische Hinweise, die zum Teil sogar vermuten lassen, dass kognitiv-verhaltenstherapeutische Strategien, die eine Verbesserung des Schlafes zur Folge haben, zusätzlich auch Symptome der Grunderkrankung bessern (Jannson-Fröjmark und Norell-Clarke 2016).

Allerdings stößt die Anwendung solcher Methoden bei schwer depressiven, psychotischen oder dementen Patienten sehr schnell an ihre Grenzen. Standarprogramme zur Behandlung der Insomnie, die alle oder die meisten der oben genannten Komponenten umfassen, sind hier in aller Regel nicht durchführbar. Zumindest psychoedukative und schlafhygienische Komponenten können aber durchaus erfolgreich sein. Bei stationären Patienten ist es oft schon hilfreich, schlaffördernde Elemente in die Tagestruktur einzubauen, wie einen frühmorgendlichen Spaziergang im Freien oder Aktivitäten am Abend, die ein zu frühes Zubettgehen verhindern.

Eine sinnvolle Option stellen im klinischen Bereich offene oder geschlossene psychoedukative Gruppen dar, in denen mit 12–20 Teilnehmern über z. B. vier Wochen hinweg in wöchentlich 90 Minuten die wesentlichen Grundlagen zu Schlaf und Schlafstörungen vermittelt werden. Zwischen den einzelnen Stunden empfiehlt es sich, die Patienten im Sinne von Hausaufgaben zum Beispiel ein Schlaftagebuch führen zu lassen, ihren Schlaf und ihre Vigilanz mit Selbstbeurteilungsinstrumenten zu bewerten oder die Einhaltung schlafhygienischer Regeln zu üben.

5.3 Prinzipien der symptomorientierten Behandlung von Tagesmüdigkeit und Tagesschläfrigkeit

Noch mehr als bei Ein- und Durchschlafstörungen sollte das primäre Ziel bei Tagesmüdigkeit und Tagesschläfrigkeit immer die ursachenorientierte Behandlung sein. Es wäre fatal und ein Kunstfehler, die Müdigkeit eines Schlafapnoe-Patienten primär mit vigilanzsteigernder Medikation zu behandeln. Die wenigen medikamentösen Optionen, die zur Behandlung erhöhter Tagesschläfrigkeit zur Verfügung stehen (▶ Kap. 17), sollten nur bei Patienten mit nachweisbar erhöhter Einschlafneigung verwendet werden, bei denen nach ausführlicher Diagnostik keine anders therapierbare Ursache zu finden ist.

Schläfrigkeit am Tage durch eine verkürzte Schlafzeit, einen schwer gestörten Nachtschlaf oder durch eine fehlende Tagesstruktur sind jeweils spezifisch behandelbar und die entsprechenden Optionen sollten genutzt werden.

Bei Tagesmüdigkeit oder Erschöpfung ohne eine echte Einschlafneigung helfen vigilanzsteigernde Medikamente in aller Regel nicht. Hier schafft oft nur die spezifische Behandlung der Grunderkrankung, wie zum Beispiel einer Depression, oder in gewissen Grenzen die Anwendung schlafhygienischer Regeln Abhilfe.

6 Affektive Störungen

Unter den affektiven Störungen werden die klinisch sehr unterschiedlichen Bilder von depressiven und manischen Störungen zusammengefasst. Sie treten in der Regel phasenhaft auf und neigen zu Rezidiven. In der unipolaren Verlaufsform treten nur depressive oder nur manische Episoden auf, bei den bipolaren Störungen wechseln sich depressive und hypomane bzw. manische Episoden im Verlauf ab oder bestehen als gemischte Episoden. Zu den affektiven Störungen werden neben den Depressionen und Manien auch anhaltende, zeitlich nicht abgrenzbare affektive Verstimmungen wie die Dysthymie und die Zyklothymie gezählt. Die Klassifikation nach ICD-10 ist in Tabelle 6.1 zusammengefasst.

Tab. 6.1: Klassifikation affektiver Störungen nach ICD-10

F30 manische Phase	F30.0	Hypomanie
	F30.1	Manie ohne psychotische Symptome
	F30.2	Manie mit psychotischen Symptomen
F31 bipolare affektive Störung	F31.0	ggw. hypomanische Episode
	F31.1	ggw. manische Episode ohne psychotische Symptome
	F31.2	ggw. manische Episode mit psychotischen Symptomen
F32 depressive Episode	F32.0	leichte depressive Episode
	F32.1	mittelgradige depressive Episode
	F32.2	schwere depressive Episode ohne psychotische Symptome
	F32.3	schwere depressive Episode mit psychotischen Symptomen
F33 rezidivierende depressive Störung	F33.0	ggw. leichte Episode
	F33.1	ggw. mittelgradige Episode
	F33.2	ggw. schwere Episode ohne psychotische Symptome
	F33.3	ggw. schwere Episode mit psychotischen Symptomen
F34 anhaltende affektive Störung	F34.0	Zyklothymie
	F34.1	Dysthymie

Die Ätiopathogenese der affektiven Störungen ist komplex: Die Grundlage stellt ein integratives bio-psycho-soziales Modell dar, das neurobiologische, psychologische und soziale Aspekte berücksichtigt. Genetische Belastungen haben einen entscheidenden Einfluss: Zwillingsstudien ergaben Konkordanzraten bei eineiigen Zwillingen von 23–50 % für unipolare Depressionen und 40–70 % für bipolare Verläufe. Die Erkrankungswahrscheinlichkeit von Angehörigen ersten Grades steigt sowohl bei unipolaren als auch bipolaren affektiven Störungen deutlich an. Weitere biologische Ätiologiefaktoren sind Veränderungen der Neurotransmittersysteme (Monoamin-Mangelhypothese) und der neuroendokrinologischen Regelkreise. Ein konsistenter Befund ist der Hypercortisolismus bzw. eine Überaktivität des Stress-Hormonsystems, bedingt durch gestörte Feed-back-Mechanismen der Hypothalamus-Hypophysen-Nebennierenrinden-Achse. Das kognitive Depressionsmodell geht von der Annahme aus, dass Depressionen durch depressionstypische, verzerrte Kognitionen, eine verzerrte Selbstwahrnehmung sowie negative Interpretationen von Umwelterfahrung ausgelöst werden können. Die Bedeutung von kritischen Lebensereignissen und chronischem Stress als Auslöser affektiver Störungen konnte wiederholt gezeigt werden.

Affektive, insbesondere depressive Störungen stellen neben den Angststörungen die häufigsten psychischen Erkrankungen dar. Für depressive Störungen wird eine Lebenszeitprävalenz in der Allgemeinbevölkerung von 15–18 % geschätzt, die Punktprävalenz liegt bei 3–7 %. Die Wahrscheinlichkeit, im Laufe des Lebens an einer Depression zu erkranken, liegt für Frauen bei bis zu 26 % und für Männer bei bis zu 12 %. Unipolare Verläufe mit ausschließlich depressiven Episoden sind wesentlich häufiger als bipolare Verläufe. Am seltensten sind unipolare Verläufe mit ausschließlich manischen Episoden. Für sie wird eine Lebenszeitprävalenz von 1–2 % geschätzt. Das Erstmanifestationsalter liegt mit 16–18 Jahren deutlich niedriger als bei unipolaren Depressionen. Es besteht kein Geschlechtsunterschied in der Häufigkeit des Auftretens. Affektive Störungen führen zu starken psychosozialen Beeinträchtigungen und gehen mit einem deutlich erhöhten Suizidrisiko einher.

6.1 Monophasische und rezidivierende Depression

Klinik

Die Symptomatik der Depression ist durch eine Reihe psychischer und vegetativer psychopathologischer Veränderungen charakterisiert, wie sie in den Kriterien der ICD-10 und des DSM-5 für eine schwere Depression zusammengefasst sind.

Abgesehen von den klassischen Symptomen berichten depressive Patienten häufig über weitere psychische Beschwerden, vor allem Ängste, Irritierbarkeit sowie somatische Beschwerden und Schmerzen. Stehen die körperlichen Symptome im Vordergrund, kann die korrekte Diagnose erheblich erschwert werden.

Beim erstmaligen Auftreten depressiver Symptome, die die Kriterien für die Diagnosestellung erfüllen, wird die Diagnose einer »depressiven Episode« mit der entsprechenden Schweregradbeurteilung vergeben. Kommt es nach Abklingen dieser Episode im weiteren Verlauf zu einer erneuten depressiven Störung, wird diese als »rezidivierende depressive Störung« diagnostiziert und die aktuelle Episode im Hinblick auf den Schweregrad, das Vorliegen eines somatischen Syndroms sowie psychotischer Symptome beurteilt und diagnostisch eingeordnet.

Schlaf und Depression

Nahezu alle Patienten mit depressiven Erkrankungen leiden unter einer erheblichen Beeinträchtigung der Schlafqualität (▶ Tab. 6.2). Häufig treten Schlafstörungen auch als initiales Symptom auf. Aus diesem Grund werden Schlafstörungen zumindest bei schweren bis mittelschweren Episoden als nahezu konstituierendes Symptom der depressiven Erkrankung betrachtet. Insbesondere die Kombination aus frühmorgendlichem Erwachen mit einem Stimmungstief stellt für suizidale Patienten eine besondere Gefahr dar, Suizidpläne umzusetzen.

Die Beziehung zwischen Subtypen der Depression und veränderten Schlafmustern ist bislang kaum untersucht. Einige wenige Studien zeigen, dass rezidivierende und psychotische Depressionen ausgeprägtere Schlafabnormalitäten aufweisen als weniger schwer ausgeprägte depressive Episoden.

Eine Hypersomnie, definiert durch eine verlängerte Schlafdauer, kennzeichnet zusammen mit vermehrtem Appetit und Kohlenhydrat-Craving sowie einer gesteigerten Empfindlichkeit gegenüber vermeintlicher Kritik als überdauerndes Merkmal die »atypische Depression«. Eine ähnliche Symptomatik, wenn auch jahreszeitlich gebunden, wird auch als saisonale Depression bezeichnet. Bei denjenigen Patienten mit einer schweren Depression, die im Verlauf hpomanische oder manische Episoden entwickeln, kommen hypersomnische Symptome häufiger vor.

Subjektive Schlafqualität

Einschlafstörungen werden oft angegeben, scheinen aber für die meisten Patienten nicht das Hauptproblem zu sein. Vielmehr ist die subjektive Schlafqualität von häufigem Erwachen sowie einem oberflächlichen oder auch zerissenen Schlaf gekennzeichnet. Polysomnographische Untersuchungen bestätigen in der Regel diese Erfahrungen. Besonders charakteristisch ist ein morgendliches Früherwachen, ohne wieder einschlafen zu können, häufig verbunden mit ausgeprägtem Grübeln und negativen Gedanken. Oft werden auch negativ gefärbte Trauminhalte berichtet. Insgesamt bestimmt ein Gefühl, nicht erholsam geschlafen zu haben, die Schlafqualität. Ein kleinerer Teil der Patienten (etwa 10–20 %) geben weniger eine Insomnie als eine ausgeprägte Tagesmüdigkeit an, gelegentlich bestehen sowohl insomnische als auch hypersomnische Symptome.

Objektive Schlafqualität

Eine Vielzahl polysomnographischer Studien zeigt, dass die Struktur des Schlafes bei der Depression im Vergleich zu nicht-psychiatrisch erkrankten Personen verändert ist. Dies zeigt sich besonders deutlich in Veränderungen des REM-Schlafes. Die Schlafkontinuität ist aufgrund häufiger nächtlicher Aufwachereignisse sowie eines fragmentierten non-REM- und REM-Schlafes beeinträchtigt. Die Gesamtschlafzeit sowie die Schlafeffizienz und die Schlafperiode sind reduziert. Bezüglich der Schlafarchitektur findet sich bei unbehandelten Patienten eine normale oder auch verlängerte Einschlaflatenz (Zeit bis zum erstmaligen Auftreten von konsolidiertem Schlaf) sowie eine Verminderung des

Tab. 6.2: Häufigkeit typischer Symptome bei Depressionen (nach Winokur et al. 1969)

Symptom	Häufigkeit
Traurige Verstimmung	100 %
Schlafstörungen	100 %
Weinerlichkeit	94 %
Konzentrationsstörungen	91 %
Suizidgedanken	82 %
Müdigkeit	76 %
Reizbarkeit	76 %
Psychomotorische Verlangsamung	76 %
Appetitmangel	66 %
Tagesschwankungen	64 %
Hoffnungslosigkeit	51 %
Gedächtnisstörungen	35 %
Wahnideen	33 %
Suizidversuche	15 %
Akustische Halluzinationen	6 %

Tiefschlafes mit Zunahme des absoluten und relativen Wachanteils (▶ Abb. 6.1). Die Abnahme der Tiefschlafmenge lässt sich auch in spektralanalytischen Untersuchungen mit Darstellung der Feinstruktur des Schlafes nachweisen. Ein wesentliches Kennzeichen des veränderten Schlafes bei depressiven Erkrankungen ist ein erhöhter REM-Schlafdruck, erkennbar an einer hohen Anzahl schneller Augenbewegungen, einer verlängerten ersten REM-Schlaf-Phase und einer verkürzten Dauer bis zum erstmaligen Auftreten von REM-Schlaf. Polysomnographische Studien zeigen ein signifikant häufigeres Auftreten von kurzen REM-Latenzen bei depressiven Patienten im Vergleich zu gesunden Kontrollpersonen (Übersicht in Murphy und Peterson 2015).

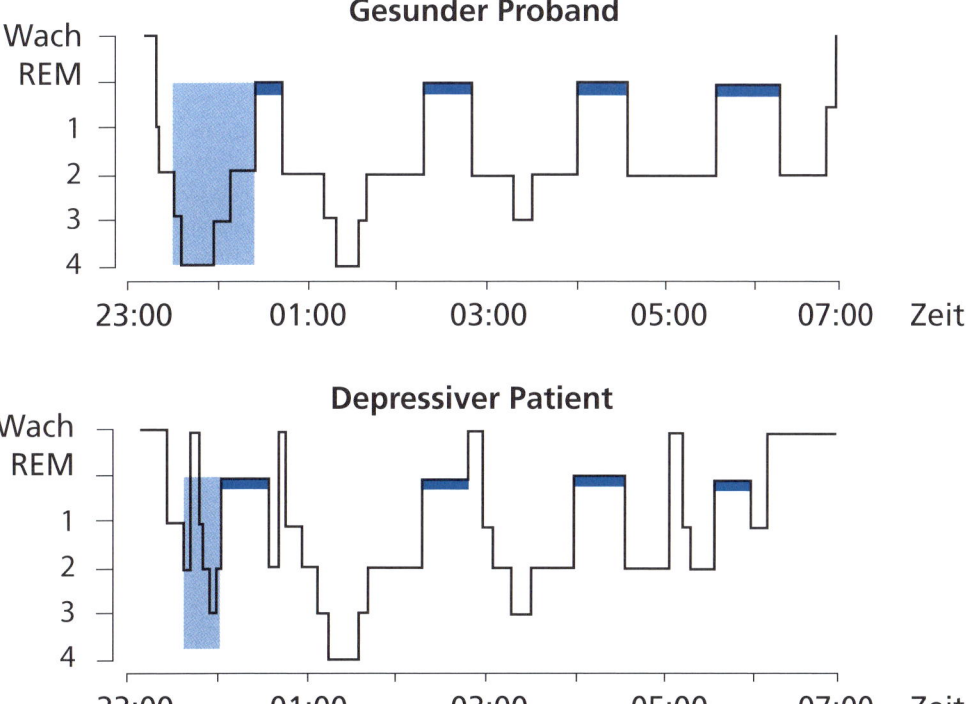

Abb. 6.1: Hypnogramm eines Patienten mit Depression im Vergleich zu einer gleichaltrigen gesunden Person (blauer Balken: verkürzte REM-Latenz bei der Depression).

Im Folgenden sind die wesentlichen Veränderungen subjektiver und objektiver Parameter bei schweren depressiven Episoden im Vergleich zu gesunden Personen zusammengefasst. Einige dieser polysomnographischen Veränderungen persistieren auch über eine klinische Remission der Depression hinaus.

Subjektive Beschwerden

- Insomnie
  - Einschlafstörungen
  - Häufige nächtliche Aufwachereignisse
  - Morgendliches Früherwachen
  - Verkürzte Gesamtschlafzeit
- Oberflächlicher, nicht erholsamer Schlaf

- Negativ gefärbte Trauminhalte
- Hypersomnische Symptome (seltener)

Polysomnographische Befunde

- Störungen der Schlafkontinuität
  - Verlängerte Einschlaflatenz
  - Erhöhte Wachzeit innerhalb der Schlafperiode
  - Verminderte Gesamtschlafzeit
- Veränderungen der Schlafarchitektur
  - Verminderter absoluter und relativer Tiefschlafanteil
- REM-Schlaf-Störungen
  - Verkürzte REM-Latenz
  - Verlängerung der ersten REM-Schlaf Phase
  - Erhöhter relativer REM-Schlafanteil
  - Erhöhte Anzahl rascher Augenbewegungen
  - Erhöhte REM-Dichte

REM-Schlaf Dysregulation

Die polysomnographischen Veränderungen deuten auf eine Disinhibition des REM-Schlafes bei einer Depression hin. In ihrer Kombination besitzen diese REM-Schlaf-Parameter, basierend auf einer ersten Metaanalyse, eine gewisse Spezifität für depressive Erkrankungen (Benca et al. 1992).

In einer weiteren Metaanalyse unter Berücksichtigung von 46 Studien wurde die REM-Dichte als möglicher Biomarker für die Depression identifiziert, auch wenn mögliche komorbide psychische Störung nicht ausreichend berücksichtigt wurden (Pillai et al. 2011). Auch die bislang jüngste und umfassendste Metaanalyse zu Veränderungen von Schlafvariablen bei verschiedenen psychischen Störungen zeigt einen Zusammenhang zwischen Depression und Veränderungen von Parametern der Schlafkontinuität und des REM-Schlafes (Baglioni et al. 2016). Eine Verringerung des Tiefschlafes konnte in dieser Arbeit nicht gefunden werden, wohl jedoch der Zusammenhang zwischen der Qualität des Tiefschlafes und Depression (▸ Tab. 6.3).

Viele Daten deuten darauf hin, dass der erhöhte REM-Schlaf-Druck, insbesondere die erhöhte REM-Dichte, ein neurobiologischer Endophänotyp schwerer depressiver Störungen, aber auch ein Vulnerabilitätsmarker für das spätere Auftreten einer erneuten depressiven Episode zu sein scheint (Übersicht in Palagini et al. 2013). Befunde einer erhöhten REM-Dichte bei gesunden Angehörigen ersten Grades von Patienten mit depressiven Störungen haben gezeigt, dass diese Personen besonders gefährdet sind, ebenfalls an einer Depression zu erkranken (Hochrisikopersonen). Interessanterweise reagieren sowohl depressive Patienten mit noch normalen REM-Schlafmustern als auch Hochrisikopersonen bei einem Stimulationstest mit einem zentral wirksamen Cholinergikum mit dem Phänomen einer REM-Schlaf-Disinhibition. Mit einem solchen Provokationstest und der anschließenden Messung des Schlafes lassen sich bis zu einem gewissen Grad depressive Erkrankungen von anderen psychiatrischen Störungen abgrenzen (Berger et al. 1989).

Modell der REM-Schlaf-Regulation

Experimentell wurde von Hobson und McCarley gezeigt, dass der REM-Schlaf im Sinne einer reziproken Interaktion durch noradrenerge Kerne im Locus caeruleus und durch serotonerge Neurone in den Raphe-Kernen inhibiert und durch cholinerge Neurone v. a. im gigantozellulären Feld der Brückenhaube stimuliert wird (▸ Kap. 2 Der normale Schlaf, ▸ Abb. 2.6).

Eine verminderte aminerge Hemmung bzw. erhöhte cholinerge Stimulation im Rahmen einer depressiven Erkrankung wird als Grundlage der Befunde des erhöhten REM-Schlaf-Druckes in der Depression diskutiert.

Eine umfassende Darstellung zu den neurobiologischen Mechanismen der REM-Schlaf-Dysregulation in der Depression findet sich bei Palagini und Koautoren (2013).

Tab. 6.3: Veränderungen polysomnographischer Variablen bei der Depression und anderen psychischen Störungen (Baglioni et al. 2016)

	Schlafkontinuität			Schlafstadien			REM-Schlaf		
	SE	SL	AE	N1	N2	N3	REM	REML	REMD
Depression	↓	↓	↑	n.s.	↑	n.s.	↑	↓	↑
Posttraumatische Belastungsstörung	↓	n.s.	↑	n.s.	n.s.	↓	n.s.	↓	↑
Panikstörung	↓	n.s.	n.s.	-	n.s.	n.s.	n.s.	n.s.	-
Generalisierte Angststörung	-	-	-	-	-	-	-	-	-
Phobien	-	-	-	-	-	-	-	-	-
Zwangsstörung	-	-	-	-	-	-	-	-	-
Schizophrenie	↓	↑	↑	n.s.	↓	↓	n.s.	↓	n.s.
Borderline-Persönlichkeitsstörung	↓	n.s.	↑	n.s.	n.s.	n.s.	n.s.	↓	n.s.
Essstörungen (Anorexia nervosa)	↓	n.s.	-	↑	n.s.	n.s.	n.s.	n.s.	-
ADHS	n.s.	n.s.	n.s.	n.s.	n.s.	n.s.	n.s.	n.s.	-
Autismus	↓	↑	↑	n.s.	n.s.	n.s.	↓	n.s.	n.s.

SE = Schlafeffizienz; SL = Schlaflatenz; AE = Anzahl der Aufwachereignisse; N1 = Anteil Schlafstadium 1; N2 = Anteil Schlafstadium 2; N3 = Anteil Schlafstadium 3 (Tiefschlaf); REM = Anteil Stadium REM; REML = REM-Latenz; REMD = REM-Dichte; ↑ = Zunahme der Messparameter; ↓ = Abnahme der Messparameter; n.s. = keine signifikanten Veränderungen; - = keine Daten vorhanden

Klinische Relevanz

Die Beziehung zwischen Schlaf und Depression ist komplex und viele Befunde deuten darauf hin, dass sich Schlafstörungen und depressive Erkrankungen gegenseitig beeinflussen: So kann auf der einen Seite eine depressive Erkrankung zu Schlafstörungen führen, umgekehrt aber auch eine chronische Insomnie eine zentrale Rolle in der Entstehung und Aufrechterhaltung depressiver Symptome spielen (Übersicht in Lustberg & Reynolds 2000; Staner 2010). Darüber hinaus wurde wiederholt beschrieben, dass der gestörte Schlaf ein prodromales Symptom für ein Rezidiv einer depressiven Symptomatik sein kann (Perlis et al. 1997).

Während bei einem Teil der depressiven Episoden Schlafstörungen in engem zeitlichen Zusammenhang mit der depressiven Symptomatik beginnen und remittieren, wird andererseits beobachtet, dass gestörter Schlaf der Depression über einen längeren Zeitraum vorausgehen, andererseits aber auch eine Remission der Depression um Monate überdauern kann (▶ Abb. 6.2).

Epidemiologische Studien und Metaanalysen haben darüber hinaus gezeigt, dass Patienten mit chronischen Schlafstörungen ein 2–3fach erhöhtes Risiko haben, an einer depressiven Episode zu erkranken (Baglioni et al. 2011). Dies hat zu der Hypothese geführt, dass die Insomnie ein unabhängiger Risikofaktor und Prädiktor für das Auftreten einer Depression ist. Eine kausale Beziehung zwischen Insomnie und Depression ist jedoch nur durch prospektive Studien überprüfbar mit der Hypothese, depressive Erkrankungen

6 Affektive Störungen

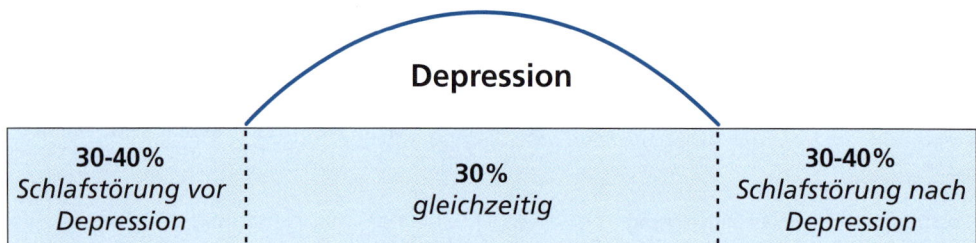

Abb. 6.2: Zeitlicher Zusammenhang zwischen Schlafstörung und Depression

ließen sich präventiv durch eine erfolgreiche Behandlung einer chronischen Insomnie vermeiden.

Komorbide Schlafstörungen

Charakteristisch für depressive Patienten mit stark eingeschränkten Aktivitäten und geringer Tageslichtzufuhr ist auch ein vorverlagerter Schlaf-Wach-Rhythmus. Betroffene leiden nicht nur unter frühmorgendlichem Erwachen, sondern gehen auch früh zu Bett, was letztlich die Schlafstörungen weiter verstärkt. Ob ein kausaler Zusammenhang zwischen zirkadianen Rhythmusstörungen bzw. einem ausgeprägten Abendtyp und den bei schweren Depressionen charakteristischen Schlafstörungen (▶ Kap. 18 Zirkadiane Rhythmusstörungen) besteht, ist ungeklärt. Depressive Patienten haben darüber hinaus ein erhöhtes Risiko für ein Restless-legs-Syndrom (▶ Kap. 20 Schlafbezogene Bewegungsstörungen). Im Hinblick auf das therapeutische Vorgehen ist es wichtig zu unterscheiden, ob sich eine affektive Symptomatik in der Folge des RLS entwickelt hat, annähernd zeitgleich aufgetreten ist oder ob die Depression dem RLS vorangegangen ist. In diesem Fall kann auch eine antidepressive Behandlung Ursache für ein RLS sein. In Studien zur Erfassung des RLS-Risikos im Rahmen einer Therapie mit Antidepressiva der zweiten Generation wurde Mirtazapin als das Antidepressivum mit dem höchsten Risiko identifiziert. Schlafbezogene Atmungsstörungen und depressive Erkrankungen zeigen ebenfalls ein komplexes Interaktionsmuster. Aufgrund gemeinsamer bzw. überlappender Symptome ist ein gezieltes differenzialdiagnostisches Vorgehen notwendig. Die erfolgreiche Behandlung eines bisher nicht erkannten Schlafapnoe-Syndroms kann zu einer Remission einer therapieresistenten Depression oder einer wesentlichen Besserung führen (Übersicht in Gupta et al. 2016).

Therapeutische Verfahren

Schlafentzug (Wachtherapie)

Auf eine zentrale Rolle des Schlafes in der Pathogenese der Depression weist auch der antidepressive Effekt von Schlafentzug hin. Studien und Metaanalysen zeigen übereinstimmend, dass akuter Schlafentzug bei etwa 60 % der Patienten mit einer depressiven Störung eine deutliche Stimmungsaufhellung am nächsten Tag zur Folge hat (Übersicht in Giedke & Schwärzler 2002). Allerdings führt die anschließende Erholungsnacht, oft sogar auch nur eine kurze Schlafepisode tagsüber, bei den meisten Patienten zu einem sofortigen Rezidiv der Depression (▶ Abb. 6.3). Deshalb wird den Patienten empfohlen, auch am Tag nach der durchwachten Nacht nicht zu schlafen, um den therapeutischen Effekt nicht vorzeitig zu beenden. Die antidepressive Medikation kann unverändert eingenommen werden; sedierende Psychopharmaka am Abend vor dem Schlafentzug sollten vermieden werden. Eine Wachtherapie kann 1–2-mal pro Woche wiederholt werden. Insbesondere eine Kombination mit Lithium hat sich als hilfreich erwiesen.

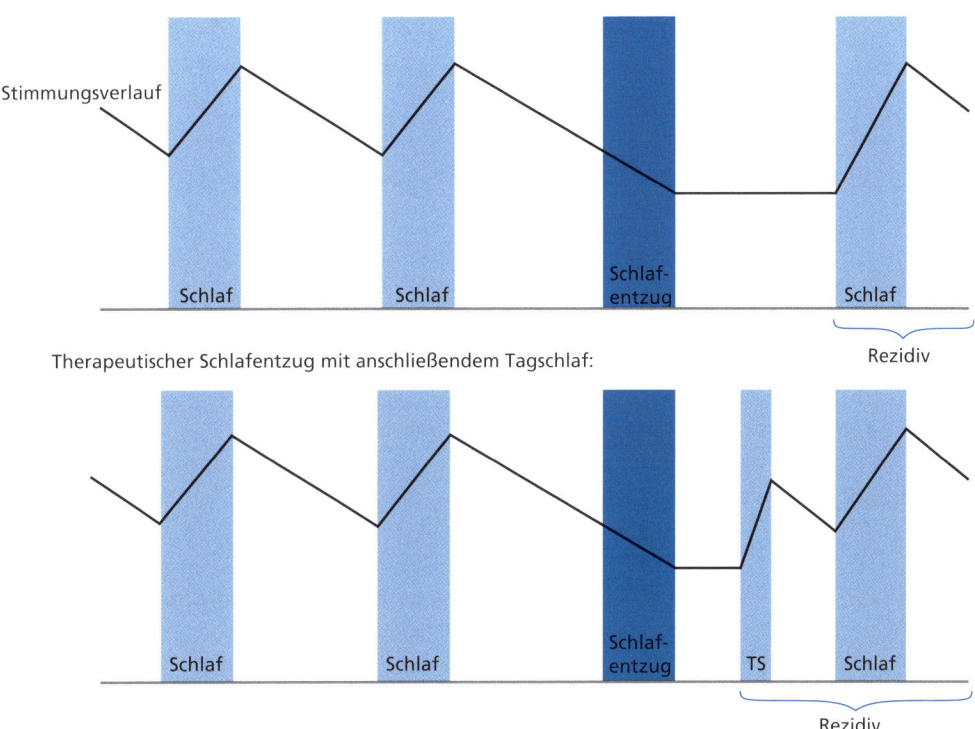

Abb. 6.3: Schlafentzug, Stimmungsverlauf und Rezidiv (nach Berger et al. 2003).

Mögliche Prädiktoren für ein Ansprechen auf einen therapeutischen Schlafentzug sind in der folgenden Aufzählung zusammengefasst (Riemann et al. 1991):

- melancholischer Subtyp
- bipolarer Verlauf der Depression
- Hyperarousal
- Tagesschwankungen
- erhöhter Metabolismus im limbischen System

Die positiven Effekte werden als Ausdruck einer Überaktivität cholinerger Neurotransmission in der Depression und ihrer Korrektur durch eine Wachtherapie interpretiert. Ebenso werden eine Beeinflussung des vorwiegend inhibitorischen Neuromodulators Adenosin sowie endokrine Effekte diskutiert. Durch Schlafentzug könnte eine Imbalance der Wachstums- und Cortisolsekretion günstig beeinflusst werden. Bei depressiven Patienten wird eine geringere Menge an Wachstumshormon in der ersten Nachthälfte ausgeschüttet als bei Gesunden. Die Cortisol-Werte dagegen steigen in der Depression vor allem in der zweiten Nachthälfte deutlich stärker an. Grundlage hierfür ist vermutlich ein gestörter Rückkopplungsmechanismus zwischen Cortisol und dem hypophysären Corticotropin-freisetzenden Hormon (CRH) (▶ Abb. 6.4).

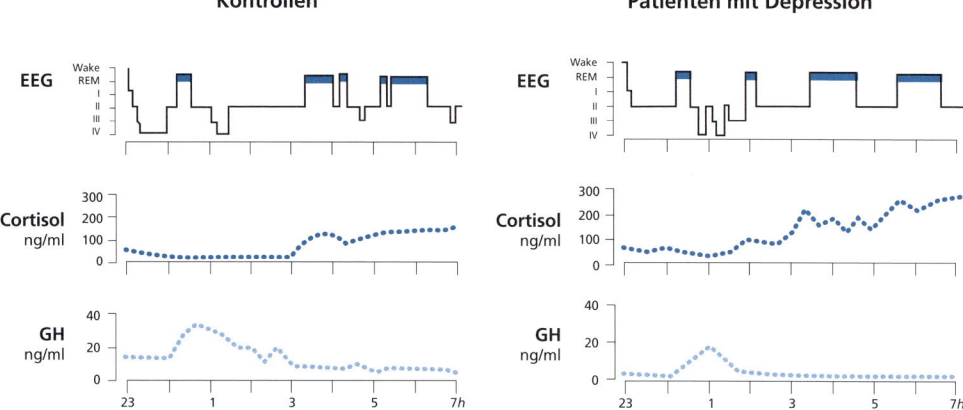

Abb. 6.4: Linkes Bild: normale Sekretion von Wachstumshormon (GH, hellblaue Punkte) und Cortisol (blaue Punkte) bei einer gesunden Person; rechtes Bild: erhöhte Cortisol- und verminderte GH-Sekretion bei einem depressiven Patienten (nach Steiger & Kimura 2010).

Hypothesen zu neurobiologischen Grundlagen des Schlafentzuges (nach Hatzinger & Holsboer-Trachsler 2012):

1. Neurophysiologische Hypothesen
   - Beeinflussung der zirkadianen schlafsensitiven Phase (Resynchronisation)
   - Stimulation von Prozess S, Effekte auf die synaptische Plastizität
   - REM-Schlaf-Suppression
   - Effekte auf die cholinerge/aminerge Imbalance
   - Effekte auf die Cortisol/GH-Sekretion
2. Neurochemische Hypothesen
   - verstärkte dopaminerge bzw. serotonerge Neurotransmission
   - Effekte auf Adenosin und GABA
3. Genetische Faktoren
   - Beeinflussung von clock-Genen

Eine weitere Hypothese postuliert, dass der homöostatisch regulierte Prozess S (ein Maß für den Schlafdruck) in der Depression ungenügend ausgebildet und nicht, wie im Normalfall, am Ende der Wachzeit hoch ist. Schlafentzug bewirkt einen zusätzlichen Anstieg von Prozess S und damit eine vorübergehende Besserung der depressiven Symptomatik. Eine nachfolgende Schlafepisode führt zum Abfall von Prozess S und damit zur depressiven Ausgangssituation. Das synaptische Plastizitätsmodell postuliert, dass Patienten mit einer Depression durch den therapeutischen Schlafentzug einen Bereich optimaler synpatischer Übertragungsstärken erreichen. Das Modell basiert auf der Annahme, dass synaptische Übertragungsstärken bei depressiven Menschen verringert sind. Hinweise dafür finden sich in elektrophysiologischen und tierexperimentellen Studien (Wolf et al. 2016). Die genauen neurobiologischen Mechanismen der Wirksamkeit der Schlafentzugstherapie sind letztlich nicht bekannt, auch die Beeinflussung zirkadianer Faktoren scheint eine Rolle zu spielen. Andere Hypothesen zur Wirksamkeit nennen einen Placeboeffekt, unspezifischen Stress oder psychologische Effekte.

Eine Aufrechterhaltung des therapeutischen Effektes über einen längeren Zeitraum lässt sich möglicherweise über eine Vorverlagerung der Schlafphase (phase-advance-Therapie) erreichen (Wehr et al. 1979). Es wird angenommen, dass der Effekt auf spezifischen zirkadianen Faktoren beruht, wodurch eine depressiogen wirkende, »kritische« Schlafphase vermieden wird (▶ Abb. 6.5).

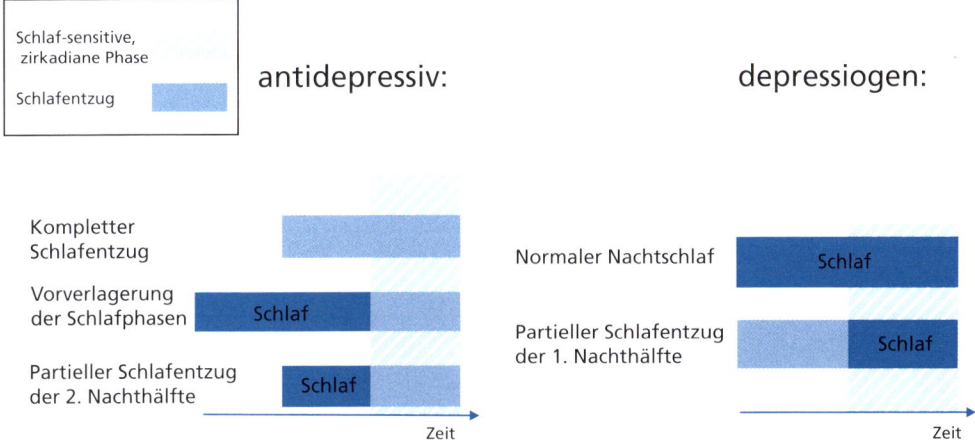

Abb. 6.5: Schlafentzug, Phasenverschiebung und Effekte auf die Stimmung (nach Wirz-Justice et al. 2009).

Tab. 6.4: Formen der Wachtherapie

Form der Wachtherapie	Durchführung
Totaler Schlafentzug (SE)	Beginnend am Morgen vor dem Schlafentzug bis zum Abend nach Schlafentzug
Partieller SE der 2. Nachthälfte	Beginnend ab 2 Uhr morgens bis zum Abend nach Schlafentzug
Vorverlagerung der Schlafphase	Nach Schlafentzug stundenweise Vorverschiebung des Schlaf-Wach-Rhythmus um insgesamt ca. 6 Std. über einen Zeitraum von 2 Wochen
REM-Schlafentzug	Selektiver REM-Schlafentzug im Schlaflabor durch Wecken kurz nach Beginn von REM-Schlafepisoden

Diese Behandlung kann – ähnlich wie ein selektiver REM-Schlafentzug – im klinischen Alltag jedoch nur schwer realisiert werden. Der partielle Schlafentzug der zweiten Nachthälfte, beginnend ab 2 Uhr früh, weist eine ähnlich gute Wirksamkeit wie der Schlafentzug der gesamten Nacht auf und ist für die Patienten oftmals weniger belastend. Die verschiedenen Arten sowie Indikationen und Kontraindikationen der Wachtherapie sind in Tabelle 6.4 und 6.5 dargestellt.

Tab. 6.5: Indikationen und Kontraindikationen der Wachtherapie (Hatzinger & Holsboer-Trachsler 2012)

Indikationen	Kontraindikationen
unipolare Depressionen	Depressionen mit hirnorganischer Symptomatik
bipolare Depressionen	schwere körperliche Erkrankungen
therapieresistente/chronifizierte Depressionen	aktive Epilepsien
Dysthymie	psychotische Symptome
Depressionen bei schizophrener oder schizoaffektiver Grunderkrankung	maniforme Zustände
	Substanzabhängigkeit

Medikamentöse Therapie

Sedierende Antidepressiva sind oftmals wirksame Substanzen in der Behandlung von Schlafstörungen bei depressiven Erkrankungen. Die wichtigsten Substanzgruppen sind trizyklische Antidepressiva (Amitriptylin, Amitriptylinoxid, Doxepin, Trimipramin, Trazodon und Mirtazapin). Bereits relativ niedrige Dosierungen führen zu einer Verkürzung der Einschlaflatenz und einer Verbesserung der Schlafkontinuität. Die Vorteile von Antidepressiva sind ein fehlendes Abhängigkeitsrisiko, geringe Absetzprobleme und eine antidepressive Wirksamkeit. Von Nachteil sind bei den trizyklischen Antidepressiva u. a. unerwünschte anticholinerge und kardiovaskuläre Wirkungen, Blutbildveränderungen, endokrine und metabolische Störungen, Gewichtszunahme sowie ihre relativ hohe Toxizität bei Überdosierung. Einen Überblick zu Substanzen, Dosierungen und ihrer Anwendung gibt Tabelle 6.6.

Effekte von Antidepressiva auf den Schlaf

Nahezu alle Antidepressiva haben einen Effekt auf Schlafkontinuität und Schlafarchitektur, typischerweise führen sie zu einer ausgeprägten Suppression des REM-Schlafes mit Verlängerung der REM-Schlaflatenz und Abnahme des REM-Schlafanteils (▶ Abb. 6.6).

Die Effekte verschiedener Antidepressiva auf die Schlafstruktur sind in Tabelle 6.7 zusammengefasst.

Der potenzielle Wirkmechanismus besteht in einer Beeinflussung der aminergen und cholinergen Neurotransmission, die zu einer Suppression des REM-Schlafs und einer Verbesserung der depressiven Symptomatik führt.

Eine ausgeprägte Unterdrückung des REM-Schlafes findet sich insbesondere bei den trizyklischen Antidepressiva, SSRIs und SNRIs sowie MAO-Hemmern. Trimipramin und Agomelatin weisen keine, Mirtazapin und Trazodon nur geringfügige Effekte auf den REM-Schlaf auf. Obwohl die Effekte von Antidepressiva auf das Schlaf-EEG bzw. den REM-Schlaf rasch und deutlich auftreten, stellen sie somit keine notwendige Voraussetzung für deren Wirksamkeit dar. Über den Langzeiteffekt der Antidepressiva auf das Schlaf-EEG ist weniger bekannt, einige Studien legen jedoch eine chronische Wirksamkeit nahe (Beitinger & Fulda 2010; Palagini et al. 2013).

Tab. 6.6: Antidepressiva in der Behandlung von Schlafstörungen bei depressiven Erkrankungen (Nissen et al. 2014)

Wirkstoff	Empfohlene Dosierung (mg)	HWZ in h	Anwendungsgebiete	Hinweise zur Verwendung
Antidepressivum mit Zulassung für isolierte Schlafstörungen				
Doxepin	10–150	8–24 (Metabolit 33–81)	Depressive Erkrankungen, Angstsyndrome, leichte Entzugssyndrome bei Alko-hol-, Arzneimittel- oder Drogenabhängigkeit, Unruhe, Angst, Schlafstörungen und funktionelle Organbeschwerden	Einziges Antidepressivum mit Empfehlung bei isolierter Schlafstörung
Antidepressiva mit verbreiteter Anwendung bei Schlafstörungen				
Amitriptylin	25–150	10–28	Depressive Erkrankungen; langfristige Schmerzbehandlung im Rahmen eines therapeutischen Gesamtkonzeptes	Die Substanzen sind hilfreich bei Schlafstörungen im Rahmen einer depressiven Episode, aber auch verbreitet in der off-label Anwendung bei isolierten Schlafstörungen
Trazodon	25–150	4,9–8,2	Depressive Erkrankungen	
Trimipramin	10–150	15–40	Depressive Erkrankungen mit den Leitsymptomen Schlafstörungen, Angst, innere Unruhe	
Mirtazapin	7,5–30	20–40	Depressive Erkrankungen	

6 Affektive Störungen

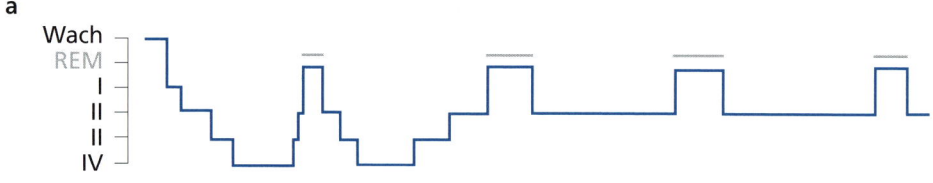

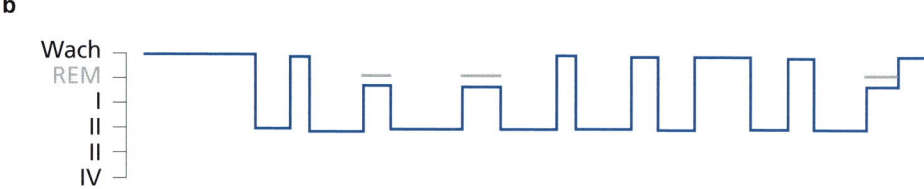

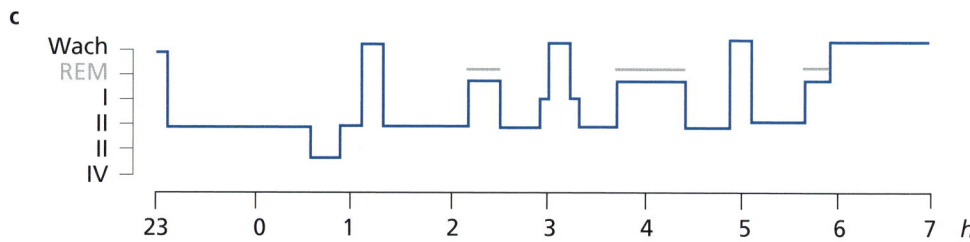

Abb. 6.6: Schematische Schlafprofile: (a) normales Schlafprofil (b) akute Depression (c) Behandlung mit REM-Schlaf-supprimierendem Antidepressivum.

Tab. 6.7: Effekte von Antidepressiva auf das Schlaf-EEG (nach Staner et al. 2010)

Antidepressivum	Schlafkontinuität	Tiefschlaf	REM-Schlaf
TZA			
Amitriptylin	↑↑	↑	↓↓
Clomipramin	↑	↔	↓↓
Doxepin	↑↑	↑	↓↓
Desipramin	↑/↔	↔	↓↓
Trimipramin	↑↑	↔	↔
Nortriptylin	↔	↑	↓↓
MAO-Hemmer			
Tranylcypromin	↓	↔	↓↓
Moclobemid	↔	↔	↓

Tab. 6.7: Effekte von Antidepressiva auf das Schlaf-EEG (nach Staner et al. 2010) – Fortsetzung

Antidepressivum	Schlafkontinuität	Tiefschlaf	REM-Schlaf
SSRI			
Fluvoxamin	↓	↔	↓↓
Fluoxetin	↓	↔	↓↓
Paroxetin	↓	↔	↓↓
Citalopram	↓	↔	↓↓
Sertralin	↔	↔	↓↓
SNRI			
Venlafaxin	↓	↔	↓↓
Duloxetin	↓	↔	↓↓
Milnacipran	↑	↔	↓↓
Andere Wirkmechanismen			
Mirtazapin	↑↑	↑	↔/↓
Trazodon	↑↑	↑↑	↔/↓
Mianserin	↑↑	↑	↓
Agomelatin	↑↑	↑	↔
Bupropion	↔	↔	↑/↔

↑↑ = deutliche Zunahme; ↑ = geringe Zunahme; ↓↓ = deutliche Abnahme; ↓ = geringe Abnahme; ↔ = kein Effekt

6.2 Bipolare affektive Störungen

Klinik

Kernsymptome einer manischen Episode sind eine gehoben-expansive oder reizbare Stimmung sowie eine Steigerung in Ausmaß und Geschwindigkeit der körperlichen und psychischen Aktivität. In der Hypomanie besteht ein Gefühl besonderer körperlicher sowie seelischer Leistungsfähigkeit, gesteigerte Gesprächigkeit, Selbstüberschätzung, vermehrte Libido und ein vermindertes Schlafbedürfnis. Konzentration und Aufmerksamkeit sind beeinträchtigt. Die Patienten beschreiben ihren Zustand häufig als euphorisch und großartig. Die Symptomatik führt zu einer deutlichen Beeinträchtigung im Beruf oder der sozialen Aktivität, übliche soziale Hemmungen gehen in der Manie verloren. Manische Patienten können ihre Aufmerksamkeit nicht mehr aufrechterhalten und sind aufgrund ständig neuer Ideen und eines Gedankenrasens leicht ablenkbar.

Es besteht in der Regel keine Krankheitseinsicht, die Patienten verhalten sich leichtsinnig bis rücksichtslos und sind in ihrer Kritikfähigkeit stark eingeschränkt.

Wesentlich häufiger als die Hypomanie sind bipolare affektive Störungen, die durch das rezidierende Auftreten von depressiven und manischen (Bipolar-I-Störung) bzw. hypomanen (Bipolar-II-Störung) Episoden gekennzeichnet sind.

Die geschätzte 12-Monats-Prävalenz für eine bipolare Störung liegt bei 0,6 %. Das Geschlechterverhältnis der Lebenszeitprävalenz beträgt annähernd 1,1:1. Das durchschnittliche Ersterkrankungsalter für manische, hypomane oder depressive Episoden liegt bei ca. 18 Jahren. Der Beginn kann zu jedem Zeitpunkt, auch im höheren Alter erfolgen.

Bei mehr als 90 % der Betroffenen, die eine manische Episode erleben, ist die Störung rezidivierend. Etwa 60 % der manischen Episoden treten unmittelbar vor einer Episode einer Major Depression auf. Betroffene mit einer Bipolar-I-Störung, die vier oder mehr Episoden innerhalb eines Jahres erleben, werden als »rapid cycling« bezeichnet.

Schlaf und bipolare Störung

Etwa 70 % der Erwachsenen mit einer bipolaren Störung geben klinisch relevante Schlafstörungen auch zwischen den Episoden an. Es gibt Hinweise, dass Schlafstörungen dem Beginn der Erkrankung vorausgehen. Schlafstörungen während und zwischen den Episoden umfassen Insomnie und Hypersomnie, ein vermindertes Schlafbedürfnis und zirkadiane Störungen wie das Syndrom der verzögerten Schlafphase sowie irreguläre Schlaf-Wach-Rhythmen. Insomnische Symptome kommen mit Abstand am häufigsten vor; verschiedene Formen von Schlafstörungen können aber auch nebeneinander vorkommen. Somit kann ein sehr heterogenes Bild von Schlaf- und zirkadianen Störungen bestehen.

Subjektive Schlafqualität

Fast alle Patienten mit manischen Symptomen schildern eine verkürzte Schlafdauer sowie ein stark vermindertes Schlafbedürfnis, fühlen sich aber nach wenigen Stunden Schlaf durchaus erholt. Eine schlechtere Schlafqualität zwischen den Episoden wird mit einer stärkeren Ausprägung der bipolaren Störung in Zusammenhang gebracht.

Objektive Schlafqualität

Polysomnographische Befunde einer bipolaren Depression ähneln denen einer unipolaren Depression, werden aber nicht in der Ausprägung und Konsistenz gefunden. Messbar sind Störungen der Schlafkontinuität, Veränderungen der Schlafarchitektur mit Abnahme von Tiefschlaf und Merkmalen einer REM-Schlaf-Disinhibition mit verkürzter REM-Latenz (▶ Tab. 6.8). Diese Befunde sind jedoch inkonsistent und beruhen möglicherweise auf der geringen Anzahl der untersuchten Patienten und der bereits genannten Inhomogenität der Schlafstörungen. Der Tiefschlafanteil ist im Vergleich zu gesunden Probanden vermindert. Ob polysomnographische Unterschiede zwischen Bipolar-I- und Bipolar-II-Störungen bestehen, kann nicht eindeutig beantwortet werden. Studien haben hierzu unterschiedliche Ergebnisse gebracht (Ng et al. 2015).

Die bisherigen PSG-Befunde während einer manischen Episode sind nicht einheitlich. Studien haben einerseits Hinweise auf eine REM-Schlaf-Enthemmung gefunden, andererseits wurden keine Unterschiede gemessen. Es ließen sich auch keine konsistenten Veränderungen des non-REM-Schlafes nachweisen. Polysomnographische Untersuchungen zwischen den Episoden weisen ebenfalls Merkmale einer REM-Schlaf-Disinhibition auf. Quantitative EEG-Ableitungen zeigten

Tab. 6.8: Schlaf-EEG-Befunde von Patienten mit bipolarer Störung

Schlafkontinuität				Schlafarchitektur			
Gesamt-schlafzeit	Schlaf-effizienz	Einschlaf-latenz	Wachzeit	Tiefschlaf-Anteil	REM-Anteil	REM-Latenz	REM-Dichte
↓	↓	↑	↑	↓	↑/↔	↓/↔	↓/↔
↑ = Zunahme; ↓ = Abnahme; ↔ = kein Effekt							

einen Trend in Richtung erhöhter Spindeldichte, aber keinen Unterschied in der Tiefschlafintensität (Deltapower).

Therapie

Stimmungsstabilisierer und atypische Antipsychotika sind die Grundlage der akuten und rezidivprophylaktischen medikamentösen Behandlung der bipolaren Störung. Lithium war der erste wirksame Stimmungsstabilisierer und ist die klassische Referenzsubstanz. Es ist möglicherweise weniger gut wirksam bei gemischten Episoden, bei rapid cycling und wenn zahlreiche Vorphasen vorliegen. Die Antikonvulsiva Valproat und Carbamazepin haben eine gute antimanische Wirksamkeit, beide sind auch rezidivprophylaktisch wirksam, wobei Carbamazepin nur zur Prophylaxe manisch-depressiver Phasen bei Lithium-Versagen oder einer Lithium-Kontraindikation zugelassen ist. Lamotrigin wirkt rezidivprophylaktisch bei der bipolaren Depression und auch bei rapid cycling, ist aber nicht für die Akuttherapie manischer oder depressiver Episoden indiziert.

Die atypischen Antipsychotika Aripiprazol, Olanzapin, Quetiapin und Risperidon haben antimanische Wirksamkeit und sind zur Behandlung manischer Episoden zugelassen, für die Rezidivprophylaxe haben Aripiprazol, Olanzapin und Quetiapin eine Zulassung. Für die Rezidivprophylaxe der depressiven Episode hat nur Quetiapin eine Zulassung. Diese gelten nur dann, wenn die manische oder depressive Episode auf das jeweilige Neuroleptikum angesprochen hat. Olanzapin und Quetiapin haben – wie im Kapitel 7 zu den schizophrenen Störungen noch ausgeführt – sedierende und schlafbegünstigende Eigenschaften sind daher bei komorbiden insomnischen Störungen indiziert. Lithium verzögert den zirkadianen Rhythmus und verlängert die zirkadiane Periode. Dieser Effekt beruht möglicherweise auf der Inhibition von Glycogensynthase, die ihrerseits in die »innere Uhr« der Zellen eingreift. Ähnliche Wirkungen auf den zirkadianen Rhythmus scheint auch Valproinsäure zu besitzen. SSRIs wiederum können einen gegenteiligen Effekt haben und die zirkadiane Periode vorverlagern und verkürzen. Diese Wirkung wird vermutlich über eine serotonerge Innervation des Nucleus suprachiasmaticus aus den serotonergen Raphe-Kerngebieten vermittelt. Benzodiazepinrezeptor-Agonisten werden zur Behandlung der Insomnie eingesetzt, scheinen langfristig aber eher ungünstige Auswirkungen auf das Ergebnis in der Behandlung von bipolaren Störungen zu haben. Sedierende und andere trizyklische Antidepressiva zur Therapie von Schlafstörungen sollten aufgrund eines erhöhten Risikos der Induktion einer Manie vermieden werden.

In Ergänzung zur medikamentösen Behandlung werden in Abwandlung etablierter verhaltenstherapeutischer Programme spezifische kognitiv-behaviorale Techniken zur Behandlung von Schlafstörungen bei bipolaren Störungen entwickelt. Insbesondere die Komponente »Schlafrestriktion« wird zurückhaltend eingesetzt, da Schlafmangel manische Symptome triggern kann. Besonderes

Augenmerk wird auf Informationen und Edukation, regelmäßige Schlaf-Wach-Rhythmen sowie auf den gezielten Einsatz von Licht nach dem Aufwachen gelegt. Inwieweit diese modifizierten Techniken die Stimmung bei bipolarer Störung stabilisieren können, muss noch gezeigt werden (Harvey et al. 2015).

6.3 Suizidalität

Klinik

Es wird angenommen, dass mehr als 90 % der Menschen, die einen Suizidversuch unternehmen bzw. einen Suizid vollenden, an einer psychischen Störung bzw. auffälligen Persönlichkeitszügen leiden. Etwa 60 % der Suizide entfallen auf Patienten mit affektiven Erkrankungen, weitere Ursachen sind Alkohol- und andere Substanzabhängigkeiten, schizophrene Erkrankungen und Persönlichkeitsstörungen. Auch bei anderen psychischen Störungen wie den Angsterkrankungen, dem ADHS oder den Essstörungen ist das Suizidrisiko erhöht. Der Suizid gilt als zehnthäufigste Todesursache weltweit, etwa 1,5 % aller Todesfälle sollen auf einen Suizid zurückgehen, die Mortalität wird auf 14,5 Todesfälle pro 100.000 Menschen geschätzt. Diese Zahlen gelten aber aufgrund einer unzuverlässigen Erfassung der Suizide als unterschätzt. Familien-, Zwillings- und Adoptionsstudien belegen die familiäre Häufung suizidalen Verhaltens und die genetischen Grundlagen unabhängig von der Dimension einer psychopathologischen Klassifikation.

Schlaf und Suizidalität

Durch prospektive Studien konnte gezeigt werden, dass die Insomnie ein Risikofaktor für die Entwicklung psychischer Störungen, insbesondere depressiver Erkrankungen, ist (▶ Kap. 6).

Die Kausalität dieser Zusammenhänge ist bisher nicht geklärt. So könnten Schlafstörungen ein unabhängiger Faktor sein, der bei entsprechender Behandlung dem (Wieder-)Auftreten einer Depression entgegenwirkt. Gesicherte Erkenntnisse auf diesem Gebiet könnten eine große Bedeutung für die Prävention affektiver Störungen gewinnen. Parallel dazu wurden in den letzten Jahren zahlreiche Studien durchgeführt, die auf Schlafstörungen als Risikofaktor für suizidales Verhalten hinweisen (Übersicht bei Norra und Richter 2013 und Norra und Bremshey 2015).

Am besten untersucht ist bisher der Zusammenhang zwischen Insomnie und Suizidalität (Woznica et al. 2015). Große epidemiologische Studien zeigen ein signifikant erhöhtes Risiko, bei insomnischen Symptomen innerhalb eines Jahres suizidale Verhaltensweisen zu entwickeln, unabhängig von den psychiatrischen Diagnosen Depression und Angststörung. Ein- und Durchschlafstörungen sowie morgendliches Früherwachen scheinen mit einem erhöhten Suizidrisiko (etwa um den Faktor 2) assoziiert zu sein. Auch für ältere Personen und stationäre Patienten wurden unabhängig von einer depressiven Symptomatik Zusammenhänge zwischen Schlafstörungen und Suizidalität beschrieben.

Viele Studien haben sowohl »Insomnie« als auch »Albträume« erfasst und gezeigt, dass das Auftreten von Albträumen ein noch stärkerer Prädiktor für suizidales Verhalten ist als die Insomnie. Häufig auftretende Albträume scheinen das Risiko von Suizidgedanken um einen Faktor von 1,5 bis 3 zu erhöhen und das Risiko für Suizdversuche um einen Faktor von 3 bis 4. Insbesondere persistierende Albträume können Suiziden unter denjenigen Personen, die bereits Suizidversuche in den vorangegangenen zwei Jahren durchgeführt hatten, vorangehen. Albträume sind ein häufiges und typisches Merkmal einer posttraumatischen Belastungsstörung und erklären möglicherweise die hohe Suizidrate von US-Kriegsveteranen. Bei gleichzeitigem Vorliegen verschiedener Schlafstörungen (Insomnie- und Hypersomnie-Symptome) scheint sich das Suizidrisiko nochmals zu erhöhen. Inwieweit das Vorliegen spezifischer Schlafstörungen das Suizidrisiko beeinflusst, wurde bislang nicht ausreichend untersucht.

Depression, Schlaf und Suizidalität

Insomnie ist ein sehr häufiges Symptom einer depressiven Erkrankung, die ihrerseits das Suizidrisiko deutlich erhöht. Metaanalysen zeigen, dass die Assoziation zwischen Insomnie und Suizid auch dann bestehen bleibt, wenn die An- bzw. Abwesenheit einer Depression und die Intensität von depressiven Symptomen wie Hoffnungslosigkeit oder trauriger Verstimmung kontrolliert wurde (Pigeon et al. 2012). In prospektiven Untersuchungen über einen Zeitraum von sechs Jahren wurde herausgefunden, dass das Vorhandensein einer persistierenden Insomnie bei Patienten, die bei der Baseline-Erhebung keine depressive Symptomatik aufwiesen, das Risiko sowohl für eine Depression als auch für suizidales Verhalten erhöht ist (Wojnar et al. 2009). Nicht nur die Dauer einer Insomnie ist relevant, eine schwere insomnische Störung geht einem Suizid oftmals auch unmittelbar voraus und wurde in etwa der Hälfte der letzten Arztbesuche vor einem erfolgten Suizid angegeben. Auch für bipolare Erkrankungen wurde ein Zusammenhang zwischen Schlafstörungen und vorangegangenen Suizidversuchen beschrieben (Malik et al. 2014).

Neurobiologische Aspekte

Zu den zentralen neurobiologischen Determinanten suizidalen Verhaltens wurden Funktionsstörungen serotonerger, aber auch dopaminerger, glutamaterger und GABAerger Systeme identifiziert. Zu den vielen Befunden, die auf eine verminderte Funktion serotonerger Systeme bei Suizidopfern und Patienten mit Suizidversuchen hindeuten, zählen u. a. eine reduzierte Liquorkonzentration des Serotoninmetaboliten 5-Hydroxyindolessigsäure (5-HIES) sowie eine reduzierte Dichte des Serotonintransporters in verschiedenen Hirnregionen. Mit zunehmender Schlaftiefe nimmt die Serotonintransmission deutlich ab und erreicht während des REM-Schlafes ihr Minimum. Manipulationen des Schlaf-Wach-Verhaltens wie Schlafentzug können die zentrale Serotonin-Rezeptorbindung verändern. Derartige Befunde führten zur Hypothese, dass Serotoninmangel eine bedeutsame Rolle in dem Zusammenspiel von Schlafstörungen und Suizidalität zukommt. So wurde postuliert, dass ein dauerhaftes Schlafdefizit möglicherweise zu einer reduzierten Aktivität des serotonergen Systems und zu suizidalem Verhalten führen kann (Übersicht in Norra & Richter 2013).

Abgesehen von Veränderungen im Serotonintransmittersystem werden andere neurobiologische Mechanismen wie das Hyperarousal und eine Dysfunktion der Hypothalamus-Hypophysen-Nebennierenrinden-(HHN)-Achse diskutiert. Stress, insbesondere im Kontext depressiver Symptomatik und suizidalen Verhaltens, aktiviert die HHN-Achse mit einer verstärkten Ausschüttung von CRH, ACTH und Cortisol, die ihrerseits das Hyperarousal verstärken und eine Schlaffragmentation und Veränderungen des REM-Schlafes zur Folge haben. Das Hyperarousal ist ein entscheidender pathophysiologischer Faktor der Insomnie und spiegelt sich neurobiologisch in einer Zunahme der schnellen Frequenzen im Schlaf-EEG und des Gehirnmetabolismus, einer Veränderung der Herzratenvariabilität und einer erhöhten Körperkerntemperatur wider. In Analogie dazu werden die Albträume einer posttraumatischen Schlafstörung mit einer adrenergen Überaktivität in Zusammenhang gebracht. Das Hyperarousal bzw. eine HHN-Dysfunktion könnte die Funktion einer neurobiologischen Schaltstelle zwischen Insomnie und suizidalem Verhalten auf der einen Seite sowie zwischen Albträumen und Suizidalität auf der anderen Seite haben (McCall & Black 2013). Autoren aktueller Studien vermuten, dass sich das Gehirn zum Zeitpunkt des nächtlichen Wachseins in einem »hypofrontalen« Zustand befindet, was zu einer Beeinträchtigung exekutiver Funktionen und letztendlich zu suizidalem Verhalten führen könnte (Perlis et al. 2016).

Risikofaktoren und Prävention

Einige Risikofaktoren für einen Suizid wie das Alter und Geschlecht können nicht beeinflusst werden. Insomnie, Hoffnungslosigkeit und Albträume können ähnlich wie Depression, Substanzabhängigkeit, soziale Isolierung als unabhängige und daher modifizierbare Faktoren für einen Suizid betrachtet werden. Hoffnungslosigkeit ist einer der stärksten psychologischen Risikofaktoren für Suizide, insbesondere für Suizidversuche mit stark impulsiven Anteilen. Hoffnungslosigkeit und die für eine primäre Insomnie charakteristischen dysfunktionalen Gedanken und Einstellungen über Schlaf scheinen aber unabhängig voneinander suizidales Verhalten vorherzusagen, so dass weder Hoffnungslosigkeit noch Depression als mediierender Faktor zwischen Insomnie und Suizidalität angesehen werden können. Insofern scheint gerade das Beenden dysfunktionaler kognitiver Einstellungen über Schlaf ein mögliches Ziel zur präventiven Behandlung suizidalen Verhaltens zu sein. Es fehlen jedoch kontrollierte prospektive Studien zu dieser Fragestellung, die diese Annahmen untermauern könnten.

Therapie

Schlafstörungen können als modifizierbarer Risikofaktor betrachtet werden, so dass unterschiedliche Interventionsstrategien, die suizidpräventiv wirken können, in Frage kommen. Mögliche Therapieoptionen umfassen eine psychotherapeutische und medikamentöse Behandlung der Schlafstörungen. Insbesondere dysfunktionale Einstellungen und Albträume sind einer kognitiven Verhaltenstherapie gut zugänglich, die allerdings bei Notwendigkeit einer raschen Verbesserung der Insomnie und bei suizidalem Verhalten durch den Einsatz von Hypnotika ergänzt werden sollte. Zu den ergänzenden Therapien gehören Entspannungs- und Imaginations-Techniken sowie chronobiologische Manipulationen des Schlaf-Wach-Verhaltens wie Schlafphasenvorverlagerung oder Lichttherapie (Stephenson et al. 2012) (siehe dazu auch Kap.18 Zirkadiane Schlaf-Wach-Rhythmusstörungen).

7 Schizophrenie

In die Gruppe der schizophrenen Störungen werden nach ICD-10 die Schizophrenie, die schizotype Störung, die anhaltende wahnhafte Störung, die vorübergehende akute psychotische Störung, die induzierte wahnhafte Störung und die schizoaffektiven Störungen eingeordnet (▶ Abb. 7.1). Es ist anzunehmen, dass es sich hierbei um Erkrankungen handelt, die weder syndromal noch pathophysiologisch homogene Krankheitsbilder sind. Untersuchungen des Schlafes wurden ganz überwiegend bei Patienten mit der Diagnose einer Schizophrenie durchgeführt. Für die anderen Störungsbilder liegen nur sehr wenige bzw. keine Studien vor, weshalb sich dieses Kapitel auf die Schizophrenie beschränkt.

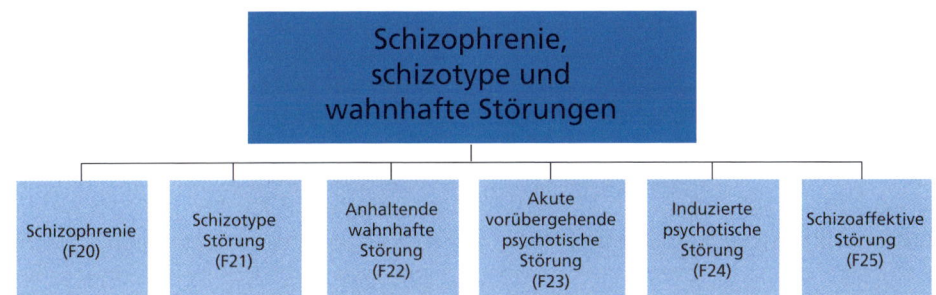

Abb. 7.1: Klassifikation schizophrener Störungen nach ICD-10.

7.1 Klinik

Die Schizophrenie ist durch ein Symptomspektrum gekennzeichnet, das im Wesentlichen Störungen von Funktionen mentaler Prozesse umfasst, die das Denken, Wahrnehmen, Fühlen sowie das Identitäts- und Realitätserleben betreffen. Die Lebenszeitprävalenz in der Allgemeinbevölkerung in allen bisher untersuchten Ländern und Kulturen liegt bei 1 %. Das Geschlechtsverhältnis ist ausgeglichen, allerdings erkranken Männer im Durchschnitt einige Jahre früher als Frauen. Das Erstmanifestationsalter liegt häufig zwischen der Pubertät und dem 30. Lebensjahr, wobei etwa 75 % vor dem 40. Lebensjahr erkranken.

Aufgrund des komplexen Krankheitsbildes kann auch der Verlauf einer Schizophrenie sehr unterschiedlich sein. Im Wesentlichen können eine unspezifische, über mehrere Monate bis Jahre andauernde Prodromalphase von der aktiven, meist durch produktive Symptome gekennzeichneten Krankheitsphase, unterschieden werden. Von Bedeutung ist, dass sich die psychotischen Phasen oft Tage bis Wochen vor der Manifestation der schizophrenen Symptomatik durch Frühwarnzeichen ankündigen können. Zu diesen Frühwarnzeichen gehören neben Konzentrationsstörungen, einer inneren Unruhe und Gespanntheit, Stimmungsschwankungen und sozialem Rückzug auch Schlafstörungen.

In der akuten Krankheitsphase dominieren positive bzw. produktiv-psychotische Symptome wie Wahn, Halluzinationen sowie Denk- und Ich-Störungen. Typische Wahninhalte sind der Verfolgungs-, Beziehungs- oder Beeinträchtigungswahn. Dialogische, imperative und kommentierende Stimmen sowie Ich-Störungen in Form von Gedankenentzug oder Gedankeneingebung sowie das Gefühl des »von außen Gemachten« werden nach Schneider als Symptome 1. Ranges bezeichnet. In der chronischen Phase manifestieren sich Negativsymptome wie sozialer Rückzug, Antriebsminderung und Anhedonie. Häufig finden sich Störungen der Affektivität, die sich in einem inadäquaten Affekt (Parathymie), Affektverflachung oder einer Ambivalenz äußern, die das Nebeneinander gegensätzlicher Gefühle oder widersprüchlicher Bestrebungen bezeichnet. Störungen der Motorik in Form von Hyperkinesien, Bewegungs- und Sprachstereotypien oder Hypokinesien, Mutismus und Stupor (vollkommene Bewegungs- und Sprachlosigkeit bei klarem Bewusstsein) sind seltenere psychotische Symptome.

Aufgrund unzureichender ätiologischer Kenntnisse gibt es bislang keinen Parameter, der spezifisch für die Diagnose einer Schizophrenie wäre; entscheidend für eine Einordnung sind der psychopathologische Befund, die Verlaufsbeobachtung und der Ausschluss einer organischen Erkrankung.

Bei etwa 50 % der Patienten entwickelt sich die Psychose progredient, bei der anderen Hälfte ist der Anfang durch einen akuten Beginn ohne Hinweise auf eine vorangehende Prodromalphase gekennzeichnet. Ebenfalls bei etwa 50 % der Patienten entwickelt sich ein kontinuierlicher Verlauf, in anderen Fällen sind episodisch-phasenhaft auftretende Krankheitssymptome charakteristisch. Die Wahrscheinlichkeit von Exazerbationen ist u. a. mit belastenden Lebensereignissen oder Substanzmissbrauch assoziiert.

Langzeitstudien legen nahe, dass etwa 20–30 % der Patienten eine volle oder weitgehende Remission der Erkrankung erreichen, ein etwa gleich hoher Anteil bei guter sozialer Integration noch residuale Symptome zeigt und etwa 40–50 % aufgrund von ausgeprägteren Defiziten auf eine kontinuierliche, zeitweise auch stationäre psychiatrische Versorgung angewiesen sind. Eine neuroleptische Behandlung kann zu einer Reduktion der Anzahl der Hospitalisationen führen. Ein günstiger Verlauf ist mit einem akuten Beginn, episodischem Verlauf, weiblichem Geschlecht und dem Fehlen einer familiären Belastung assoziiert.

Der Verlauf einer schizophrenen Psychose kann auch durch depressive Episoden kompliziert werden, insbesondere im frühen Stadium der Erkrankung. Ihr Mortalitätsrisiko ist zwei- bis dreimal höher als das der Bevölkerung, u. a. auch aufgrund einer erhöhten Suizidrate.

Schlaf und Schizophrenie

Die klinische Erfahrung zeigt, dass Schlafstörungen in dieser Störungsgruppe relativ häufig vorkommen, zu einer Einschränkung der Lebensqualität führen und möglicherweise einer Exazerbation psychotischer Symptome vorausgehen können. Mehr Wissen über die Schlafstruktur vor, während und nach psychotischen Erkrankungen und deren Veränderungen kann von Bedeutung für das Verständnis der neurobiologischen Prozesse psychotischer Störungen sein (Wetter et al. 1996; Wetter et al. 2010).

Subjektive Schlafqualität

Schlafstörungen gehören nicht zu den vorherrschenden Beschwerden psychotisch erkrankter Patienten, dennoch ist die Schlafqualität in vielen Fällen mit dem Beginn psychotischer Symptome und mit jeder Exazerbation deutlich beeinträchtigt (Cohrs 2008). Studien zur Häufigkeit zeigen, dass etwa 80 % der stationär behandlungsbedürftigen psychotischen Patienten und 45 % der Patienten mit einer chronischen Verlaufsform durch eine Schlafstörung bzw. durch nicht erholsamen Schlaf belastet waren. Etwa 30–50 % von ambulanten schizophrenen Patienten geben ein oder mehrere Symptome einer Schlafstörung an, unabhängig davon, ob sie antipsychotisch behandelt werden oder nicht. Diese Zahlen sind insofern von Bedeutung, da eine schlechte Schlafqualität die Lebensqualität der Patienten weiter beeinträchtigt. Gerade in einer akuten Episode, insbesondere bei ausgeprägter psychomotorischer Unruhe bzw. paranoid-halluzinatorischen Symptomen, ist der Schlaf durch lange nächtliche Wachzeiten gekennzeichnet. Auch in weniger akuten Phasen ist der Schlaf oft durch eine insomnische Symptomatik mit langen Einschlaflatenzen, einer verminderten Gesamtschlafzeit und Schlaffragmentation gestört. Auch unter klinisch stabilen, medikamentös gut eingestellten Patienten sind Einschlafstörungen keine Seltenheit. Patienten berichten auch über eine schlechte Schlafqualität in Form von nächtlicher Unruhe, beunruhigenden Einschlafhalluzinationen und Albträumen. In besonders ausgeprägten Fällen kann die Symptomatik in einer regelrechten Umkehr von Schlafen und Wachen bestehen, so dass die Patienten während des Tages schlafen und in der Nacht wach bleiben (Monti et al. 2013). Eine komorbide psychische Erkrankung wie beispielsweise ein Substanzmissbrauch kann die Schlafprobleme weiter verstärken. Systematische Studien liegen hierzu jedoch nicht vor.

Während Schlafstörungen bei Patienten mit einem langjährigen Verlauf relativ gut untersucht sind, gibt es nur wenige Studien zur Schlafqualität im frühen Verlauf der Erkrankung. Demnach scheint es eine große Variabilität in der Häufigkeit zu geben: 21–100 % der Patienten sollen von Ein- und Durchschlafstörungen sowie häufigen nächtlichen Aufwacherreignissen im Frühstadium bzw. in der Prodromalphase einer Psychose betroffen sein (Übersicht in Davies et al. 2017). Darüber hinaus gibt es Hinweise, dass persistierende Schlafstörungen ein frühes Symptom eines Rezidivs der Psychose sein können, aber auch nach deren Abklingen in Form von chronischen Schlafstörungen weiter bestehen bleiben. Ein gestörter Schlaf wird daher als wichtiges Frühwarnsymptom einer beginnenden psychotischen Episode betrachtet und kann auch bei Personen mit einem erhöhten Risiko für eine Psychose oder bipolare Störung beobachtet werden (Zanini et al. 2015).

Das Ausmaß der Schlafstörungen kann mit dem Schweregrad der Symptomatik, insbesondere mit Halluzinationen, wahnhaften Denkstörungen und desorganisiertem Verhalten korrelieren. Einige Studien haben eine Assoziation zwischen Einschlafstörungen und produktiver psychotischer Symptomatik beschrieben, in anderen Untersuchungen konnten keine signifikanten Korrelationen zwischen subjektiver Schlafqualität und positiver oder negativer Symptomatik gefunden werden. Insgesamt ist die Datenlage zur subjektiven Schlafqualität bei schizophrenen Psychosen noch wenig aussagekräftig. Es fehlen systematische und umfassender angelegte epidemiologische Studien zur Prävalenz, zum Ausmaß der Beeinträchtigungen durch Schlafstörungen sowie zum Zusammenhang mit der Entwicklung psychotischer Erkrankungen.

Objektive Schlafqualität

Insbesondere im Hinblick auf vermutete pathophysiologische Zusammenhänge zwischen psychotischem Erleben, Trauminhalten und REM-Schlaf-Phasen wurden nach Etablierung der Polysomnographie Untersuchungen zur Charakterisierung des Schlafes von schizophrenen Patienten durchgeführt. Seither liegen zahlreiche Studien vor, deren Ergebnisse jedoch immer im Zusammenhang mit den patienten- und krankheitsbezogenen Besonderheiten bewertet werden müssen (Übersicht in Chan et al. 2017). Einen wesentlichen Einfluss auf die Studienergebnisse haben dabei das jeweilige Krankheitsstadium und der aktuelle Ausprägungsgrad der psychotischen Symptomatik. Darüber hinaus sind komorbide psychiatrische Störungen (insbesondere ein Substanzmissbrauch) bzw. spezifische schlafmedizinische Erkrankungen (z. B. eine schlafbezogene Atmungsstörung oder periodische Beinbewegungen) in Betracht zu ziehen. Ein ganz wesentlicher Faktor bei der Bewertung der Befunde ist eine bestehende oder erst kurz vor den Untersuchungen abgesetzte neuroleptische Behandlung. Aus diesen Gründen sind die Studiendaten oft nicht konsistent und führen zu kontroversen Interpretationen (Lauer et al. 1997). Im Wesentlichen jedoch reflektieren die Ergebnisse der Schlaf-EEG-Ableitungen die oben genannten subjektiven Beeinträchtigungen (▶ Tab. 7.1).

Tab. 7.1: Veränderungen des Schlafes in der Schizophrenie (nach Benson 2015)

Subjektive Beschwerden	Schlaf-EEG
Schlechte Schlafqualität	Verminderte Schlafeffizienz
Einschlafstörungen	Verminderte Gesamtschlafzeit
Durchschlafstörungen	Verlängerte Einschlaflatenz
Generelle Schlaflosigkeit	Verkürzte REM-Latenz*
Unruhe und Erregung	Tiefschlafdefizit*
Schlaf-Wach-Umkehr	Reduzierte 0–3 Hz Power im non-REM-Schlaf
Hypnagoge Halluzinationen	Erhöhte 25–35 Hz und 35–40 Hz Power
Albträume	Verminderte Spindeldichte im non-REM-Schlaf

* Ergebnisse v. a. in Subgruppen von Patienten mit Schizophrenie

Der Schlaf bei unbehandelten Patienten ist typischerweise durch eine gestörte Schlafkontinuität und eine verminderte Schlafeffizienz in Form einer verkürzten Gesamtschlafzeit sowie Ein- und Durchschlafstörungen gekennzeichnet. Eine der konsistentesten Veränderungen besteht in der Schwierigkeit der Betroffenen, ein stabiles Schlafstadium zu erreichen. Auch bei Untersuchungen tagsüber mit dem multiplen Schlaflatenztest fanden sich Einschlaflatenzen, die im Schnitt um ca. 35 % länger waren als bei gesunden Kontrollpersonen (Chouinard et al. 2004).

Entgegen früherer Annahmen haben PSG-Untersuchungen gezeigt, dass die Menge an REM-Schlaf sowie die REM-Dichte bei den Patienten im Vergleich zu gesunden Probanden bzw. Patienten mit einer schweren Depression nicht systematisch vermehrt oder vermindert ist. Bezüglich der REM-Latenz zeigen einige Studien abnorm kurze REM-Latenzen bzw. eine bimodale Verteilung, was darauf hindeutet, dass eine Subgruppe von unbehandelten Patienten Einschlaf-REM-Episoden aufweist. Andere Untersuchungen konnten diesen Befund jedoch nicht bestätigen.

Ein häufiger, aber auch nicht in allen Studien konsistent erhobener Befund ist eine Verminderung des Tiefschlafanteils. Inwiefern eine vorangegangene Behandlung die widersprüchlichen Ergebnisse erklären kann, muss offenbleiben. Einige Autoren nehmen an, dass es sich bei diesen Auffälligkeiten um einen Verlaufsmarker (*trait marker*) handelt, da auch Angehörige ersten Grades ein SWS-Defizit aufwiesen. In einer aktuellen Metaanalyse zu polysomnographischen Befunden bei psychiatrischen Erkrankungen (Baglioni et al. 2016) wurden diese Befunde für die Schizophrenie bestätigt und signifikante Veränderungen der Schlafarchitektur i. S. einer Verringerung der Schlafstadien N2 und des Tiefschlafs gefunden. Darüber hinaus war die Schlafkontinuität im Sinne einer Abnahme der Schlafeffizienz und einer Zunahme der Einschlaflatenz sowie der Anzahl der Aufwachereignisse beeinträchtigt. Die REM-Latenz war verkürzt, insgesamt wurde jedoch kein erhöhter REM-Schlafdruck beschrieben (▶ Tab. 7.2).

Tab. 7.2: Schlaf-EEG bei schizophrenen Patienten: Metaanalysen und Fall-Kontroll-Studien (nach Chan et al. 2017)

Autoren	SL	SE %	Wach %	N2 %	N3 %	REM %	REML	REMD
Metaanalysen								
Benca et al., 1992	-	-	-	-	-	-	↓	-
Chouinard et al., 2004	↑	↓	↑	↓	n.s.	n.s.	n.s.	-
Baglioni et al., 2016	↑	↓	↑	↓	↓	n.s.	↓	n.s.
Fall-Kontroll-Studien								
Salin-Pascual et al., 2004	↑	-	↑	↑	↓	↓	↓	-
Tekell et al., 2005	n.s.	↓	-	↓	n.s.	n.s.	n.s.	-
Yang & Winkelman, 2006	↑	↓	↑	↓	↓	n.s.	n.s.	↑

↑ = Zunahme; ↓ = Abnahme; SL = Schlaflatenz; SE = Schlafeffizienz; N2 % = Anteil Schlafstadium 2; N3 % = Anteil Tiefschlaf; REM % = Anteil REM-Schlaf; REML = REM Latenz; REMD = REM Dichte; n.s. = nicht signifikant

Schlaf-EEG-Untersuchungen von Patienten in einer frühen Phase der Erkrankung zeigten ebenfalls Veränderungen im Sinne einer reduzierten Schlafeffizienz, verlängerten REM-Latenz und verminderten Tiefschlafmenge (Davies et al. 2017).

Feinstruktur des Schlafes

Spektralanalytische Auswertungen der Schlaf-EEG-Daten zeigen in Übereinstimmung mit den visuellen Analysen eine Abnahme der Deltaaktivität (0.5–3 Hz) bei Patienten im

Vergleich zu Gesunden. Befunde zu Veränderungen der Deltaaktivität auch nach Schlafentzug deuten darauf hin, dass bei schizophren Erkrankten schlafhomöostatische Prozesse weniger ausgeprägt sind (Monti et al. 2013).

Darüber hinaus ergab die Auswertung der Feinstruktur eine Zunahme der Frequenzen im Bereich der Beta (20–35 Hz)- und Gammaaktivität (35–45 Hz); ein Ergebnis, dessen funktionelle Relevanz unklar ist. Ein gut belegter und konsistenter Befund ist eine Abnahme der Anzahl, Dauer und Amplitude der non-REM-Schlafspindeln sowohl bei unbehandelten als auch behandelten Patienten und ihren Angehörigen ersten Grades (Manoach et al. 2014). Diese Daten deuten darauf hin, dass das Schlafspindeldefizit kein Effekt der Behandlung mit Antipsychotika ist, sondern bereits vor der Manifestation vorhanden ist und auch im Verlauf der Erkrankung persistiert. Der Befund wird als Hinweis auf thalamo-corticale bzw. thalamo-reticulare Funktionsstörungen interpretiert und könnte im Zusammenhang mit einer Beeinträchtigung gedächtniskonsolidierender Prozesse und anderer kognitiver Dysfunktionen bei schizophrenen Patienten stehen (Übersicht in Sprecher et al. 2015).

Schlafvariablen und Schweregrad

In verschiedenen Studien wurden Korrelationen zwischen dem klinischen Schweregrad der schizophrenen Erkrankung und Schlafvariablen gefunden. Die REM-Latenz korreliert negativ mit der Ausprägung der Symptomatik. Studien, in denen die vorherrschende Symptomatik berücksichtigt wurde, konnten diese Zusammenhänge weiter differenzieren: Die Ausprägung positiver Symptome korreliert mit der REM-Latenz sowie der Augenbewegungsdichte. Ähnliche Zusammenhänge wurden hinsichtlich der Ausprägung der Negativsymptome und der Menge von Tiefschlaf bzw. der Deltaaktivität, der kognitiven Funktionsstörungen und des Krankheitsverlaufes beschrieben (Benson 2015) (▶ Tab. 7.3).

Tab. 7.3: Korrelation zwischen klinischer Symptomatik und EEG-Schlafvariablen bei Schizophrenie (Benson 2015)

Klinische Symptomatik	EEG-Schlafvariable
Globaler Schweregrad der Erkrankung	↑ Wachzeit ↓ Tiefschlaf ↓ REM-Latenz
Positive Symptome	↑ Einschlaflatenz ↑ Augenbewegungsdichte ↑ Höhere Frequenzen (Spektralanalyse) ↓ Schlafeffizienz ↓ REM-Latenz
Negative Symptome	↓ Tiefschlaf ↓ REM-Latenz ↓ Tiefschlafaktivität (Spektralanalyse)
Kognitive Beeinträchtigung, Denkstörungen	↓ Tiefschlaf
Ungünstiger Verlauf	↓ Tiefschlaf ↓ REM-Latenz

↑ = Zunahme; ↓ = Abnahme

Komorbide Schlafstörungen

Das Risiko für schizophrene Patienten, im weiteren Verlauf an einer spezifischen Schlafstörung zu erkranken, ist erhöht. Die Gründe hierfür sind sehr vielfältig und stehen einerseits mit der Erkrankung an sich, andererseits mit der Behandlung in Zusammenhang. Eine erhöhte Prävalenz schlafbezogener Atmungsstörungen wird mit der zum Teil sehr deutlichen Gewichtszunahme durch die Behandlung mit atypischen Antipsychotika in Zusammenhang gebracht. Zusätzlich spielt eine Abnahme von Bewegung und Alltagsaktivitäten eine bedeutsame Rolle (Übersicht in Kalucy et al. 2013).

Eine neuroleptische (antidopaminerge) Therapie kann ein Restless-legs-Syndrom induzieren bzw. eine vorbestehende, nur gering ausgeprägte Symptomatik so verstärken, dass eine Revision der Medikation notwendig werden kann. Auf das medikamentös bedingte RLS und die Differenzialdiagnose des RLS zur Neuroleptika-induzierten Akathisie wird in Kapitel 20 Schlafbezogene Bewegungsstörungen eingegangen. Isolierte periodische Beinbewegungen im Schlaf scheinen dagegen überzufällig seltener aufzutreten. Dieser Befund wird mit der dopaminergen Überaktivität im Rahmen von schizophrenen Psychosen erklärt.

Schizophrene Patienten haben auch ein erhöhtes Risiko, eine non-REM-Parasomnie (Schlafwandeln, schlafbezogene Essstörung) zu entwickeln, wenn sie Psychopharmaka einnehmen, die den Tiefschlaf erhöhen. Dies trifft insbesondere für eine Kombination aus konventionellen Antipsychotika mit Lithium oder für die Therapie mit Olanzapin zu.

Darüber hinaus lassen sich bei vielen Patienten mit schizophrenen Psychosen auch Veränderungen in der zirkadianen Rhythmik bis hin zu einer Umkehr des Tag-Nacht-Schlafrhythmus feststellen (Monti et al. 2013). Hierfür scheinen vielfältige Gründe eine Rolle zu spielen, u. a. neurobiologische Veränderungen und soziale Faktoren im Rahmen der Psychose. Aktigraphische Untersuchungen beschreiben Auffälligkeiten in den zirkadianen Rhythmen mit der Annahme, dass in dieser Patientengruppe auch unterschiedliche zirkadiane Phänotypen vorhanden sein können. Ein Rückzug der Patienten mit häufigen Tagschlafepisoden, die im Sinne eines Circulus vitiosus zu einer zunehmenden Vernachlässigung schlafhygienischer Maßnahmen führen, können eine bereits gestörte Schlafqualität weiter beeinträchtigen und einen erholsamen Nachtschlaf unmöglich machen. Sedierende Effekte der Antipsychotika, insbesondere wenn die Einnahme tagsüber erfolgt, können eine Tagesmüdigkeit verstärken und sollten bei diesem Symptom immer in Betracht gezogen werden.

Therapie

Antipsychotika

Erkrankungen aus dem schizophrenen Formenkreis werden in der Regel neuroleptisch behandelt. Antipsychotika der ersten Generation wirken über eine Blockade der postsynaptischen D2-Rezeptoren, insbesondere im Striatum. Daraus resultieren auch die unerwünschten extrapyramidal-motorischen Wirkungen wie die akuten und tardiven Dyskinesien, Akathisie, Dystonie und Parkinsonismus. Antipsychotika der zweiten Generation weisen eine geringere Affinität für die D2-Rezeptoren, aber eine hohe Bindungsstärke zu den 5-HT-Rezeptoren auf. Häufige unerwünschte Wirkungen sind metabolische Komplikationen wie Gewichtszunahme, Dyslipidämie und eine diabetische Stoffwechsellage. Die atypischen Antipsychotika scheinen günstiger bei einer Negativsymptomatik zu sein und zu einer besseren Compliance zu führen. Eine komorbide insomnische Symptomatik, die durch eine neuroleptische Therapie nicht ausreichend eingestellt ist, kann zeitlich begrenzt auch durch die zusätzliche Gabe von Benzodiazepinen bzw. Benzodiazepin-ähnlichen Substanzen (Z-Substanzen) behandelt werden.

Effekte von Antipsychotika auf den Schlaf

Viele Antipsychotika weisen eine sedierende und schlafanstoßende Wirksamkeit auf, weshalb sie nicht nur zur Behandlung psychotischer Störungen, sondern zunehmend häufig auch in der Therapie insomnischer Störungen unterschiedlicher Ätiologie in Form einer off-label Verordnung eingesetzt werden (Übersichten in Monti & Monti 2004; Cohrs 2008; Monti et al. 2016). Schwächer antipsychotisch wirkende Neuroleptika der ersten Generation wie z. B. Chlorpromazin, Levomepromazin, Melperon und Pipamperon erhöhen die Schlafeffizienz und Gesamtschlafzeit von schizophrenen Patienten und gesunden Kontrollpersonen. Hochpotente Antipsychotika (z. B. Haloperidol, Benperidol, Flupentixol) weisen sehr ähnliche Effekte auf die Schlafkontinuität von Patienten auf, weniger jedoch auf den Schlaf von gesunden Probanden. Schlafstadien sowie REM-Schlaf-Kennwerte können in Abhängigkeit von der Dauer und der Dosis der Behandlung unterschiedlich verändert werden; gleiches gilt für Absetzeffekte dieser Substanzen auf den Schlaf, konsistente Befunde liegen nicht vor. Einige Antipsychotika der zweiten Generation wie Clozapin, Olanzapin oder Quetiapin wirken schlafinduzierend mit einer Verlängerung der Gesamtschlafzeit und einer Zunahme der Schlafeffizienz bei schizophrenen Patienten und gesunden Kontrollpersonen. Diese Befunde treffen für Risperidon und Aripiprazol nicht in dem Ausmaß zu. Die Effekte auf die Schlafstadien 1 und 2 sowie den REM-Schlaf sind uneinheitlich, konsistent ist eine Zunahme des Tiefschlafanteils durch Olanzapin und Clozapin, in geringerem Umfang auch durch Risperidon und Ziprasidon. Bezüglich der Schlafkontinuität, der Schlafarchitektur und der REM-Schlaf-Kennwerte weisen Antipsychotika der ersten und zweiten Generation differenzierte Effekte auf (► Tab. 7.4). Die Ursache dafür liegt vermutlich in ihren unterschiedlichen Affinitäten zu dopaminergen, serotonergen und cholinergen Rezeptoren, deren Liganden die Makro- und Mikroarchitektur des Schlafes in einer komplexen Interaktion modulieren.

Tab. 7.4: Polysomnographische Effekte antipsychotischer Medikamente (nach Krystal et al. 2008; Benson 2015)

Antipsychotikum	GSZ	Wachzeit	Einschlaflatenz	N1/N2	Tiefschlaf	REM-Latenz
Konventionelle Antipsychotika						
Chlorpromazin	↑	↓	↓	0	0	↑
Thiothixen	↑	↓	↓↓	0	0	↑
Flupentixol/ Haloperidol	↑	↓	↓↓	↑/↓	0	↑
Atypische Antipsychotika						
Clozapin	↑↑	↓↓	↓	↑	↑↑	0
Quetiapin	↑↑	↓↓	↓↓	↑	0	↑
Olanzapin	↑↑	↓↓	↓↓	↓/↑	↑↑	0
Risperidon	0	↓	↓	0	↑	0
Ziprasidon	↑	↓	↓	↓/↑	↑	↑

↑ = Zunahme; ↓ = Abnahme; GSZ = Gesamtschlafzeit; N1/N2 = Schlafstadium N1 bzw. N2

Die Differenzialindikation in der Therapie mit Neuroleptika ergibt sich aus einer Abwägung unerwünschter Wirkungen wie extrapyramidal-motorischer Komplikationen oder eines Restless-legs-Syndroms durch konventionelle Antipsychotika. Seltener werden im Zusammenhang mit einer Behandlung mit Haloperidol, Olanzapin oder Risperidon

Parasomnien induziert, wie z. B. Somnambulismus (u. a. bei Kombination von Olanzapin mit Lithium) oder eine schlafbezogene Essstörung. Andere Nebenwirkungen umfassen eine Neuroleptika-induzierte Hypersomnie und Sedierung, die insbesondere bei Clozapin, Olanzapin oder Quetiapin auftreten kann. Es sollte immer daran gedacht werden, dass Tagesmüdigkeit/-schläfrigkeit auch aufgrund einer komorbiden schlafbezogenen Atmungsstörung bestehen kann (Kalucy et al. 2013). Einer der wesentlichen Prädiktoren für ein obstruktives Schlafapnoe-Syndrom ist Übergewicht. Letzteres ist wiederum eine mögliche Komplikation der Behandlung mit atypischen Antipsychotika.

Auch das abrupte Absetzen neuroleptischer Medikation kann sich negativ auf die Schlafqualität auswirken, was unter diesen Umständen berücksichtigt werden sollte. Hierzu liegen allerdings nur wenige Studien mit konventionellen Antipsychotika vor.

8 Angststörungen

In der Gruppe der Angststörungen werden die Panikstörung, die Agoraphobie, die soziale Phobie, die spezifischen Phobien sowie die generalisierte Angststörung zusammengefasst (▶ Tab. 8.1).

Tab. 8.1: Klassifikation der Angststörungen nach ICD-10

F40	Phobische Störungen
40.0	Agoraphobie ohne oder mit Panikstörung
40.1	Soziale Phobie
40.2	Spezifische (isolierte) Phobie
40.8	Andere
40.9	Nicht näher bezeichnete
F41	**Andere Angststörungen**
41.0	Panikstörung
41.1	Generalisierte Angststörung
41.2	Angst und Depression, gemischt
41.3	Andere gemischte Angststörungen
41.8	Andere näher bezeichnete
41.9	Nicht näher bezeichnete

Schlafstörungen, insbesondere insomnische Beschwerden, sind häufig geschilderte Beschwerden von Patienten mit Angststörungen (zur Stärke dieses Zusammenhangs ▶ Tab. 8.2). Etwa 40 % der betroffenen Erwachsenen geben Ein- und Durchschlafstörungen in zeitlichem Zusammenhang mit dem Beginn einer Angststörung an. Patienten mit Angststörungen haben ein erhöhtes Risiko der Entwicklung einer chronischen Insomnie (Übersicht in Staner 2003).

Tab. 8.2: Odds ratios für Angst- und Schlafstörungen (nach Staner 2003)

	Insomnie	Hypersomnie	Beide
Generalisierte Angststörung	7.0 (2.8–17.2)	4.5 (1.5–15.3)	4.8 (1.5–15.2)
Panikstörung	5.3 (2.0–13.6)	4.3 (1.3–14.8)	8.5 (3.1–23.5)
Phobische Störung	1.5 (1.0–2.3)	2.9 (1.8–4.8)	4.0 (2.5–6.5)
Andere Angststörungen	2.4 (1.6–3.5)	3.3 (2.0–5.4)	4.5 (2.8–7.3)

Umgekehrt kann Schlafmangel die Symptome einer Angststörung verstärken und eine chronische Insomnie ein Risikofaktor für eine spätere Entwicklung einer Angststörung sein. Diese bidirektionale Beziehung legt gemeinsame pathophysiologische Zusammenhänge sowie wechselseitig bedingte Verschlechterungen beider Störungsbilder nahe. Dysfunktionen der Arousalregulation scheinen eine wesentliche Rolle in der Pathogenese und Aufrechterhaltung zu spielen.

Angststörungen sind neben den affektiven Störungen mit einer Lebenszeitprävalenz von 15–25 % in der Allgemeinbevölkerung die häufigsten psychischen Erkrankungen. Sie entstehen durch das komplexe Zusammenwirken lerntheoretischer, psychodynamischer, genetischer und anderer neurobiologischer Faktoren. Als prädisponierende Faktoren werden u. a. eine genetisch bedingte erhöhte Vulnerabilität, Dysfunktionen im Bereich serotonerger Transmittersysteme und biographische Aspekte vermutet. Zu den auslösenden Bedingungen gehören traumatische Lernerfahrungen oder auch akute Konfliktsituationen. Aufrechterhaltende Bedingungen sind abgesehen von einer bestehenden psychiatrischen Komorbidität insbesondere vermeidendes Verhalten. Im Folgenden werden die Störungsbilder insbesondere im Hinblick auf den gestörten Schlaf etwas genauer beleuchtet.

8.1 Panikstörung

Klinik

Die Panikstörung ist durch wiederkehrende, schwere Angstattacken (Panik) gekennzeichnet, die sich nicht auf eine spezifische Situation oder besondere Umstände beschränken und deshalb auch nicht vorhersehbar sind. Die Symptome äußern sich in plötzlich eintretendem, sich rasch steigerndem Herzklopfen, Brustschmerzen, Erstickungsgefühlen, Schwindel und Entfremdungsgefühlen des Körpers und der Umgebung. Oft beschreiben die Patienten Angst vor einem Kontrollverlust und die Furcht zu sterben. Die auslösende Situation ist dabei nicht mit einer objektiven Gefahr verbunden, dennoch versuchen die Betroffenen, den Ort der Angstattacke sofort zu verlassen und in Zukunft zu meiden. Isolierte Panikanfälle treten bei etwa 15–30 % der Allgemeinbevölkerung mindestens einmal im Leben auf. Die Lebenszeitprävalenz der Panikstörung liegt bei 3–4 %. Die Erstmanifestation einer Panikstörung liegt typischerweise zwischen dem 20. und 30. Lebensjahr. Der Verlauf ist in der Regel chronisch mit fluktuierenden Episoden, der Schweregrad hinsichtlich des Leidensdrucks und der sozialen Beeinträchtigung ist meist hoch.

Die Panikstörung tritt gehäuft komorbid mit Depressionen auf, die Zahlen hierzu variieren aber je nach Studie stark (10 %-65 %). Bei ungefähr einem Drittel aller Personen mit beiden Störungen geht die Depression dem Beginn der Panikstörung voraus, in den übrigen zwei Dritteln tritt die Depression zeitgleich oder nach dem Beginn der Panikstörung auf. Die Komorbidität mit anderen Angststörungen sowie mit einer Substanzabhängigkeit ist ebenfalls häufig. Die Panikstörung tritt überzufällig häufig komorbid mit einer Vielzahl allgemeiner medizinischer Symptome und Krankheitsfaktoren auf, zu denen u. a. Schwindel, Herzrhythmusstörungen, Hyperthyreose, Asthma, chronische obstruktive Lungenerkrankungen und Gastritis bzw. Refluxerkrankung gehören.

Schlaf und Panikstörung

Mindestens zwei Drittel der Patienten mit Panikstörung berichten über mäßige bis ausgeprägte Schlafstörungen mit Ein- und Durchschlafstörungen und nicht-erholsamem Schlaf. Schlafstörungen bzw. Schlafmangel können umgekehrt Angstsymptome und Panikattacken verstärken. Die meisten polysomnographischen Studien zeigen, dass Patienten mit einer Panikstörung häufiger als gesunde Probanden Störungen der Schlafkontinuität und eine verminderte Schlafeffizienz aufweisen. Einige wenige Untersuchungen hingegen konnten keine objektiven Hinweise für Schlafbeeinträchtigungen finden. In einer metaanalytischen Studie zu polysomnographischen Befunden bei psychiatrischen Erkrankungen wurde ein Zusammenhang zwischen Panikstörung und einer Beeinträchtigung von Parametern der Schlafkontinuität gefunden (Baglioni et al. 2016).

Panikattacken können unmittelbar aus dem Schlaf heraus auftreten: In einer prospektiven Studie traten 18 % der Panikattacken im Schlaf auf. Wie häufig Panikattacken ausschließlich im Schlaf vorkommen, ist nicht bekannt, scheint aber eher ein seltenes Phänomen zu sein (Lepola et al. 1994). Die Episoden werden als ein abruptes Aufwachen mit starken Angstgefühlen, Herzrasen und Atemnot beschrieben. Schlafableitungen zeigen, dass diese Panikattacken Phänomene des non-REM-Schlafes sind, die im Schlafstadium N2 oder N3 bzw. beim Übergang in den Tiefschlaf auftreten und daher in der Regel nicht mit Traumerleben in Zusammenhang stehen. Etwa die Hälfte der Patienten mit einer Panikstörung gibt an, dass sie irgendwann im Verlauf der Erkrankung auch Panikattacken aus dem Schlaf heraus erlebt. Etwa ein Drittel der Patienten soll unter wiederholten nächtlichen Panikattacken leiden. Manche Autoren vermuten, dass nächtliche Panikattacken ein Hinweis auf eine schwerere Form der Panikstörung sind, allerdings lässt sich dies nicht konsistent belegen. Hinsichtlich einer Zu- oder Abnahme motorischer Aktivität im Schlaf bei Panikpatienten sind die Daten widersprüchlich; manche Befunde deuten aber darauf hin, dass in den Nächten, in denen Panikattacken auftreten, weniger Bewegungen vorhanden sind als in den Nächten ohne Panikattacken. Möglicherweise wirken vermehrte Bewegungen im Schlaf protektiv hinsichtlich des Auftretens von Panikattacken (Übersicht in Craske und Tsao 2005).

Patienten mit schlafbezogenen Panikattacken weisen im Vergleich zu Patienten mit Panikattacken im Wachen ein jüngeres Alter bei Krankheitsbeginn, stärker ausgeprägte Angst- und Depressionssymptome sowie häufiger suizidales Verhalten auf. Darüber hinaus zeigen diese Patienten ein geringer ausgeprägtes agoraphobes Vermeidungsverhalten und weniger katastrophisierende Kognitionen. Schlafbezogene Panikattacken scheinen eine geringere Triggerschwelle zu haben und unabhängig von situativen und kognitiven Parametern zu sein. Das Auftreten von Panikattacken aus dem non-REM-Schlaf heraus wird von manchen Angstforschern auch als Hinweis auf eine »endogene« Pathogenese und weniger auf kognitive Prozesse gewertet. Zumindest weist das Phänomen darauf hin, dass Panikattacken nicht nur in Zuständen erhöhten Arousals auftreten können. Als Mechanismen werden eine subtile Erhöhung von Kohlenstoffdioxid, unregelmäßige Atmungsmuster oder Veränderungen der autonomen Aktivität im Schlaf diskutiert (Sheikh et al. 2003). Auch eine verstärkte Aktivität im Kerngebiet des Locus caeruleus könnte eine Rolle spielen. Laktatinfusionen im Schlaf führen zu einer verstärkten kardialen und respiratorischen Reaktivität bei Patienten mit Panikstörung im Vergleich zu gesunden Kontrollpersonen. Auf der anderen Seite konnte gezeigt werden, dass eine kognitive Verhaltenstherapie zu einer Normalisierung der genannten physiologischen Unterschiede führt, so dass auch kognitive Faktoren in der Pathophysiologie nächtlicher Panikattacken eine Rolle spielen dürften.

Die Ausprägung und das unvorhersehbare Auftreten der Symptome können im Verlauf der Erkrankung zu konditionierten Ängsten vor dem Schlaf und damit zu sekundären bzw. komorbiden Insomnien führen. Studien zur Prävalenz zeigen, dass insomnische Beschwerden bei Patienten mit Panikstörung häufiger als bei Kontrollprobanden auftreten.

Einige Studien berichten über einen Zusammenhang zwischen Schlafbeschwerden und komorbider depressiver Symptomatik bei Patienten mit Panikstörung. Unklar bleibt, ob die Schlafstörungen einer depressiven Störung zuzuschreiben sind, zumal Panikstörung und Depression oft gemeinsam vorkommen. Da es sich häufig um Querschnittsstudien handelt und die Insomnie ein Risikofaktor für die spätere Entwicklung einer Depression ist, kann eine kausale Beziehung nicht belegt werden. Eine komorbide Depression scheint aber wahrscheinlicher zu sein, wenn die Panikstörung von ausgeprägten Schlafstörungen gekennzeichnet ist.

Die isolierte Schlafparalyse ist eine spezifische Schlafstörung, die im Rahmen einer Panikstörung, aber auch einer generalisierten Angststörung oder einer posttraumatischen Belastungsstörung häufiger beschrieben wird. Das komorbide Auftreten bei Angststörungen wird mit einer Prävalenz zwischen 15 und 25 % angegeben. Das Störungsbild ist charakterisiert durch eine zeitlich begrenzte Episode der Unfähigkeit, sich nach dem Erwachen zu bewegen. Die isolierte Schlafparalyse kann als eigenständige Störung rezidivierend auftreten oder in Kombination mit der Narkolepsie vorkommen. Pathophysiologisch liegt eine Dissoziation von REM-Schlaf und Wachen vor. In Schlafableitungen lässt sich das gleichzeitige Vorkommen einer Muskelatonie mit Alpha-Aktivität nachweisen.

Panikattacken im Schlaf können andere somatische Erkrankungen imitieren, insbesondere kardiologische und gastrointestinale Störungen. Vor allem bei Verdacht auf nächtliche kardiale Rhythmusstörungen oder schlafbezogene Atmungsstörungen sind polysomnographische Untersuchungen bzw. Langzeit-EKG-Untersuchungen angezeigt (Übersicht in Gold 2011).

8.2 Generalisierte Angststörung

Klinik

Die generalisierte Angststörung besteht in einer generalisierten und anhaltenden Angst, die nicht auf bestimmte Situationen in der Umgebung beschränkt oder darin nur besonders betont ist. Schätzungen zur Lebenszeitprävalenz liegen zwischen 3 und 5 %. Frauen sollen etwa doppelt so häufig betroffen sein, der Erkrankungsbeginn ist in der Regel später als bei den anderen Angststörungen. Der Verlauf ist häufig langsam progredient. Die Patienten machen sich die meiste Zeit des Tages Sorgen um alltägliche Angelegenheiten und leiden unter einer permanenten Ängstlichkeit und unverhältnismäßig starkem Grübeln über Alltagsereignisse im beruflichen oder privaten Umfeld, ohne dass eine aktuelle Bedrohung oder Gefahr besteht. Die Inhalte der Angst betreffen vor allem die eigene Gesundheit und die der Angehörigen sowie die Sorge vor einem Unglück. Die Betroffenen fühlen sich dauerhaft auf einem hohen Anspannungsniveau und einer vegetativen Übererregbarkeit. Die Komorbidität mit der ängstlich-vermeidenden Persönlichkeitsstörung ist hoch, ebenso mit der Dysthymie, der sozialen Phobie und der Panikstörung.

Schlaf und generalisierte Angststörung

Epidemiologische Studien legen eine hohe Komorbidität der generalisierten Angststörung mit Insomnie nahe, durchaus höher als für die meisten anderen psychiatrischen Störungen. In einer Untersuchung zu komorbiden, psychiatrischen Störungen bei insomnischen Patienten war die generalisierte Angststörung die am häufigsten diagnostizierte Angststörung. Umgekehrt geben 56 % bis 75 % der Patienten mit einer generalisierten Angststörung Schlafstörungen an, empirische Daten zum gemeinsamen Auftreten beider Störungsbilder fehlen jedoch weitgehend. Ein- und Durchschlafstörung bzw. ruheloser und nicht-erholsamer Schlaf gehören zu den sechs Merkmalen, die mit dem Kriterium der chronischen Sorgen assoziiert sind. Erschöpfung, Reizbarkeit und Konzentrationsstörungen sind darüber hinaus mögliche Folgen von Schlafmangel. Das Kernsymptom der generalisierten Angststörung (exzessive Sorgen) ist häufig an der Entstehung von insomnischen Störungen beteiligt und die Patienten berichten über nicht-kontrollierbare und belastende Erwartungsängste insbesondere zur Bettzeit. Während für Patienten mit einer primären Insomnie die Schlafstörung an sich im Fokus des Grübelns liegt, sind Patienten mit einer generalisierten Angststörung mit Sorgen über ihre Angelegenheiten des Alltages beschäftigt.

Polysomnographische Studien weisen eine reduzierte Gesamtschlafzeit, vermehrte Wachzeit nach dem Einschlafen sowie eine reduzierte Schlafeffizienz auf. Einige Untersuchungen fanden einen verminderten Tiefschlafanteil sowie einen erhöhten Anteil an Schlafstadium 2. Insgesamt scheint bei dieser Form der Angststörung die Schlafarchitektur – im Gegensatz zur Schlafkontinuität – relativ wenig beeinträchtigt zu sein (Übersicht in Monti & Monti 2000). PSG-Studien weisen auch darauf hin, dass die für eine Depression typische Verkürzung der REM-Latenz bei Patienten mit einer generalisierten Angststörung ohne Depression nicht zu finden ist. Dennoch sind polysomnographische Untersuchungen aufgrund der hohen Komorbiditätsrate in der Regel wenig hilfreich in der Unterscheidung einer generalisierten Angststörung von einer Depression.

Eine Übersicht über Schlafbefunde bei Panikstörung und generalisierter Angststörung ist in Tabelle 8.3 zusammengestellt.

Tab. 8.3: Schlafbefunde bei Panikstörung und generalisierter Angststörung

Angststörung	Subjektive Beschwerden	Schlaf-EEG-Befunde
Panikstörung	schlafbezogene Panikattacken	normale oder ↓ Schlafkontinuität, Panikattacken im Schlaf beim Übergang von Stadium 2 zu Tiefschlaf
Generalisierte Angststörung	Ein- und Durchschlafstörungen	↓ Schlafkontinuität ↑ Wachzeit nach dem Einschlafen ↓ Schlafeffizienz ↓ Tiefschlaf

↑ = Zunahme; ↓ = Abnahme

8.3 Soziale und spezifische Phobien

Klinik

Das zentrale Kriterium für die soziale Phobie ist die Furcht vor prüfender Betrachtung durch andere Menschen in einer verhältnismäßig kleinen Gruppe. Dies führt zur Vermeidung von sozialen Situationen, wie z. B. der Teilnahme an Besprechungen oder dem Essen in der Öffentlichkeit. Definitionsgemäß führt die soziale Phobie zu erheblichen Beeinträchtigungen in der Lebensqualität und den psychosozialen Aktivitäten der Betroffenen, insbesondere bei der generalisierten Ausprägung.

Bei einer Lebenszeitprävalenz zwischen 12 und 14 % ist die soziale Phobie die häufigste aller Angststörungen. Kohortenstudien legen nahe, dass die Prävalenz in den letzten Jahrzehnten zugenommen hat. Der Beginn der Erkrankung liegt um das 15. Lebensjahr, der

Verlauf ist häufig chronisch und lebenslang. Die Komorbiditätsraten schwanken zwischen 70 und 90 %, insbesondere treten soziale Phobien mit depressiven Störungen, anderen Angststörungen sowie Persönlichkeitsstörungen vom vermeidend-ängstlichen Typ auf.

Kennzeichen der spezifischen Phobie ist eine ausgeprägte Angst vor einem bestimmten Objekt oder einer umschriebenen Situation sowie deren Vermeidung. Häufige phobische Objekte oder Situationen sind Tiere, räumliche Gegebenheiten (enge, geschlossene Räume, Höhe), Naturelemente, Verletzungen oder medizinische Interventionen. Die Furcht tritt dann am stärksten auf, wenn eine direkte Konfrontation mit dem gefürchteten Objekt stattfindet, weniger stark, wenn sie durch die Erwartung der Situation ausgelöst wird. Konsequenterweise stellt sich ein ausgeprägtes Vermeidungsverhalten ein. In der Regel ist der Leidensdruck nicht sehr ausgeprägt, da es häufig zu keiner wesentlichen Beeinträchtigung der Lebensführung kommt (Papadimitriou & Linkowski 2005).

Schlaf und Phobien

Insomnische Beschwerden sind bei diesen Patienten nicht selten, sofern sie in der Anamnese mit erfragt werden, sie werden jedoch kaum als ein führendes Symptom angegeben. Studien zu Schlafstörungen bei Erwachsenen mit Phobien wurden bislang kaum durchgeführt. In einer Studie zur subjektiven Schlafqualität bezeichneten sich 60 % der Patienten mit einer sozialen Phobie als schlechte Schläfer, verglichen mit 7 % der gesunden Kontrollpersonen. In einer weiteren Studie weisen 18 % der Teilnehmer mit sozialer Phobie eine mäßige bis schwere Insomnie auf, verglichen mit lediglich 5 % der Kontrollen. Darüber hinaus weisen 40 % der Patienten insomnische Symptome auf, ohne dass jedoch die Diagnose einer Insomnie gestellt werden konnte. Polysomnographische Schlafuntersuchungen von Patienten sind im Wesentlichen unauffällig und unterscheiden sich nicht von gesunden Personen hinsichtlich Schlaflatenz und Schlafeffizienz sowie REM-Schlafverteilung und REM-Dichte. Kinder mit der Diagnose einer sozialen Phobie wiesen signifikant weniger Schlafprobleme (insomnische Symptome, Albträume) auf als von den Eltern berichtet (Willis & Gregory 2015).

Therapie

Schlafstörungen, insbesondere chronische Insomnien, sind ein Risikofaktor in der Entstehung bzw. einem Rezidiv von psychiatrischen Erkrankungen, insbesondere Depressionen und Angsterkrankungen. Eine effektive Behandlung der Schlafstörung mindert daher nicht nur die aktuellen Beschwerden, sondern könnte auch eine präventive bzw. rezidivprophylaktische Wirkung entfalten. Anders als bei depressiven Störungen sprechen Patienten mit Angsterkrankungen in der Regel nicht auf eine Schlafentzugsbehandlung an bzw. kann eine Wachtherapie die Symptome noch verstärken. Eine möglichst individualisierte und auf das Krankheitsbild abgestimmte Behandlung ist daher von Bedeutung.

Verhaltenstherapie

Kognitiv-verhaltenstherapeutische Behandlungsverfahren spielen in der Behandlung sowohl von Angsterkrankungen als auch von komorbiden Schlafstörungen eine zentrale Rolle.

Spezifische Verhaltenstherapien für Angst- und Schlafstörungen können gleichsam synergistisch eingesetzt werden (Belanger et al. 2004). Eine rein pharmakologische Behandlung ohne psychotherapeutische Verfahren scheint wenig aussichtsreich, wenn nicht sogar kontraindiziert. Dies betrifft insbesondere komorbide nicht-organische insomnische Symptome. Bei Vorliegen spezifischer

Schlafstörungen wie z. B. eines Restless-legs-Syndroms oder bei hypersomnischen Schlafstörungen haben nicht-medikamentöse Therapien eine eher ergänzende Funktion.

Wie bereits in Kapitel 15 Insomnien dargestellt, bedienen sich kognitiv-behaviorale Ansätze einer Vielzahl von Maßnahmen zur Verhaltensmodifikation und gedanklichen Umstrukturierung. Bewährt haben sich Techniken wie z. B. die Stimuluskontrolle (das Schlafzimmer bzw. Bett soll als angenehmer Ort erlebt werden), Techniken zur Schlafrestriktion oder Verhaltenskorrekturen im Rahmen einer kognitiven Umstrukturierung. Diese Strategien können mit spezifischen Entspannungstechniken (z. B. progressive Muskelrelaxation, autogenes Training) kombiniert werden. Eine ausführliche Aufklärung und schlafspezifische Beratung sowie die Vermittlung basaler schlafhygienischer Maßnahmen ist grundsätzlich angeraten. Behaviorale Techniken zur Angstbewältigung werden in Kapitel 10.1 zur Behandlung der posttraumatischen Belastungsstörung beschrieben und sind ganz überwiegend auch für die hier beschriebenen Angststörungen anwendbar.

Pharmakotherapie

Eine pharmakologische Behandlung kann bei besonderer Schwere der Schlafstörung oder bei unzureichender Wirkung nicht-medikamentöser Verfahren begonnen werden. Verschiedene Benzodiazepine und Non-Benzodiazepine (Z-Substanzen) sind als Hypnotika und/oder Anxiolytika zugelassen und für eine Kurzzeitanwendung geeignet. Behandlungsempfehlungen umfassen eine möglichst niedrige Dosierung für eine möglichst kurze Zeit (< vier Wochen), die Verschreibung eines begrenzten Medikamentenkontingentes sowie die Empfehlung, die Therapiedauer vor Behandlungsbeginn festzulegen. Pregabalin, das wie die Benzodiazepine auch die GABAerge Neurotransmission beeinflusst, ist wirksam in der Behandlung generalisierter Ängste und kann insomnische Symptome bei diesem Krankheitsbild bessern. Aufgrund der Gefahr einer Toleranz- und Abhängigkeitsentwicklung hat sich für eine längere Anwendung die Gabe von sedierenden Antidepressiva etabliert. Insbesondere für Mirtazapin scheint es positive Wirkungen bei der generalisierten Angststörung und Insomnie zu geben; eine Zulassung hierfür liegt jedoch nicht vor. Serotonin-Wiederaufnahmehemmer (SSRI) bzw. duale serotonerge und noradrenerge Wiederaufnahmehemmer (SNRI) sind die Therapie der ersten Wahl bei den meisten Angststörungen. Insbesondere bei später Einnahme verstärken sie oft insomnische Symptome. Bei komorbiden komplexen psychiatrischen Störungen werden auch sedierende niederpotente oder atypische Antipsychotika – bei Beachtung des komplexen Nebenwirkungsprofils – zur Schlafunterstützung eingesetzt. Insbesondere für diese Substanzen, aber auch für Antidepressiva und klassische Hypnotika, liegen bislang keine ausreichenden Daten für eine Langzeitbehandlung bei komorbiden Angst- und Schlafstörungen vor.

9 Zwangsstörungen

Zwangsstörungen manifestieren sich in wiederkehrenden Zwangsgedanken und/oder Zwangshandlungen, die zu einer ausgeprägten Beeinträchtigung der psychosozialen Funktion der betroffenen Personen führen. Bei den Zwangsgedanken handelt es sich um sich aufdrängende Vorstellungen, deren Inhalte als aggressiv oder negativ empfunden werden. Die Betroffenen erleben die Gedanken als äußerst beängstigend und quälend und entwickeln stereotyp ablaufende Rituale, um die Impulse zu neutralisieren.

9.1 Schlaf und Zwangsstörungen

Schlafstörungen gehören nicht zu den prominenten Symptomen und daher auch nicht zu den diagnostischen Kriterien. Sie werden jedoch insbesondere dann von Patienten berichtet, wenn Zwangsgedanken oder Zwangsrituale abends bzw. in der Nacht durchgeführt werden und dadurch den Schlaf beeinträchtigen bzw. den Zeitpunkt des Schlafes verschieben. Systematische Untersuchungen zu Schlafverhalten und Zwangsstörung ergaben, dass Schlafstörungen mit einer Prävalenz von etwa 10 % vorkommen können. Die meisten Studien geben Hinweise auf eine verkürzte Gesamtschlafzeit, eine verminderte Schlafeffizienz, eine beeinträchtigte subjektive Schlafqualität und Einschlafstörungen an. Ein verzögertes Einschlafen und verspätetes Aufwachen im Sinne einer verzögerten Schlafphase wurde bei Zwangspatienten wiederholt beschrieben. Insgesamt gesehen ist die Datenlage bezüglich der Häufigkeit und der Art von Schlafstörung bei Zwangspatienten noch wenig aussagekräftig. Aufgrund der wenigen Studien und des Fehlens von longitudinalen Untersuchungen bleibt der Zusammenhang zwischen subjektiv erlebbaren bzw. polysomnographisch messbaren Veränderungen des Schlafes und einer Zwangsstörung ungeklärt (Übersicht in Díaz-Román et al. 2015).

Subjektive Schlafqualität

In einer Gruppe von Jugendlichen und jungen Erwachsenen mit Zwangsstörungen gaben mehr als 90 % mindestens ein »Schlafproblem« an; Schwierigkeiten einzuschlafen sowie Tagesmüdigkeit berichteten etwa 50 % der Patienten. Schlafprobleme waren häufiger unter jüngeren und weiblichen Patienten verbreitet und mit dem Schweregrad der Zwangssymptomatik assoziiert. Allerdings sind diese Daten mit Vorsicht zu betrachten, da die meisten Studienteilnehmer mit Antidepressiva behandelt wurden, die ihrerseits den Schlaf beeinträchtigen können (Reynolds et al. 2015). Eine Übersicht zu subjektiven und objektiven Befunden der Schlafqualität findet sich in Tabelle 9.1.

Tab. 9.1: Schlafbefunde bei Zwangsstörungen

Subjektive Beschwerden	Schlaf-EEG	Behandlung
Ein- und Durchschlafstörungen Schlafbeginn kann infolge von Zwangsgedanken und/oder Zwangshandlungen verzögert werden	↓ Schlafkontinuität ↓ Tiefschlafanteil normale oder ↓ der REM-Latenz	Behandlung der Zwangsstörung mit kognitiver VT, ggf. in Kombination mit SSRI. Hypnotika falls klinisch erforderlich; Therapie zu Schlafhygiene/-verhalten
↓ = Abnahme		

Objektive Schlafqualität

Frühe polysomnographische Studien mit erwachsenen Patienten berichten über Störungen der Schlafkontinuität oder auch unauffällige Schlafparameter (Insel et al. 1982). Spätere Schlaf-EEG-Untersuchungen ergaben Hinweise auf eine beeinträchtigte Schlafarchitektur mit einer Verminderung des Tiefschlafes sowie Veränderungen der REM-Schlaf-Parameter im Sinne einer verkürzten REM-Schlaf-Latenz (Kluge et al. 2007) und einer erhöhten REM-Schlaf-Dichte. Diese Daten deuten darauf hin, dass bei Patienten mit einer Zwangsstörung der REM-Schlaf desinhibiert ist und eine mediierende Funktion in Bezug auf die Symptomschwere haben kann (Übersicht in Paterson et al. 2013). Verschiedentlich wurde darauf hingewiesen, dass der Schweregrad der Zwangssymptomatik negativ mit dem Ausmaß der Schlafstörung (Robinson et al. 1998), aber auch positiv mit den o. g. REM-Schlafvariablen (REM-Dichte) korrelieren kann (Voderholzer et al. 2007). Allerdings sind die Ergebnisse einiger Studien durch den Einfluss komorbider depressiver Störungen oder aufgrund der medikamentösen Behandlung in ihrer Aussagekraft eingeschränkt, so dass keine validen Schlussfolgerungen möglich sind. Eine Auswahl polysomnographischer Studien bei Zwangsstörungen ist in Tabelle 9.2 zusammengefasst.

Tab. 9.2: Schlaf-EEG-Studien bei Zwangsstörungen (nach Paterson et al. 2013)

Autoren	Patienten	Kontrollen	Hauptergebnisse Patienten vs Kontrollen
Insel et al., 1982	14 (37 J), 7 mit sekundärer Depression	14 Prob. (53 J); 14 Pat., primäre Depression (35 J)	↓ Gesamtschlafzeit, Tiefschlaf, REM Schlaf, REM- Latenz ↑ Wachepisoden, Stadium 1
Hohagen et al., 1994	22 (39 J), 7 mit sekundärer Depression	22 Prob. (39 J)	↓ Schlafeffizienz ↑ Wachanteil
Arriaga et al., 1995	16 (43 J)	28 Prob. (40 J)	↑ Einschlaflatenz, vorzeitiges Erwachen
Armitage et al., 1994	10 (37 J)	10 Pat. (40 J), primäre Depression	↓ Schlafperioden (weibliche Patienten), REM-Schlaf
Robinson et al., 1998	13 (33 J)	13 Prob. (31 J)	Y-BOCS Werte korrelieren negativ mit Gesamtschlafzeit, Schlafeffizienz, non-REM-Schlaf

Tab. 9.2: Schlaf-EEG-Studien bei Zwangsstörungen (nach Paterson et al. 2013) – Fortsetzung

Autoren	Patienten	Kontrollen	Hauptergebnisse Patienten vs Kontrollen
Kluge et al., 2007	10 (35 J)	10 Prob. (34 J)	↓ Tiefschlaf 3 Pat. mit sleep-onset-REM-Episoden
Voderholzer et al., 2007	62 (36 J)	62 Prob. (36 J)	↓ Schlafdauer, Schlafeffizienz ↑ REM-Dichte, Wachanteil Y-BOCS Werte korrelieren positiv mit REM-Dichte

↑ = Zunahme; ↓ = Abnahme

Komorbide Depression

Bei der Interpretation der polysomnographischen Befunde muss bedacht werden, dass es bei Zwangspatienten eine hohe Komorbidität mit affektiven Störungen gibt. Viele Patienten, die in o. g. Studien mit eingeschlossen waren, wiesen auch depressive Symptome auf bzw. hatten angegeben, früher unter einer depressiven Episode gelitten zu haben. Möglicherweise ist die hohe Komorbiditätsrate auf eine Vulnerabilität für eine Depression durch die Stresssymptomatik einer schweren Zwangsstörung zurückzuführen. In diesem Fall sind beide Störungsbilder, sowohl die Zwangssymptomatik als auch die komorbide Depression, mit Schlafstörungen assoziiert. Alternativ dazu könnten schwere Zwangssymptome zu Schlafstörungen führen, die dann in der Kombination eine Depression bedingen können. Dies ist auch insofern plausibel, da es Hinweise dafür gibt, dass chronische Schlafstörungen ein Prädiktor für die Entwicklung einer depressiven Symptomatik sind. Denkbar ist auch, dass Schlafstörungen durch eine komorbide Depression zunehmen können, primär aber durch die Zwangsstörung bedingt sind. In jedem Fall sind Differenzialdiagnostik und Therapie von primären oder komorbiden Schlafstörungen wichtige klinische Maßnahmen, um sowohl depressive Symptome als auch die Zwänge positiv zu beeinflussen.

Möglicherweise kommt diesem Vorgehen auch eine präventive Bedeutung zu, indem sich durch die Behandlung von Schlafstörungen bei Zwangspatienten die Entwicklung einer depressiven Symptomatik verhindern lässt. Diese Hypothese ist bislang aber ungeklärt, ebenso wie die Frage, inwieweit Veränderungen des zirkadianen Rhythmus in der Entwicklung und dem Verlauf von Schlafstörungen bei Zwangspatienten eine Rolle spielen (Übersicht in Nota et al. 2015).

Therapie

Die wirksamsten Methoden zur Therapie der Zwangsstörung sind Exposition und Reaktionsmanagement im Rahmen einer kognitiven Verhaltenstherapie. Auch wenn die Pharmakotherapie nach der aktuellen Leitlinie nicht mehr die Therapie der ersten Wahl darstellt, haben sich Antidepressiva mit starker Serotonin-Wiederaufnahmehemmung (SSRI) sowie Clomipramin als wirksam bei Zwangsstörungen erwiesen. Andere Antidepressiva wie Mirtazapin oder Bupropion zeigen keine Überlegenheit gegenüber Placebo. Benzodiazepine sind in der Regel nicht wirksam und sollten vor Beginn einer Expositionsbehandlung ausgeschlichen werden, weil sie der erwünschten Induktion von Emotionen im Rahmen der Exposition entgegenwirken können. Neue pharmakologische Entwicklungen gehen in Richtung antiglutamaterger Substanzen, deren Wirksamkeit noch belegt werden muss.

Auch im Hinblick auf eine Verbesserung der Schlafqualität ist es von Bedeutung, eine komorbide depressive Symptomatik zu explorieren und bei aktueller schwerer Episode auch als primäre Erkrankung zu behandeln. Eine Expositionsbehandlung wird in diesem Fall erschwert, so dass eine pharmakologische antidepressive Behandlung im Vordergrund steht.

Ob eine Behandlung der Zwangsstörung die Schlafqualität verbessert, wurde bislang nicht systematisch untersucht. Es gibt nur einige wenige Daten zu Auswirkungen auf Schlafparameter unter pharmakologischer oder verhaltenstherapeutischer Behandlung. Ebenso kann bislang nicht schlüssig beantwortet werden, ob in umgekehrter Weise eine Therapie von Schlafstörungen die Symptome einer Zwangsstörung bessern. Schlafstörungen werden symptomatisch mit den in der Insomnietherapie bekannten Techniken der Psychoedukation, Maßnahmen zur Schlafhygiene und kognitiver Verhaltenstherapie behandelt. Die Reduktion von Koffein, das Ersetzen von stimulierenden abendlichen/nächtlichen Tätigkeiten (z. B. Internetaktivitäten) durch Entspannungsübungen sowie regelmäßige Bettzeiten (insbesondere bei Symptomen einer verzögerten Schlafphase) sollten besprochen werden. Hilfreich kann eine Stimuluskontrolle sowie in Einzelfällen auch eine Schlafrestriktion sein. Eine hypnotische Medikation mit Benzodiazepinen oder sedierenden Antidepressiva kann bei ausgeprägten Formen der Insomnie zumindest zeitweise notwendig werden.

10 Trauma- und belastungsbezogene Störungen

Trauma- und belastungsbezogene Störungen umfassen Krankheitsbilder, bei denen das Vorliegen eines traumatischen Ereignisses explizit als diagnostisches Kriterium gefordert wird. Nach ICD-10 werden darunter

- die akute Belastungsstörung
- die Anpassungsstörung
- die posttraumatische Belastungsstörung
- die andauernde Persönlichkeitsänderung nach Extrembelastung

eingeordnet. In diesem Kapitel werden schlafmedizinische Aspekte mit Schwerpunkt auf der posttraumatischen Belastungsstörung dargestellt.

10.1 Posttraumatische Belastungsstörung

Ereignisse, die eine posttraumatische Belastungsstörung (PTBS) (*post traumatic stress disorder*, PTSD) auslösen können, sind traumatische Situationen extremen bzw. katastrophenartigen Ausmaßes. Für die Entwicklung dieses Krankheitsbildes sind nicht nur die objektiven Kriterien der Schwere eines Traumas von Bedeutung, sondern auch dessen subjektive Bewertung und Wahrnehmung bzw. die emotionale Reaktion (u. a. Hilflosigkeit) auf das Trauma. Unter dem Typ-I Trauma werden kurz andauernde und einmalige Ereignisse verstanden, beim Typ-II Trauma handelt es sich um langanhaltende oder mehrfache Ereignisse. Ätiopathogenetisch handelt es sich um ein komplexes, sich wechselseitig beeinflussendes Interaktionsgefüge der verschiedenen traumaspezifischen und individuellen biologischen, intrapsychischen und sozialen Faktoren. Neurobiologische Faktoren umfassen neben einer genetischen Disposition Veränderungen serotonerger und noradrenerger Funktionen sowie eine Dysfunktion der Stress-Hormonachse (Wetter et al. 2008).

Klinik

Patienten mit einer posttraumatischen Belastungsstörung werden von wiederkehrenden, sich aufdrängenden Erinnerungen an das Trauma belastet (Intrusionen). Dabei können auch körperliche Sensationen oder Sinneseindrücke so realistisch nachempfunden werden, dass die Patienten das Gefühl entwickeln, das traumatische Ereignis noch einmal zu durchleben (Flashbacks). Ähnliche Episoden mit intensiver Angst werden in nächtlichen Albträumen durchlebt. Das Sich-Wiedererinnern an das Trauma kann spontan auftreten oder durch Stimuli, die mit dem Trauma assoziiert sind, getriggert werden. Viele Betroffene fühlen sich auf der einen Seite in ihrem Gefühlsleben stark eingeschränkt, entfremdet und isoliert, auf der anderen Seite leiden sie unter einer stark erhöhten psychischen Anspannung bzw. Reagibilität, die sich in Hypervigilanz und Reizbarkeit manifestieren kann. Das Vorliegen eines schweren Traumas ist Grundbedingung für die Diagnose einer PTBS. In der Regel folgt die Störung dem Trauma mit einer Latenz von Wochen bis Monaten, jedoch selten später als sechs Monate nach dem traumatischen Ereignis. Der Verlauf ist unterschiedlich, in der Mehrzahl der Fälle kann jedoch eine deutliche Besserung oder Heilung erwartet werden. Die PTBS kann aber auch über viele Jahre einen chronischen Verlauf nehmen und dann in eine andauernde Persönlichkeitsänderung übergehen.

In der Allgemeinbevölkerung wird von einer Prävalenz im Bereich von 2–3 % ausgegangen. Naturkatastrophen bedingen eine geringere PTBS-Prävalenz als durch Menschen verursachte Traumatisierungen. Verlaufsuntersuchungen zeigen, dass die PTBS keine homogene Reaktionsform ist, sondern unterschiedliche Verläufe mit akuter, verzögerter, chronischer und intermittierender Form zeigen kann.

Schlaf und posttraumatische Belastungsstörung

Schlafstörungen sowie Trauma-bezogene Albträume sind Kernsymptome der PTBS und häufig der Grund für die Patienten, therapeutische Hilfe in Anspruch zu nehmen.

Subjektive Schlafqualität

Ein- und Durchschlafstörungen scheinen häufig bereits in der frühen Phase nach einem Trauma aufzutreten, insbesondere bei Betroffenen, die im weiteren Verlauf eine PTBS entwickeln. Schlafunterbrechungen führen zu Reizbarkeit und Erschöpfung, beeinträchtigen emotionale Regulationsmechanismen und tragen damit zu einer frühen Entwicklung der Störung bei. Ein sehr hoher Prozentsatz der Patienten (ca. 70–90 %) geben Schlafstörungen an, insbesondere Ein- und Durchschlafstörungen sowie Albträume, die das Trauma selbst widerspiegeln können. Im Vergleich zur Insomnie ohne PTBS weisen Patienten mit einer PTBS zusätzlich ausgeprägte Ängste vor der Dunkelheit auf, nächtliches Wachliegen mit Grübeln über das Trauma, Sprechen und Schreien aus dem Schlaf heraus, Erwachen mit Desorientiertheit und erschwertes Wiedereinschlafen (Mellman 2008).

Objektive Schlafqualität

Bisherige Schlaf-EEG-Untersuchungen, die ganz überwiegend in der chronischen Phase der Erkrankung durchgeführt worden sind, haben teilweise unterschiedliche, aber auch übereinstimmende Ergebnisse gezeigt. Hinsichtlich der Schlafkontinuität und Schlafarchitektur wurden einerseits ausgeprägte Störungen beschrieben, andererseits aber auch nur geringfügige Beeinträchtigungen. Konsistente Ergebnisse aus dem Schlaflabor zeigen eine Zunahme von Leichtschlaf (Stadium 1) und Abnahme von Tiefschlaf bei Patienten mit einer PTBS im Vergleich zu gesunden Personen (Übersicht in Pigeon & Gallegos 2015). Es ist denkbar, dass die wahrgenommene Sicherheit eines Schlaflabors einen positiven Effekt auf die Schlafstörung der Patienten ausübt. Studien im »Homemonitoring« weisen bei PTBS-Patienten eine verlängerte Einschlaflatenz und eine reduzierte Schlafeffizienz auf.

Übereinstimmende Daten und daher gute Evidenz gibt es für Veränderungen des REM-Schlafes im Rahmen einer PTBS, auch unabhängig von dem Vorhandensein einer komorbiden depressiven Symptomatik. Verkürzung der REM-Latenz, erhöhte REM-Dichte und eine erhöhte phasische motorische Aktivität wurden wiederholt beschrieben. Albträume und andere Aufwachereignisse kommen häufig aus dem REM-Schlaf. Es wurden häufigere Übergänge vom REM-Schlaf in das Stadium 1 oder Wach-Stadium und häufigere Unterbrechungen des REM-Schlafes bei Personen mit einer PTBS im Vergleich zu Kontrollpersonen festgestellt. In einer Studie, in der eine Polysomnographie innerhalb eines Monats nach dem Trauma durchgeführt worden war, fanden die Autoren, dass diejenigen Patienten, die im weiteren Verlauf eine PTBS entwickelt hatten, eine kürzere kontinuierliche REM-Schlaf-Episode vor den Stadienwechseln aufwiesen. Wie diese Befunde im Zusammenhang mit der physiologischen adaptiven Gedächtniskonsolidierung im REM-Schlaf zu interpretieren sind, muss in zukünftigen Studien untersucht werden. Eine Zusammenfassung der Schlafbefunde gibt Tabelle 10.1. In einer aktuellen Metaanalyse zu polysomnographischen Befunden bei psychiatrischen Erkrankungen wurden bezüglich der PTBS signifikante Veränderungen der Schlafkontinuität, eine Abnahme der Schlafeffizienz, eine Zunahme der Häufigkeit der Aufwachereignisse, eine Verringerung des Tiefschlafes und eine Zunahme des REM-Schlaf-Druckes gefunden (Baglioni et al. 2016).

Tab. 10.1: Schlafbefunde bei PTBS

Subjektive Beschwerden	Schlaf-EEG-Befunde
Insomnie Albträume	normale oder ↓ Schlafkontinuität Häufige REM-Schlaf-Veränderungen: ↑ Unterbrechungen und Fragmentierung des REM-Schlafes ↓ REM-Anteil % ↓ REM Latenz ↑ REM-Dichte ↑ phasische motorische Aktivität ↑ Übergänge REM-Schlaf /Stadium 1 oder Wach
↑ = Zunahme; ↓ = Abnahme	

Bisher gibt es nur sehr wenige Daten zu Schlafuntersuchungen nach einem akuten oder wiederholten Trauma bei Kindern. Aktigraphische Untersuchungen zeigen, dass diese Kinder eine signifikant verlängerte Einschlaflatenz sowie eine verminderte Schlafeffizienz im Vergleich zu gesunden Kontrollpersonen aufweisen. Es wurden jedoch keine Unterschiede in den Schlafparametern in Abhängigkeit vom Vorhandensein einer PTBS-Diagnose gefunden. Dies deutet darauf hin, dass die Effekte eines frühen Traumas auf den Schlaf unabhängig von der Entwicklung einer klinischen Symptomatik erfolgen können. Kinder mit einer PTBS ohne eine komorbide Depression weisen in Homemonitoring-Studien eine signifikant erhöhte nächtliche Aktivität auf, längere Einschlafzeiten und eine verminderte Schlafeffizienz verglichen mit Kindern mit PTBS und Depression. Es wurde postuliert, dass eine komorbide Depression möglicherweise zu einem Schutz des Schlafes führt, indem eine PTBS-assoziierte Hypervigilanz und noradrenerge Überaktivität reduziert werden.

Die Wirkungen früher Traumata auf den Schlaf lassen sich auch im Erwachsenenalter nachweisen. Ein Trauma in der Kindheit erwies sich in einer Untersuchung von Schlafstörungen im Erwachsenenalter als stärkster Prädiktor für eine Schlafstörung in Bezug auf Einschlaflatenz, Schlafeffizienz und nächtliche Aktivität. 10 Jahre nach dem Trauma berichteten erwachsene Frauen im Vergleich mit Kontrollpersonen signifikant mehr Schlafstörungen. Missbrauch war ein Prädiktor von Schlafstörungen auch nach dem Kontrollieren von depressiven Symptomen. Trotz dieser Zusammenhänge bleiben die Beziehungen zwischen frühen Traumata und Schlafstörungen im Erwachsenenalter kaum verstanden (Sinha 2016).

Komorbide spezifische Schlafstörungen

Über die Assoziation der PTBS mit schlafbezogenen Atmungsstörungen liegen keine einheitlichen Daten vor. In verschiedenen Studien wurden Hinweise für eine hohe Komorbidität der PTBS mit schlafbezogenen Atmungsstörungen gefunden, andere Untersuchungen konnten diese Daten nicht bestätigen (Krakow et al. 2015). Eine erhöhte Komorbidität wurde auch für die Verhaltensstörung im REM-Schlaf gefunden.

Ätiopathogenese

Ein wichtiger Aspekt betrifft den Stellenwert von Schlafstörungen in der Ätiologie der PTBS, da ein gestörter Schlaf häufig als ein sekundäres Phänomen betrachtet wird. Auf der anderen Seite sind Schlafstörungen häufig ein weiter bestehendes Symptom auch nach der Behandlung einer PTBS. Neurophysiologische und bildgebende Untersuchungen geben Hinweise darauf, dass eine erhöhte Aktivität der Amygdala sowie eine verminderte Aktivität des medialen präfrontalen Kortex während des REM-Schlafes eine wesentliche Rolle in der Pathophysiologie der Schlafstörungen bei der PTBS spielen (Germain et al. 2008). Darüber hinaus wird vermutet, dass die PTBS-assoziierte katecholaminerge Hyperaktivität sowie der gestörte REM-Schlaf sich gegenseitig ungünstig beeinflussen und eine wichtige Rolle in der Genese der Konsolidierung der Albträume spielen. Physiologischerweise ist die adrenerge Aktivität im REM-Schlaf sehr niedrig. Aktuelle Daten deuten darauf hin, dass die verstärkte Katecholaminausschüttung eine Konsequenz der REM-Schlaf-Veränderungen sein könnte (Goldstein und Walker 2014). Abgesehen von neurobiologischen, psychologischen und biographischen Faktoren geben Studien auch Hinweise darauf, dass Schlafstörungen ein Risikofaktor für die Entwicklung einer PTBS sein können (Übersicht in Koffel et al. 2016). Durch eine effektive Behandlung der Schlafstörungen kann nicht nur die Schlafqualität, sondern nachfolgend auch andere PTBS-Symptome verbessert werden (Übersicht in Spoormaker & Montgomery 2008). In Abb. 10.1 ist die Interaktion von Traumaassoziierten und Vulnerabilitätsfaktoren in der Entwicklung einer PTBS schematisch dargestellt.

Therapie

Die komplexe Symptomatik posttraumatischer Belastungssyndrome mit häufiger psychiatrischer Komorbidität erfordert in der Regel multimodale Therapiekonzepte. Zwischen 50 und 90 % der Patienten mit einem chronischen PTBS weisen in ihrer Lebenszeitprävalenz zusätzlich noch weitere psychiatrische Störungen, insbesondere depressive Erkrankungen, auf. Psychotherapeutische Ansätze wie psychodynamische, behaviorale und kognitive Verfahren spielen in der Behandlung eine wesentliche Rolle, allerdings liegen hierzu nur wenige Wirksamkeitsstudien vor und diese ganz überwiegend in Form von Kurzzeitinterventionen. Bei schweren Formen wird oft eine Kombination aus psychotherapeutischen und pharmakologischen Methoden angewendet. Eine Übersicht zu kognitiven verhaltenstherapeutischen Interventionen nach Frauenknecht (2016) ist in Tabelle 10.2 dargestellt. Darüber hinaus hat sich das *Eye Movement Desensitization and Reprocessing* (EMDR) als ergänzendes psychotherapeutisches Verfahren als wirksam erwiesen.

10.1 Posttraumatische Belastungsstörung

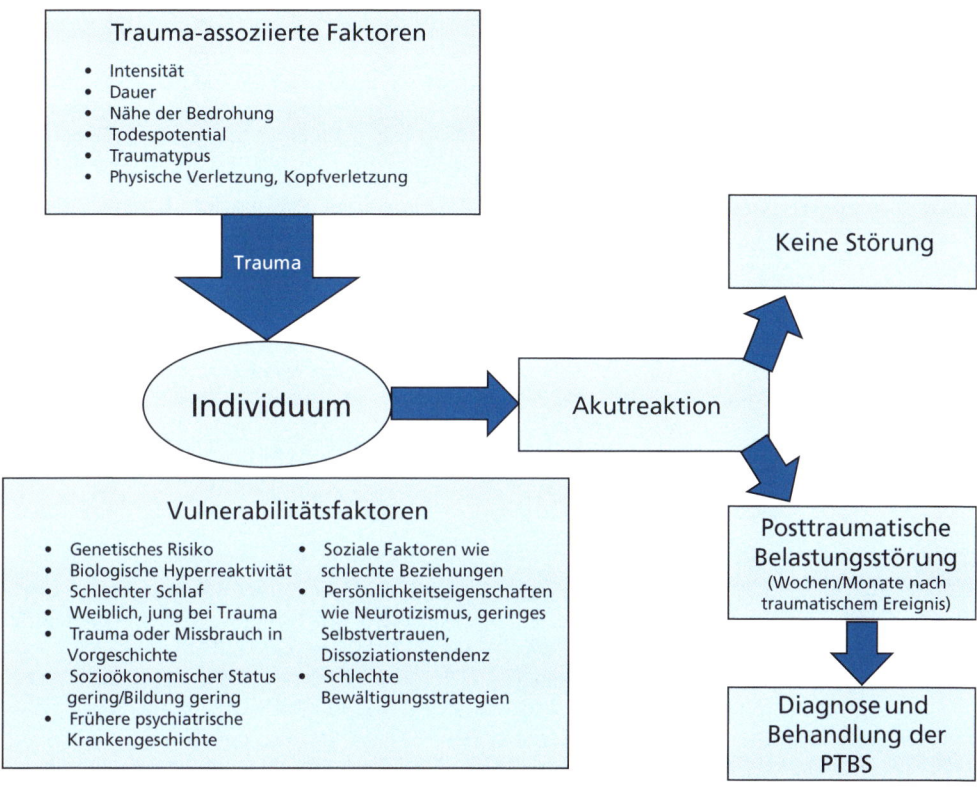

Abb. 10.1: Trauma-assoziierte und Vulnerabilitätsfaktoren bei PTBS (nach Spoormaker & Montgomery 2008).

Tab. 10.2: Elemente der kognitiv-behavioralen Therapie bei PTBS (nach Frauenknecht 2016)

Intervention	Ziel
Psychoedukation	Entlastung, Einordnen der Symptomatik als häufig vorkommende Reaktion auf ein schweres Trauma, Vermitteln von Hoffnung und Grundlagen der Reizkonfrontation
Selbstbeobachtung (Symptom-Tagebuch)	Wiedergewinnen von Kontrolle durch vermehrte Einsicht in Symptomatik, Entstehung und Aufrechterhaltung der Störung; Informationsgewinn zur Vorbereitung des Konfrontationsverfahrens
Techniken zur Angstbewältigung	
1. Entspannungstraining nach Jacobson	Verringern muskulärer Anspannung und vegetativer Erregung
2. Stressbewältigungsübungen, Atemtraining	Bewältigung von Stresssituationen, Abbau von Angst und vegetativer Erregung

Tab. 10.2: Elemente der kognitiv-behavioralen Therapie bei PTBS (nach Frauenknecht 2016) – Fortsetzung

Intervention	Ziel
3. Kognitive Umstrukturierung	Entspannung, Abnahme des vegetativen Arousals und der Angst, Verhindern einer Hyperventilation
4. Training sozialer Kompetenz	Abbau von Angst und unrealistisch pessimistischen Einstellungen, Wiedergewinnen von Kontrolle, Abbau von sozialem Rückzug und Isolation
Reizkonfrontations-Techniken	
1. Expositionen in sensu	Reduktion von Angst, Schmerz und Erregung bei Erinnerung an das Trauma, Wiedergewinnen von Kontrolle
2. Expositionen in vivo	Abbau von Vermeidungsverhalten in ungefährlichen Situationen, Reduktion von Angst, Wiedergewinnen von Kontrolle

Für die pharmakologische Behandlung liegt nur eine begrenzte Anzahl von kontrollierten Studien zur Effizienz von einzelnen Wirkklassen vor. Die Studienergebnisse beziehen sich dabei fast immer auf kurzfristige Interventionen von wenigen Wochen (Brownlow et al. 2015) (▶ Tab. 10.3).

Tab. 10.3: Psychopharmakologische Therapie der PTBS. Eine Zulassung liegt in Deutschland nur für Paroxetin und Sertralin vor.

Substanzklasse	Dosierungen (mg)	Wirkmechanismus
SSRI Sertralin Fluoxetin Paroxetin	 25–150 (max. 200) 10–60 10–50	Zentral serotonerg
SNRI Venlafaxin	 75–375	Zentral serotonerg und noradrenerg, in höherer Dosierung auch dopaminerg
TZA Amitriptylin Imipramin	 25–150 (max. 300) 25–150 (max. 300)	Zentral noradrenerg und serotonerg, REM-Schlaf-Unterdrückung
MAO-Hemmer Moclobemid Tranylcypromin	 300–600 5–20 (max. 40)	Reversibler bzw. irreversibler Hemmer der Monoaminooxidase
Betablocker Propranolol	 20–60	Nichtselektiver Betablocker ohne intrinsische sympathomimetische Aktivität

Behandlung von Insomnie und Albträumen

Kognitive Verhaltenstherapie

Zur Behandlung von Ein- und Durchschlafstörungen können die Techniken der störungsspezifischen kognitiven Verhaltenstherapie eingesetzt werden. Dazu gehören:

- Körperliche Entspannung, progressive Muskelrelaxation
- Gedankliche Entspannung, Ruhebild, Phantasiereise, Achtsamkeit
- Informationen zu Schlaf und Schlafstörungen, Schlafhygiene, Schlaf-Wach-Rhythmus-Strukturierung, Stimuluskontrolle, Schlafrestriktion
- Erkennen kognitiver Teufelskreise und sich selbsterfüllender Prophezeiungen
- Kognitives Umstrukturieren dysfunktionaler Gedankenkreisläufe

Eine effektive und relativ einfach anzuwendende kognitive Methode bei der Bewältigung von Alb- und Angstträumen bei PTBS ist ein Vorstellungstraining (*Imagery Rehearsal Therapy*) (Krakow et al. 1995). Die Behandlung, die in der Regel als Gruppentherapie durchgeführt wird, besteht aus folgenden Modulen:

- Informationen über das Verfahren und das Auftreten von Albträumen
- Modifikationen im Ablauf eines Albtraumes
- Ersetzen von Elementen durch neue Traumskripte
- Die Traumskripte wurden zuvor für etwa 3–7 Tage in der Vorstellung tagsüber geübt
- Selbstständiges Anwenden der Methode auf neu auftretende Albträume

Die Methode ist auch in Form eines Selbsthilfemanuals wirksam. Aktuelle Meta-Analysen finden sich bei Casement und Swanson (2012) sowie Ho et al. (2016) (▶ Tab. 10.4).

Tab. 10.4: Studien zur Imagery Rehearsal Therapy (IRT) und kognitiv-behavioralen Therapie in der Behandlung von Insomnie und Albträumen bei PTBS (nach Schoenfeld et al. 2012)

Autoren	N Patienten/Kontrollbehandlung	Schlaf	Albträume	PTBS-Symptome
Cook et al., 2010	124/Kontrollintervention	Keine Veränderungen	Keine Veränderungen	Keine Veränderungen
Davis & Wright, 2007	17/verzögerte Behandlung	Subjektive Verbesserung	↓ Albträume	↓ Symptomstärke
Forbes et al., 2001	12/keine Kontrollen	Nicht gemessen	↓ Albträume	↓ Symptomstärke
Germain et al., 2007	7/keine Kontrollen	Keine Veränderungen	Keine Veränderungen	↓ Tagesintrusionen
Krakow et al., 2000	169/Warteliste	Subjektive Verbesserung	↓ Albträume	↓ Symptomstärke
Krakow et al., 2001	60/Kontrollintervention	Subjektive Verbesserung	↓ Albträume	↓ Symptomstärke
Krakow et al., 2001	62/keine Kontrollen	Subjektive Verbesserung	↓ Albträume	↓ Symptomstärke

Tab. 10.4: Studien zur Imagery Rehearsal Therapy (IRT) und kognitiv-behavioralen Therapie in der Behandlung von Insomnie und Albträumen bei PTBS (nach Schoenfeld et al. 2012)
– Fortsetzung

Autoren	N Patienten/Kontrollbehandlung	Schlaf	Albträume	PTBS-Symptome
Long et al., 2011	37/keine Kontrollen	Verlängerte Gesamtschlafzeit	↓ Albträume	↓ Symptomstärke
Lu et al., 2009	15/keine Kontrollen	Keine Veränderungen	↓ Albträume	↓ Symptomstärke
Nappi et al., 2010	35/keine Kontrollen	Subjektive Verbesserung	↓ Albträume	↓ Symptomstärke
Swanson et al., 2009	8/keine Kontrollen	Subjektive Verbesserung	↓ Albträume	Keine Veränderung
Ulmer et al., 2011	22/keine Kontrollen	Subjektive Verbesserung	↓ Albträume	↓ Symptomstärke

Pharmakologische Therapie

Zur medikamentösen Behandlung der PTBS-assoziierten Schlafstörungen werden aufgrund klinischer Erfahrungen oft sedierende Antidepressiva eingesetzt (► Tab. 10.5). Aber auch sedierend wirkende atypische Antipsychotika wie Olanzapin oder Quetiapin werden in dieser off-label Anwendung verordnet.

Tab. 10.5: Medikamentöse Therapie von Schlafstörungen und Albträumen bei PTBS

Indikation	Dosierungen (mg)	Wirkmechanismus
Ein- und Durchschlafstörungen: Antidepressiva mit verbreiteter Anwendung bei Schlafstörungen		
Amitriptylin Doxepin Trazodon Trimipramin Mirtazapin	25–150 10–150 25–150 10–150 7,5–30	Zentral noradrenerg und serotonerg, H1-antagonistisch, anticholinerg
Albträume		
Prazosin	2–6	Postsynaptischer α_1-adrenerger Antagonist
Clonidin	0,0375 0,15	Zentraler alpha-2-Agonist

Es existiert jedoch kaum empirisch fundiertes Wissen zur Wirksamkeit einer Langzeitbehandlung. Dies gilt auch für die Anwendung von Prazosin (alternativ auch Doxazosin), das bei ausgeprägten Albträumen effektiv sein kann (Kung et al. 2012). Dagegen ist die Datenlage in dieser Indikation für Clonidin, atypische Antipsychotika (Olanzapin, Risperidon, Aripirazol), Topiramat und niedrig dosiertes Kortisol deutlich schlechter. Benzodiazepine, insbesondere Clonazepam, führen zu keiner Reduktion von Albträumen bei der PTBS (Aurora et al. 2010). Insgesamt hängt die Prognose von zahlreichen Faktoren ab, unter anderem von der Akuität bzw. Chronizität der Erkrankung, der Komorbidität mit anderen psychischen oder somatischen Erkrankungen und ganz wesentlich von der Qualität der störungsspezifischen psychotherapeutischen Behandlung.

10.2 Akute Belastungsstörung

Das Hauptmerkmal der akuten Belastungsstörung ist das Auftreten von wiederkehrenden, unwillkürlich sich aufdrängenden belastenden Erinnerungen an das traumatische Ereignis, wiederkehrende, belastende Träume, deren Inhalte und/oder Affekte sich auf das oder die traumatischen Ereignisse beziehen sowie dissoziative Reaktionen für die Dauer von drei Tagen bis einem Monat nach Konfrontation mit traumatischen Ereignissen.

Die klinischen Erscheinungen der akuten Belastungsstörung können individuell variieren, sind aber typischerweise durch eine Angstreaktion gekennzeichnet, die Formen des Wiedererlebens oder der Reagibilität auf das traumatische Ereignis beinhaltet. Bei manchen Personen können dissoziative Symptome oder Entfremdungserleben dominieren. Bei anderen Personen können ausgeprägte Wutreaktionen mit Reizbarkeit und aggressiven Ausbrüchen vorherrschen. Das klinische Vollbild sollte für die Dauer von mindestens drei Tagen nach dem traumatischen Ereignis auftreten und kann nur innerhalb eines Monats nach dem traumatischen Ereignis diagnostiziert werden. Symptome, die in unmittelbarem Anschluss an das Ereignis auftreten, aber innerhalb von drei Tagen remittiert sind, erfüllen nicht die Kriterien für eine akute Belastungsstörung.

Schlafstörungen

Personen mit akuter Belastungsstörung leiden an Ein- und Durchschlafstörungen, die mit Albträumen einhergehen können. Aufgrund eines erhöhten Erregungszustands infolge einer intensiven emotionalen Reaktion können Ein- und Durchschlafstörungen auftreten. Bei Vorliegen einer akuten Belastungsstörung kann es auch zu erhöhter Reizbarkeit kommen, teilweise sogar mit verbal und/oder körperlich aggressiven Verhaltensweisen bei nur geringen Anlässen. Die akute Belastungsstörung ist oft durch eine erhöhte nächtliche Ängstlichkeit/Wachsamkeit im Hinblick auf potenzielle Gefahren charakterisiert.

Die Symptome sind nur vorübergehend bzw. sistieren, wenn der auslösende Faktor nicht mehr vorhanden ist. Eine kurzfristige medikamentöse Behandlung sollte nur dann erfolgen, wenn die Schlafqualität bzw. Tagesbefindlichkeit erheblich beeinträchtigt ist.

11 Essstörungen

Essstörungen sind gekennzeichnet durch eine anhaltende Störung des Essverhaltens oder andere essensbezogene Verhaltensweisen, die zu einer veränderten Nahrungsaufnahme führen und in bedeutendem Maße die körperliche Gesundheit oder psychosoziale Funktionsfähigkeit beeinträchtigen. Betroffene erleben eine intensive Angst, zu dick zu sein oder zu werden, zeigen ein abnormes Essverhalten und leiden unter einer Störung der Körperwahrnehmung. Die klassischen psychiatrischen Störungsbilder sind die Anorexie und die Bulimie (ICD-10). In der Schlafmedizin sind das Night-Eating-Syndrom (Nächtliches Essen und Trinken) und die schlafbezogene Essstörung relevante Krankheitsbilder.

11.1 Anorexia nervosa

Bei der Anorexia nervosa handelt es sich um eine Essstörung, bei der die Betroffenen durch ein restriktives Essverhalten und willentliches Hungern ein erhebliches Untergewicht herbeiführen, das zu lebensbedrohlichen körperlichen Folgen führen kann. Dennoch erleben sich die Patienten und Patientinnen als zu dick bzw. entwickeln eine große Angst vor einer Gewichtszunahme. Das Selbstwertgefühl ist in hohem Maße an ein niedriges Körpergewicht gekoppelt. Häufig werden auch Abführmittel eingenommen oder Fastenperioden eingelegt, um eine Gewichtszunahme zu verhindern. Neben den Leitsymptomen der Anorexie kommt es sehr häufig zu auffälligen Verhaltensweisen im Umgang mit Nahrungsmitteln.

Bei ausgeprägtem Untergewicht entwickeln viele Personen mit Anorexia nervosa depressive Symptome, sozialen Rückzug, Reizbarkeit, Schlaflosigkeit und vermindertes sexuelles Interesse.

Die Lebenszeitprävalenz der Anorexie bei Frauen liegt bei ca. 0,5 %, bei jungen Frauen im Alter zwischen 15 und 19 Jahren wird eine Prävalenz von 3 % angenommen. Frauen sind mit einem Verhältnis von ca. 10–12:1 wesentlich häufiger betroffen als Männer. Anorexia nervosa beginnt häufig während der Adoleszenz oder des jungen Erwachsenenalters, selten vor der Pubertät oder nach dem 40. Lebensjahr.

11.2 Bulimia nervosa

Auch bei Patienten bzw. Patientinnen mit einer Bulimie wird eine Einengung auf die Beschäftigung mit dem Thema »Essen«, eine Störung der Körperwahrnehmung sowie eine deutlich ausgeprägte Selbstwertproblematik mit Gefühlen von Schuld und eigenem Versagen beobachtet. Im Vergleich zur Anorexie sind diese Patientinnen im Durchschnitt normal- oder leicht übergewichtig. Kennzeichnend sind Heißhungerattacken, während derer innerhalb kurzer Zeit große Mengen meist hochkalorischer Nahrungsmittel zu sich genommen und anschließend gezielt wieder erbrochen werden.

Die Bulimie hat einen günstigeren Verlauf und ist mit einer Lebenszeitprävalenz bei Frauen mit 1% etwas häufiger als die Anorexie. Beide Erkrankungen werden oft durch komorbide depressive Episoden, Dysthymie, Angst- und Zwangserkrankungen, Substanzmissbrauch- bzw. -abhängigkeit sowie Persönlichkeitsstörungen kompliziert, die den Verlauf wiederum ungünstig beeinflussen.

Schlaf und Essstörungen

Subjektive Schlafqualität

Patienten mit einer Anorexie geben häufig Schlafstörungen an, vor allem in Phasen starken Gewichtsverlustes. Auch bei der Binge-Eating-Störung, die durch wiederkehrende Essanfälle gekennzeichnet ist, zeigt sich, dass die Betroffenen im Vergleich zu Kontrollen häufiger unter Ein- und Durchschlafstörungen, einer schlechteren Schlafqualität und Tagesmüdigkeit litten.

Objektive Schlafqualität

Polysomnographische Studien zeigen, dass das Schlafmuster bei Essstörungen per se nicht wesentlich von den Befunden gesunder Personen abweicht (Übersicht in Lauer & Krieg 2004). Unterschiede zu Gesunden und Patienten mit Bulimie zeigen sich jedoch bei Fokussierung auf den restriktiven Typus der Anorexie, insbesondere bei starker Gewichtsabnahme. Hier findet sich typischerweise eine geringere Gesamtschlafzeit und Schlafeffizienz, fragmentierter Schlaf und weniger Tiefschlaf. Eine zumindest partielle Gewichtsnormalisierung kann zur Schlafkonsolidierung und zu mehr Tiefschlaf führen, allerdings konnten diese Ergebnisse nicht repliziert werden. In der Freiburger Metaanalyse zu polysomnographischen Befunden wurden für die Anorexia nervosa marginal signifikante Effekte hinsichtlich der Schlafkontinuität sowie eine Zunahme von Leichtschlaf gefunden (Baglioni et al. 2016).

Komorbidität Depression

Patienten mit Essstörungen zeigen teilweise Parallelen zu dem Schlafverhalten depressiver Patienten auf; Phasen von Schlaflosigkeit wechseln mit Perioden von vermehrtem Schlafbedürfnis ab. Essstörungen und affektive Störungen scheinen jedoch zwei getrennte Entitäten zu sein. Schlaf-EEG-Studien konnten mit Ausnahme von Veränderungen der Augenbewegungsdichte auch keine Unterschiede in den Schlafparametern bei Patienten mit Essverhaltensstörungen und einer komorbiden Depression einerseits und Schlafgesunden andererseits finden. Dies spricht u. a. dafür, dass die der Depression zugrundeliegenden dysregulativen Mechanismen bei Essverhaltensstörungen nicht in demselben Maße wirksam sind. Die depressiven Symptome bei Anorexie und Bulimie könnten daher – zumindest im Hinblick auf die Schlafstruktur – als ein sekundäres Phänomen interpretiert werden.

Pathophysiologische Aspekte

Die Beziehung zwischen Schlaf- und Essstörung ist bislang nicht ausreichend geklärt: Schlafprobleme und Essstörungen können sich gegenseitig bedingen oder Schlaf- und Essstörungen sind Folge anderer zugrundeliegender neurobiologischer Prozesse, wie Depression oder andere Stresserkrankungen. Viele Befunde deuten darauf hin, dass Gewichtsabnahme und Schlafmangel aufgrund komplexer endokriner (Leptin, Wachstumshormon, Orexin und anderer appetitregulierender Hormone) und metabolischer Veränderungen (im Glukose- und Fettstoffwechsel) eng miteinander zusammenhängen. Darüber hinaus wurden bei Essverhaltensstörungen eine verstärkte Stressantwort im Hypothalamus-Hypophysen-Nebennierenrindensystem und erhöhte Kortisolwerte im Blut beschrieben, die auf die komplexen Interaktionen zwischen Schlaf und Essstörungen hinweisen. Auch die neuroendokrinen und schlafphysiologischen Grundlagen sind bisher nicht ausreichend verstanden (Cinosi et al. 2011). Wiederholt wurde auch festgestellt, dass die Betroffenen oft nach Mitternacht zu Bett gehen und verspätet aufstehen, als Hinweis auf eine Verschiebung des zirkadianen Rhythmus mit insomnischer Symptomatik. Da es sich bei diesem Krankheitsbild häufig um junge Patienten handelt, wird eine insomnische Symptomatik erst mit zunehmendem Alter deutlicher ausgeprägt und auch als solche erkannt. Da Jugendliche im Allgemeinen eine deutlich höhere Variabilität in den Zubettgehzeiten und in der Dauer ihrer Gesamtschlafzeit haben als junge Erwachsene, werden Schlafstörungen und die damit verbundenen Vigilanzschwankungen tagsüber meist nicht beachtet.

Nächtliches Essen und Trinken

1955 wurde von Stunkard et al. erstmals das Night Eating Syndrom (NES) beschrieben.

Die Autoren berichteten von einer Gruppe vorwiegend adipöser Erwachsener, die nachts große Nahrungsmengen zu sich nehmen (nächtliche Hyperphagie), an Schlafstörungen (Insomnie) leiden und tagsüber kaum ein Hungergefühl zeigen. Einige wachen auch öfters während des Nachtschlafes auf, um zu essen. Am darauffolgenden Tag besteht keine Amnesie über die nächtlichen Nahrungsaufnahmen. Nächtliches Essen kann auch als eine Dissoziation der Nahrungsaufnahme von der zirkadianen Regulation des Schlaf-Wach-Rhythmus verstanden werden. Im Vergleich zu anderen Essverhaltensstörungen wurde dem NES zunächst wenig Aufmerksamkeit geschenkt. Erst ab Mitte der 1990er Jahre wurden umfangreichere Studien durchgeführt, seither nimmt das wissenschaftliche Interesse an diesem Thema beständig zu (Übersicht in Howell et al. 2009).

Schlafbezogene Essstörung

Dem »klassischen« NES stellten Schenck und Koautoren (1993) das Konzept einer Sleep-Related Eating Disorder (SRED) gegenüber, ein Begriff, der in der Folge wiederholt aufgegriffen wurde (Winkelman et al. 1998). Die Autoren beschrieben nächtliche Essanfälle, die sich vom Night Eating Syndrom insofern unterscheiden, als diese Episoden aus eindeutigen Schlafphasen erfolgen und die Erinnerbarkeit bzw. der Grad des Bewusstseins dabei deutlich reduziert ist. Schenck et al. (1993) stellte anhand polysomnographischer Aufzeichnungen bei Patienten mit nächtlichen Essanfällen in den meisten Fällen die Diagnose eines Somnambulismus und in 13,2 % traten zusätzlich Phänomene wie periodische Beinbewegungen im Schlaf (PLMS) bzw. obstruktive Schlafapnoen auf. Die schlafbezogene Essstörung wird unter den Parasomnien des non-REM-Schlafes (Arousalstörungen) klassifiziert und in dem Kapitel »Parasomnien« ausführlicher behandelt.

Episoden nächtlichen Essens treten auch im Rahmen »typischer« Essverhaltensstörungen wie Anorexia nervosa, Bulimie und Binge-Eating-Syndrom auf. Auch beim Kleine-Levin-Syndrom und anderen psychiatrischen Krankheitsbildern wie dissoziative Störungen und Angststörungen kommt es gelegentlich zu nächtlichen Essanfällen (meist kombiniert mit Hypersexualität, Hypersomnie und weiteren Verhaltensstörungen):

- Schlafbezogene Essstörung
- Night Eating Syndrom
- Bulimia nervosa mit nächtlichen Essanfällen
- Binge-Eating-Störung
- Kleine-Levin-Syndrom
- Dissoziative Störung

Therapie

Schlafstörungen im Zusammenhang mit einer Essverhaltensstörung sollten nicht übersehen und die Behandlung an die jeweiligen individuellen Besonderheiten angepasst werden. Da ein gestörtes Essverhalten bei einer Reihe von anderen Grunderkrankungen auftritt und wahrscheinlich auch an chronobiologische Mechanismen der Appetitsteuerung gekoppelt ist, muss eine Behandlung der Schlafstörung immer multimodal angelegt werden. Einer monokausal medikamentösen Behandlung sind damit von vornherein Grenzen gesetzt. Komorbide depressive Störungen bedürfen bei entsprechendem Schweregrad einer konsequenten antidepressiven Therapie. Vor allem Strategien zur Schlafrestrukturierung (z. B. regelmäßige Zubettgehzeiten) und schlafhygienische Maßnahmen werden von jüngeren Patienten weniger toleriert als von älteren Patienten. Darüber hinaus können verhaltensmodifizierende Techniken zur Schlafhygiene bei Patienten mit ausgeprägten perfektionistischen Persönlichkeitsmerkmalen zu nicht realistischen Erwartungshaltungen und überzogenen persönlichen Leistungsanforderungen führen.

12 Persönlichkeitsstörungen

Persönlichkeitszüge stellen überdauernde Muster des Wahrnehmens, der Beziehungsgestaltung und des Denkens über die Umwelt und über sich selbst dar. Sie kommen in einem breiten Spektrum sozialer und persönlicher Situationen und Zusammenhänge zum Ausdruck. Nur dann, wenn Persönlichkeitszüge unflexibel und unangepasst sind und in bedeutsamer Weise zu Funktionsbeeinträchtigungen oder subjektivem Leiden führen, bilden sie eine Persönlichkeitsstörung. Das wesentliche Merkmal einer Persönlichkeitsstörung ist ein andauerndes Muster von innerem Erleben und Verhalten, das merklich von den Erwartungen der soziokulturellen Umgebung abweicht und sich in den Bereichen Denken, Affektivität, Gestaltung zwischenmenschlicher Beziehungen oder Impulskontrolle manifestiert. Dieses überdauernde Muster ist in einem weiten Bereich persönlicher und sozialer Situationen unflexibel und tiefgreifend. Es führt in klinisch bedeutsamer Weise zu Beeinträchtigungen in sozialen, beruflichen oder anderen wichtigen Funktionsbereichen. Das Muster ist stabil und lang andauernd und sein Beginn kann zumindest bis zur Adoleszenz oder bis zum frühen Erwachsenenalter zurückverfolgt werden. Schlafstörungen sind für die Diagnosestellung einer Persönlichkeitsstörung nicht von Bedeutung.

Die Lebenszeitprävalenz in der Allgemeinbevölkerung soll zwischen 6 und 14 % liegen. Die Komorbidität bei Patienten mit anderen psychiatrischen Erkrankungen wird mit 39,5 % angegeben.

12.1 Schlaf und Persönlichkeitsstörungen

Nur wenige Studien haben sich dem Zusammenhang zwischen Schlaf und Persönlichkeit gewidmet. Frühe Untersuchungen zeigten, dass bestimmte Persönlichkeitszüge mit einer erhöhten Suszeptibilität für die Entwicklung einer Insomnie assoziiert sind. Definitive Rückschlüsse können aus den teilweise widersprüchlichen Ergebnissen nicht gezogen werden, aber es gibt Hinweise darauf, dass insomnische Patienten eine höhere Ausprägung von »Neurotizismus«, »Internalisierung«, einer ängstlichen Besorgnis und von zwanghaften Merkmalen aufweisen (Vincent & Walker 2000). Diese Faktoren können auch eine Rolle spielen im Hinblick auf Untergruppen insomnischer Störungen. Darüber hinaus könnten spezifische Persönlichkeitszüge unterschiedlich auf eine kognitiv-behaviorale Behandlung ansprechen. So zeigen insomnische Patienten mit höherem Score in der MMPI (Minnesota Multiphasic Personality Inventory) Hypomanie Skala eine geringere Verbesserung mittels verhaltenstherapeutischer Methoden gegenüber Patienten mit unauffälligem MMPI (Übersicht in van de Laar et al. 2010). Persönlichkeitsfaktoren könnten eine kausale Rolle bei der Entwicklung einer Insomnie spielen, es ist aber auch denkbar, dass bestimmte Persönlichkeitszüge Folge von Schlafstörungen und den damit verbundenen kognitiven Funktionen sind. Insbesondere aufgrund fehlender Längsschnittstudien bleibt diese Beziehung ungeklärt, vor allem auch das komplexe Zusammenspiel von psychologischen und physiologischen Faktoren in der Prädisposition und Aufrechterhaltung einer chronischen Insomnie (Harvey et al. 2014).

Untersuchungen des Schlafes von Patienten mit Persönlichkeitsstörungen wurden ebenfalls bislang kaum durchgeführt, so dass die Erkenntnisse hier sehr begrenzt sind. Einige Untersuchungen liegen zur Borderline-Persönlichkeitsstörung vor, für die auch polysomnographische Daten erhoben wurden.

Borderline-Persönlichkeitsstörung

Menschen mit einer Borderline-Persönlichkeitsstörung leiden an einer tiefgreifenden Emotionsregulationsstörung und versuchen, eine tatsächliche oder erwartete Trennung zu vermeiden. Die Wahrnehmung drohender Zurückweisung oder der Verlust äußerer Struktur kann zu grundlegenden Veränderungen des Selbstbildes, der Affekte, des Denkens und des Verhaltens führen. Diese Ängste vor dem Verlassenwerden stehen in Zusammenhang mit einer Unfähigkeit, alleine zu sein. Unter den psychosozialen Faktoren werden insbesondere kindlicher Missbrauch, Misshandlung und Vernachlässigung als ätiologisch relevante Faktoren identifiziert.

Die Prävalenz der Borderline-Persönlichkeitsstörung wird in der Allgemeinbevölkerung auf 1,6 % geschätzt, könnte aber auch höher liegen. In der ambulanten psychiatrischen Versorgung liegt sie bei ca. 10 % und bei stationären psychiatrischen Patienten bei etwa 20 %. Ab dem 30. oder 40. Lebensjahr erfährt die Mehrzahl der Personen mit dieser Störung eine größere Stabilität in ihren Beziehungen und beruflichen Funktionen.

Schlaf und Borderline-Persönlichkeitsstörung

Untersuchungen zur subjektiven und objektiven Schlafqualität der Patienten zeigen, dass die große Mehrheit der Patienten unter Einschlafstörungen, Durchschlafstörungen und vorzeitigem morgendlichen Erwachen leiden, auch nach Kontrolle depressiver Symptome. Der Schweregrad der Schlafstörung scheint ähnlich ausgeprägt zu sein wie bei Patienten mit einer Depression oder generalisierten Angststörung. Konsequenterweise besteht eine erhöhte Tagesschläfrigkeit, Erschöpfung und Ermüdbarkeit. Polysomnographische Untersuchungen zeigen häufig eine verlängerte Einschlaflatenz, vermehrte Wachphasen nach dem Einschlafen, eine Reduktion der Gesamtschlafzeit und der Schlafeffizienz sowie eine Verminderung von Tiefschlafanteilen (Übersicht in Hafizi 2013). In der Freiburger Metaanalyse zu polysomnographischen Befunden bei psychiatrischen Erkrankungen wurden eine Abnahme der Schlafkontinuität und eine Verkürzung der REM-Latenz beschrieben. Eine Beeinträchtigung der Schlafarchitektur wurde nicht gefunden (Baglioni et al. 2016).

Bei der Borderline-Störung treten relativ häufig komorbide affektive Störungen auf, die sich in den schlafpolygraphischen Ableitungen in den charakteristischen Merkmalen einer REM-Schlaf-Disinhibition widerspiegeln (McNamara et al. 1984). In der Folge können unregelmäßige Schlaf-Wach-Rhythmen und Tagschlafepisoden die vorbestehenden Schlafstörungen verstärken.

Die Therapie besteht in der Regel in störungsspezifischen psychotherapeutischen Verfahren gegen die Grunderkrankung, einer umfassenden Psychoedukation und der Behandlung einer möglicherweise bestehenden komorbiden, depressiven Symptomatik. Nach Ausschluss spezifischer Schlafstörungen sind schlafhygienische Maßnahmen und verhaltenstherapeutische Techniken zur Behandlung der Schlafstörung oft hilfreich. Auf eine Behandlung mit Benzodiazepinen bzw. Z-Substanzen sollte wenn möglich verzichtet werden.

13 Aufmerksamkeitsdefizit-/Hyperaktivitätsstörung (ADHS) des Erwachsenenalters

Unter der Aufmerksamkeitsdefizit-/Hyperaktivitätsstörung (ADHS) des Erwachsenenalters wird eine Störung verstanden, die in der Kindheit beginnt und als Leitsymptome eine beeinträchtigte Aufmerksamkeit sowie Impulsivität und Hyperaktivität aufweist. Schlaf hat einen entscheidenden Einfluss auf kognitive Funktionen wie Lernen und Gedächtniskonsolidierung; eine gute Schlafqualität wirkt sich günstig auf Aufmerksamkeit, Konzentrationsvermögen und emotionales Erleben aus. Andererseits wird vermutet, dass Schlafmangel ADHS-Symptome verstärken oder mitbedingen könnte. Eine mögliche ätiologische Beziehung zwischen gestörtem Schlaf und ADHS ist ein interessantes, noch in den Anfängen stehendes Forschungsfeld der psychiatrischen Schlafmedizin, da ganz grundlegende Fragen zur Beziehung zwischen Schlaf, Kognition und emotionalem Erleben aufgeworfen werden. Die Studienlage zu Schlaf und ADHS ist uneinheitlich. Einige Daten deuten darauf hin, dass kognitive Störungen bei ADHS unabhängig von Schlafstörungen auftreten.

Klinik

Das Hauptmerkmal von ADHS ist ein durchgehendes Muster von Unaufmerksamkeit und/oder Hyperaktivität bzw. Impulsivität, welches das Funktionsniveau beeinträchtigt oder die Entwicklung behindert. Patienten mit einer Aufmerksamkeitsstörung des Erwachsenenalters sind im Gespräch leicht ablenkbar, impulsiv und sprunghaft, monotone Aktivitäten werden nicht lange durchgehalten. Alltagsaktivitäten und berufliche Aufgaben sind häufig unzureichend organisiert oder können nicht beendet werden. Eine motorische Hyperaktivität kann im Erwachsenenalter weniger sichtbar sein, stattdessen berichten die Patienten über ein ständiges Gefühl innerer Unruhe und Anspannung. Als weiteres Symptom tritt häufig eine emotionale Dysregulation auf, die sich in raschen Stimmungswechseln zwischen Euphorie und Niedergeschlagenheit manifestiert.

Die in der ICD-10 aufgeführten Kriterien wurden ursprünglich zur Diagnose des ADHS im Kindesalter entwickelt. Im DSM-5 sind die Diagnosekriterien auch für das Erwachsenenalter geeignet und fordern einen Beginn der Störung vor dem 12. Lebensjahr.

Die Prävalenz von ADHS im Kindesalter wird auf 3–12 % geschätzt, im Erwachsenenalter wird sie mit 1–5 % angegeben, in Abhängigkeit von den jeweils angewendeten diagnostischen Kriterien. Es wird angenommen, dass bei etwa 50–60 % der betroffenen Kinder die Symptome bis ins Erwachsenenalter persistieren. Während Jungen doppelt bis vierfach so häufig betroffen sind, scheint das Geschlechterverhältnis im Erwachsenenalter ausgeglichen zu sein. Für den Verlauf im Erwachsenenalter besonders bedeutsam sind die psychosozialen Konsequenzen, die sich aus einem mangelndem Durchhaltevermögen, Unzuverlässigkeit und Sprunghaftigkeit im familiären und beruflichen Umfeld ergeben können.

Es gibt bislang keinen biologischen Marker, anhand dessen ADHS diagnostiziert werden kann. In der Ätiopathogenese spielen biologisch-genetische Faktoren eine wichtige Rolle. Die Konkordanzraten für ADHS bei eineiigen Zwillingen liegen bei etwa 75 %. Die Wirksamkeit von Stimulanzien sowie funktionelle bildgebende Untersuchungen geben Hinweise darauf, dass dysfunktionale Veränderungen in der dopaminergen und noradrenergen Neurotransmission im Bereich fronto-striataler Strukturen vorliegen. Psychosoziale Aspekte spielen insbesondere im Hinblick auf die sekundären Folgen des ADHS eine Rolle und beeinflussen wesentlich den Verlauf und die Ausgestaltung der Erkrankung.

13.1 Schlaf und ADHS

Auch wenn Schlafstörungen im DSM-5 bzw. in der ICD-10 kein eigenständiges Kriterium sind, besteht in den letzten Jahren ein zunehmendes klinisches und wissenschaftliches Interesse an der Beziehung zwischen ADHS und Schlaf. In die meisten Studien wurden Kinder und Jugendliche eingeschlossen, Schlaf-Untersuchungen zu erwachsenen Patienten sind bisher kaum durchgeführt worden.

Insgesamt zeichnet sich ein sehr heterogenes, noch unvollständiges Bild ab: Zum einen können subjektive Beschwerden nicht konsistent objektiviert werden, zum anderen findet sich eine hohe Variabilität hinsichtlich subjektiver und objektiver Schlafbeeinträchtigungen. Insomnische Symptome, Veränderungen der Schlafarchitektur, unruhige Beine, periodische Beinbewegungen und schlafbezogene Atmungsstörungen wurden bei Kindern mit ADHS wiederholt beschrieben. Es wurde auch berichtet, dass der Schweregrad der Störung mit einer verzögerten Schlafphase (Abendtyp) korreliert und Morgenlicht kognitive Symptome des ADHS bessern kann. Das Syndrom der verzögerten Schlafphase scheint ein häufiger Grund für ausgeprägte Einschlafstörungen bei Jugendlichen mit ADHS zu sein. Derzeit ist nicht bekannt, ob ähnliche Beschwerden auch den Schlaf erwachsener Patienten beeinträchtigen. Auch bei Erwachsenen kennzeichnen widersprüchliche Studienergebnisse und eine Heterogenität schlafbezogener Symptome die komplexe Interaktion zwischen Schlaf und ADHS.

Manche Autoren betrachten Schlafstörungen auch als ein sekundäres Phänomen aufgrund komorbider depressiver Symptome bzw. Angsterkrankungen oder als Folge einer medikamentösen Behandlung der Grunderkrankung. Tatsächlich zeigen einige Studien, dass Stimulanzien die Schlafqualität und Architektur beeinflussen. Andererseits wurde in kontrollierten Studien gezeigt, dass Schlafstörungen auch bei medikamentenfreien Patienten auftreten. Darüber hinaus wurde darauf hingewiesen, dass die Behandlung des ADHS mit Stimulanzien zu einer Verbesserung der Schlafqualität führen kann. Komorbiditäten mit anderen psychischen Erkrankungen, insbesondere mit depressiven Störungen und Substanzabhängigkeiten, spielen sicherlich eine wichtige Rolle, es bleibt aber offen, in welchem Ausmaß diese Komorbiditäten zu Häufigkeit und Schweregrad von Schlafstörungen bei ADHS beitragen.

Subjektive Schlafqualität

Bis zu 70 % der Kinder mit ADHS sollen unter gering bis stark ausgeprägten Schlafstörungen leiden. Bislang gibt es keine vergleichbaren epidemiologischen Studien zur Häufigkeit und subjektiven Schlafqualität bei ADHS im Erwachsenenalter. In Metaanalysen zu Schlafstörungen und ADHS mit dem Schwerpunkt auf Kindern und Jugendlichen wurden Ein- und Durchschlafstörungen sowie häufige nächtliche Aufwachereignisse beschrieben (Sadeh et al. 2006). Studien mit kleinen Fallzahlen bei Erwachsenen berichten über eine verminderte subjektive Schlafqualität, u. a. gemessen mit dem Pittsburgh Sleep Quality Index (PSQI). Etwa die Hälfte der erwachsenen Patienten mit ADHS geben Schlafprobleme im Allgemeinen an und 37 % eine erhöhte Tagesschläfrigkeit (Philipsen et al. 2006). Eine Übersicht bisheriger Studien zur subjektiven Schlafqualität bei Erwachsenen findet sich in Tabelle 13.1.

Tab. 13.1: Studien zu Schlafstörungen bei Erwachsenen mit ADHS (subjektive Methoden) (nach Yoon et al. 2012)

Autoren	Patienten/Kontrollen	Komorbidität	Hauptergebnisse ADHS-Patienten vs Kontrollen
Oosterloo et al., 2006	ADHS (n = 61) vs. Narkolepsie (n = 67) vs. idiopathische Hypersomnie (n = 7)	Nicht spezifiziert	38 % der ADHS-Patienten weisen erhöhte Tagesmüdigkeit auf
Schredl et al., 2007	ADHS (n = 120) vs. Kontrollen (n = 444)	Depression, Angst, Tic-Störung, Zwangsstörung, Substanzmissbrauch	Reduzierte Schlafqualität, vermehrt nächtliche Aufwachereignisse, Probleme mit dem Schlaf-Wach-Rhythmus, vermehrt nächtliche Atmungsstörungen, Parasomnien, Tagesmüdigkeit
Surman et al., 2008	ADHS (n = 182) vs. Kontrollen (n = 117)	Depression, Agoraphobie, Panikstörung, Zwangsstörung, Substanzmissbrauch	Einschlafstörungen, unruhiger Schlaf, Sprechen im Schlaf, Albträume, vermehrtes nächtliches Aufwachen, Tagesmüdigkeit

Objektive Schlafqualität

In den erwähnten Metaanalysen wurden bei Kindern und Jugendlichen eine aktigraphisch bzw. schlafpolygraphisch gemessene verlängerte Einschlaflatenz und verringerte Gesamtschlafzeit sowie eine erhöhte Zahl von Schlafstadienwechseln und eine geringere Schlafeffizienz berichtet. Aktimetrische und polysomnographische Untersuchungen bei Erwachsenen ergeben kein einheitliches Bild, inkonsistente Ergebnisse finden sich hinsichtlich erhöhter Bewegungsindizes, verkürzter Einschlaflatenz, verminderter Schlafeffizienz, vermehrtem Anteil an Stadium 1 und vermindertem Anteil von REM-Schlaf (Konofal et al. 2010). Eine Übersicht dazu findet sich in Tabelle 13.2. In einer aktuellen Metaanalyse wurden bezüglich ADHS (überwiegend Jugendliche) keine signifikanten Veränderungen der Schlafkontinuität, Anteile der Schlafstadien und der REM-Schlafparameter einschließlich der REM-Latenz gefunden (Baglioni et al. 2016).

Spezifische Schlafstörungen

Frühere Untersuchungen führen an, dass bis zu 44 % der Patienten mit ADHS auch RLS-typische Symptome aufweisen und 26 % der Patienten mit RLS unter ADHS- Symptomen leiden. Allerdings sind diese Zahlen aufgrund methodischer und diagnostischer Schwierigkeiten nur mit Vorsicht zu betrachten. Andere Studien berichten über eine RLS-Häufigkeit von 10–20 % bei ADHS-Patienten. Schlafbezogene Atmungsstörungen scheinen ebenfalls mit einer erhöhten Komorbidität zumindest bei Kindern mit ADHS vorzukommen, allerdings sind auch hier die

Tab. 13.2: Studien von Schlafstörungen bei Erwachsenen mit ADHS (objektive Methoden) (nach Yoon et al. 2012)

Autoren	Patienten/ Kontrollen	Komorbidität	Hauptergebnisse ADHS-Patienten vs Kontrollen
Kooij et al., 2001	ADHS (n = 8) vs. Kontrollen (n = 8)	Dysthymie, Essstörung, Borderline-Störung	Aktigraphie: erhöhter Bewegungsindex; unter Medikation Verbesserung der Schlafqualität
Phillipsen et al., 2005	ADHS (n = 20) vs. Kontrollen (n = 20)	Früher: Suchterkrankungen, Depression, Angststörungen	PSG: Keine Unterschiede zwischen ADHS-Patienten und Kontrollen
Boonstra et al., 2007	ADHS (n = 33) vs. Kontrollen (n = 39)	Depression und Angststörungen	Aktigraphie: verminderte Schlafeffizienz, verlängerte Einschlaflatenz; unter Medikation Verbesserung der Schlafqualität; keine Assoziationen zwischen Komorbiditäten und Schlafparametern
Sobanski et al., 2008	ADHS (n = 34) vs. Kontrollen (n = 34)	Kombinierte Tic-Störung, soziale Phobie und Dysthymie	PSG: verminderte Schlafeffizienz, vermehrt Stadium 1, REM-Schlafanteil reduziert

PSG: Polysomnographie

Zahlen nicht konsistent. Es konnte gezeigt werden, dass eine Behandlung von Atmungsstörungen ADHS-Symptome verbessert. Kinder und Erwachsene mit ADHS weisen häufiger ein verzögertes Schlafphasen-Syndrom auf, umfangreichere Studien zur Prävalenz liegen bislang nicht vor (Übersicht in Walters et al. 2008). Vereinzelt wurde darauf hingewiesen, dass eine morgendliche Lichttherapie oder die abendliche Einnahme von Melatonin eine wirksame Behandlung bei insomnischen Symptomen sein kann. Die folgende Aufzählung gibt eine Übersicht zu möglichen Ursachen von Schlafstörungen bei ADHS (nach Konofal et al. 2010):

- Spezifische Schlafstörungen: RLS, PLMS, Syndrom der verzögerten Schlafphase, schlafbezogene Atmungsstörungen
- Schlechte Schlafhygiene (unregelmäßige Bettzeiten, nächtliche Aktivitäten)
- Psychiatrische Komorbidität
- Somatische Komorbiditäten und deren Behandlung
- ADHS-Medikation
- ADHS per se (Schwierigkeit, am Abend zur Ruhe zu kommen)

Neurobiologische Aspekte

Es wird vermutet, dass Veränderungen im dopaminergen, noradrenergen und serotonergen Transmittersystem sowohl dem ADHS als auch den Schlafstörungen und Veränderungen der Schlafarchitektur zu Grunde liegen. Nach Kirov und Brand (2014) könnten im Speziellen nigrostriatale dopaminerge Dysfunktionen Ursache periodischer Beinbewegungen und des Restless-legs-Syndrom sein, serotonerge Störungen zu einer verminderten Melatoninsynthese und in der Folge zum Syndrom der verzögerten Schlafphase beitragen und mesolimbische dopaminerge Funktionsstörungen zu einer REM-Schlaf-Dysregulation führen. Viele neurobiologische Grundlagen zur Komorbidität von ADHS und gestörtem Schlaf bleiben aber bislang ungeklärt.

Therapie

Die wirksamste medikamentöse Therapie des ADHS im Erwachsenenalter ist eine Behandlung mit Methylphenidat, das eine Responderrate von etwa 70 % aufweist. In Einzelfällen sind auch Amphetaminpräparate indiziert. Stimulanzien reduzieren Tagesschläfrigkeit und können auch die subjektive Schlafqualität verbessern. Häufiger kommt es jedoch zu ungünstigen Effekten auf den Nachtschlaf: Amphetamine und Methylphenidat induzieren nicht selten erhebliche insomnische Symptome oder verstärken bereits vorhandene Schlafstörungen (▶ Tab. 13.3). Die Umstellung auf eine Methylphenidat-Retardformulierung kann dann hilfreich sein.

Angesichts der noch geringen Kenntnisse grundlegender Aspekte der Beziehung zwischen ADHS und Schlaf lassen sich keine Aussagen dazu treffen, in welchem Ausmaß Schlafstörungen die Kernsymptome des ADHS, insbesondere die kognitiven Defizite, beeinflussen. Auf der anderen Seite werden affektive Symptome wesentlich durch den Schlaf moduliert, die ihrerseits Einfluss auf Motivation, Energie und Aufmerksamkeit haben. Diagnostik und Behandlung von Schlafstörungen sind daher wesentliche Elemente im Management von ADHS und umfassen grundlegende schlafhygienische Maßnahmen (z. B. regelmäßige Bettzeiten) bis hin zu polysomnographischen Untersuchungen insbesondere zur Erfassung spezifischer Schlafstörungen.

Tab. 13.3: Effekte von Stimulanzien auf den Schlaf

Koffein, Theophyllin	↓ Tagesschläfrigkeit ↑ Einschlaflatenz, ↓ Gesamtschlafzeit ↑ non-REM-Stadium 1
Amphetamin	↓ Tagesschläfrigkeit ↑ Einschlaflatenz, ↓ Gesamtschlafzeit ↑ REM Latenz, ↓ REM Schlaf
Methylphenidat	↓ Tagesschläfrigkeit ↑ Einschlaflatenz, ↓ Gesamtschlafzeit, ↓ Schlafkontinuität ↑ non-REM-Stadium 1, ↓ non-REM-Stadium 2 ↑ REM Latenz, ↓ REM Schlaf

↑ = Zunahme; ↓ = Abnahme

Eine umfassende differenzialdiagnostische Abklärung ist die Grundlage einer wirksamen Behandlung von Schlafstörungen bei ADHS. Im Vordergrund steht die Umsetzung wirksamer schlafhygienischer Maßnahmen. Falls dies nicht ausreichen sollte, können chronotherapeutische Interventionen wie Melatonin und morgendliche Lichttherapie insbesondere bei komorbiden zirkadianen Rhythmusstörungen hilfreich sein. Nur bei schweren RLS/PLMS-Formen sind dopaminerge Substanzen indiziert. Darüber hinaus sollte auch eine Änderung der Dosierung der ADHS-spezifischen Medikation in Betracht gezogen werden.

14 Substanzinduzierte Schlafstörungen

Eine Vielzahl von Substanzen kann aufgrund direkter Einwirkung auf die Zentren der Schlaf-Wach-Regulation zu Schlafstörungen führen. Koffein beispielsweise verursacht eine Insomnie über einen inhibierenden Effekt von Adenosin. Koffein kann aber auch zu einer Exazerbation einer gastro-ösophagealen Refluxerkrankung führen und somit indirekte schlafstörende Wirkungen entwickeln. Das Antidepressivum Mirtazapin hat eine sedierende Wirkung, kann aber auch ein Restless-legs-Syndrom induzieren und dadurch den Schlaf nachhaltig beeinträchtigen. In diesem Kapitel werden vor allem die direkten schlafstörenden Wirkungen von Substanzen oder Medikamenten behandelt.

Klassifikation

Substanzen können hinsichtlich ihrer Wirkung auf die Schlaf-Wach-Regulation eingeteilt werden in:

a) schlafstörend-insomnisch durch Stimulation der (v.a. aminergen) »Wachzentren« bzw. durch Hemmung der schlaffördernden Neurotransmission
b) sedierend-hypersomnisch durch verstärkte Aktivität der (v.a. GABAerger) »Schlafzentren« bzw. durch Hemmung der wachheitsfördernden Neurotransmission

Darüber hinaus können Substanzen parasomnisches Verhalten induzieren und über eine Wechselwirkung mit schlafhomöostatischen und zirkadianen Prozessen das Schlaf-Wach-Verhalten beeinflussen.

Die Effekte der Substanzen hängen aber nicht nur von ihren spezifischen pharmakologischen Eigenschaften und Interaktionen mit Neurotransmittern ab, sondern auch von der Dauer, der Dosierung und dem Zeitpunkt der Einnahme sowie von den Wechselwirkungen mit anderen Substanzen. Ein erwünschter sedierender Effekt beispielsweise kann bei zu später Einnahme zu einer unerwünschten Tagesschläfrigkeit führen. Darüber hinaus spielen das Alter und Geschlecht sowie genetische und psychologische Faktoren bei den Wirkungen einer Substanz eine wesentliche Rolle.

Klinik

Nach DSM-5 ist das Hauptmerkmal der substanzinduzierten Schlafstörung eine Beeinträchtigung des Schlafes, die schwer genug ist, um für sich allein genommen klinische Beachtung zu rechtfertigen und die als Folge der direkten körperlichen Wirkung einer Substanz bewertet wird. Es können vier Schlafstörungstypen erfasst werden:

1. Insomnie-Typ: charakteristisch sind Schwierigkeiten beim Ein- bzw. Durchschlafen, häufiges nächtliches Aufwachen oder nichterholsamer Schlaf;
2. Hypersomnie-Typ: auffallende Beschwerden über Schläfrigkeit bzw. Erschöpfung während der Wachperiode oder lange Schlafperioden;
3. Parasomnie-Typ: abnorme Verhaltensweisen während des Schlafes;
4. Mischtyp: unterschiedliche Schlafsymptome, wobei jedoch kein Symptom deutlich im Vordergrund steht.

Eine substanzinduzierte Schlafstörung ist von einer Schlafstörung, die eine andere Erkrankung als Ursache hat, nicht immer leicht zu unterscheiden. Beide Störungen können ähnliche Symptome einer Insomnie, Hypersomnie oder Parasomnie aufweisen. Die substanzinduzierte Schlafstörung steht ursächlich mit der Einnahme der Substanz bzw. des Medikamentes in Zusammenhang: Die Symptome setzen ein, während die Person die Substanz einnimmt, oder auch während des Entzugs. Wenn die Behandlung abgesetzt wird, sollte sich die Schlafstörung innerhalb von Tagen oder wenigen Wochen wieder zurückbilden. Wenn die Symptome über vier Wochen hinaus bestehen bleiben, sollte auch an andere Ursachen für die Schlafstörung gedacht werden. Nicht selten nehmen Personen mit einer anderen Schlafstörung Medikamente oder Substanzen mit Missbrauchspotenzial ein, um ihre Symptome zu lindern (z. B. Alkohol als Versuch der Selbstbehandlung einer Insomnie).

Bei Substanzen mit Missbrauchspotenzial gibt es Hinweise aus der Vorgeschichte, der körperlichen Untersuchung oder aus Laborbefunden, ob Abhängigkeit, Missbrauch, Intoxikation oder Entzug vorliegt. Eine substanzinduzierte Schlafstörung tritt nur in Verbindung mit Intoxikations- oder Entzugszuständen auf, wogegen andere Schlafstörungen dem Beginn der Substanzeinnahme vorausgehen oder während eines Zeitraums andauernder Abstinenz auftreten können. Hinweise auf eine unabhängige, nicht-substanzinduzierte Schlafstörung können sein:

- Die Symptome waren vor Beginn der Substanzeinnahme vorhanden.
- Die Symptome halten über eine beträchtliche Zeitspanne (z. B. etwa 1 Monat) nach Beendigung des akuten Entzugs oder nach einer Intoxikation an.
- Eine Vorgeschichte von rezidivierenden, nicht substanz-/medikamentenbezogenen Episoden von Schlafstörungen liegt vor.

Die Diagnose einer substanzinduzierten Schlafstörung sollte anstelle der Diagnose einer Intoxikation oder eines Entzugs von einer Substanz nur gestellt werden, wenn die Schlafstörung das klinische Bild in einem erheblichen Ausmaß beherrscht und in klinisch bedeutsamer Weise zu Beeinträchtigungen in sozialen, beruflichen oder anderen Funktionsbereichen führt.

14.1 Psychopharmaka

Interaktion mit der Schlaf-Wach-Regulation

Zahlreiche Medikamente, die auf das zentrale oder vegetative Nervensystem wirken, können Schlafstörungen hervorrufen. In der S3-Leitlinie der DGSM »Nicht erholsamer Schlaf« (Mayer et al. 2009) wird in dem klinischen Algorithmus zur Erkennung von Schlafstörungen auch auf die Einnahme von schlafstörenden oder die Wachheit beeinträchtigenden Substanzen Bezug genommen und entsprechende Behandlungsmaßnahmen empfohlen. Es handelt sich um ein schrittweises Verfahren zur Diagnostik und Therapie von Schlafstörungen, das strukturiert beeinflussbare Faktoren wie die Einnahme von schlafstörenden bzw. die Wachheit beeinträchtigenden Substanzen (▶ Tab. 14.1) als Ursache der Schlafstörung abfragt und zu einer spezifisch schlafmedizinischen Diagnostik bzw. Therapie führt.

14 Substanzinduzierte Schlafstörungen

Abgesehen von den klassischen Stimulanzien und Hypnotika führen eine Vielzahl von Medikamenten, die bei psychischen, neurologischen, internistischen und anderen Erkrankungen eingesetzt werden, zu erwünschten oder unerwünschten Wirkungen auf Schlaf und Vigilanz. Dazu zählen u. a. adrenerge, dopaminerge, cholinerge und serotonerge Agonisten und Antagonisten, Antiepileptika, Antihistaminika und Kortikosteroide. Psychopharmaka können zu charakteristischen polysomnographischen Veränderungen des Schlafmusters (z. B. Unterdrückung des REM-Schlafes durch Antidepressiva) führen, die aber nicht spezifisch und daher diagnostisch nur bedingt verwendbar sind.

Tab. 14.1: Substanzen, die mit der Schlaf-Wach-Regulation interferieren (Pollmächer 2010)

Vorwiegend schlafstörend	Vorwiegend vigilanzmindernd
Psychopharmaka	
Amphetamine (z. B. Methylphenidat)	Benzodiazepinrezeptor-Agonisten
Aktivierende Antidepressiva (z. B. MAO-Hemmer, SSRI, SNRI)	Sedierende Antidepressiva (z. B. Amitriptylin, Doxepin, Mirtazapin)
Anticholinergica	Sedierende Antipsychotika (z. B. Olanzapin, Quetiapin, Clozapin)
Antidementiva	
Nootropika mit aktivierender Wirkung (z. B. Piracetam)	
In der Neurologie verwendete Substanzen	
Antiparkinson-Substanzen in höherer Dosierung (L-Dopa, Dopaminagonisten)	Antiparkinson-Substanzen in niedriger Dosierung (L-Dopa, Dopaminagonisten)
	Ältere und neuere Antiepileptika
Internistische Medikamente	
Antiasthmatika (z. B. Theophyllin, Clenbuterol)	Sedierende immunmodulatorische Pharmaka (z. B. Interferone und andere Zytokine)
Sympathomimetika (z. B. Ephedrin)	
Schlafstörende Antihypertensiva (ß-Blocker)	Sedierende Antihypertensiva (ACE-Hemmer)
Antibiotika (z. B. Gyrasehemmer, Makrolide)	
Appetitzügler (z. B. Rimonabant, Silbutramin)	
Migränetherapeutika (z. B. Methysergid)	
Chemotherapeutika	
Kortikosteroide	
Thyroxin	
Statine	
Thiazid-Diuretika	Kaliumsparende Diuretika

Tab. 14.1: Substanzen, die mit der Schlaf-Wach-Regulation interferieren (Pollmächer 2010) – Fortsetzung

Vorwiegend schlafstörend	Vorwiegend vigilanzmindernd
Genussmittel	
Koffeinhaltige Getränke	Alkohol
Teeinhaltige Getränke	
Illegale psychotrope Substanzen	
Amphetaminähnliche Substanzen (z. B. Ecstasy)	Cannabinoide
Kokain	Opiate
	Gammahydroxybutyrat (GHB)

Der Parasomnie-Typ tritt wesentlich seltener als der Insomnie- bzw. Hypersomnie-Typ auf. Entscheidend ist auch hier ein enger zeitlicher Zusammenhang zwischen der Einnahme und dem Auftreten der parasomnischen Ereignisse. Solche Episoden können erstmalig auftreten, oder es kann eine bereits bestehende Parasomnie verstärkt oder reaktiviert werden. Mit dem Gebrauch von Medikamenten oder Drogen kommen am häufigsten Aufwachstörungen, schlafbezogene Essstörungen und eine REM-Schlaf-Verhaltensstörung bzw. ein Parasomnie-Overlap (klinische und polysomnographische Anteile von Schlafwandeln und REM-Schlaf-Verhaltensstörung) vor. Medikamenten- und Drogenanamnese sowie ggf. Drogen- bzw. Medikamentenscreening im Urin oder Blut können wichtige diagnostische Hinweise liefern.

Hypnotika

Benzodiazepinrezeptor-Agonisten sind die am häufigsten verordneten Hypnotika und führen zur Zunahme der Schläfrigkeit und der Abnahme an Wachheit. Das Schlaf-EEG ist charakterisiert durch eine Verkürzung der Einschlaflatenz und eine Zunahme der Gesamtschlafzeit sowie der Schlafkontinuität.

Der Tiefschlaf wird reduziert, während der REM-Schlaf nicht signifikant beeinflusst wird. In der EEG-Spektralanalyse kommt es zu einer Abnahme der langsamwelligen Aktivität und einer deutlichen Zunahme der Spindelfrequenz. Diese Veränderungen sind so charakteristisch, dass sie auch als Benzodiazepin-Signatur bezeichnet werden (Winsky-Sommerer 2009).

Chronischer Gebrauch von Benzodiazepinrezeptor-Agonisten kann zu Toleranz und dem Wiederauftreten der Insomnie führen. Abruptes Absetzen führt häufig zu einem Entzugssyndrom, oft auch zu einer Rebound-Insomnie, d. h. zu verstärkt auftretenden Schlafstörungen für einige Tage. Entzugssymptome sind bereits bei kurzzeitigem Gebrauch möglich. Substanzen mit kurzer Halbwertszeit rufen eher eine Rebound-Insomnie hervor, während die Medikamente mit längerer Halbwertszeit öfter zu Tagesschläfrigkeit führen. Hypnotika können durch ihre atemdepressive Wirksamkeit die Frequenz und das Ausmaß obstruktiver Schlafapnoe-Ereignisse erhöhen. Bezüglich der Induktion von parasomnischem Verhalten ist Zolpidem in diesem Zusammenhang besonders hervorzuheben. Die Häufigkeit von Schlafwandeln unter Zolpidem wurde mit 7 von 1972 (0,3 %) und 1 von 96 Patienten (1 %) berichtet (Hoque & Chesson

2009). Die pathogenetischen Grundlagen sind ungeklärt. Der europäische Ausschuss für Risikobewertung im Bereich der Pharmakovigilanz hat 2014 empfohlen, in der Produktinformation für zolpidemhaltige Arzneimittel verstärkt auf die Risiken einer eingeschränkten Fahrtüchtigkeit und von Schlafwandeln hinzuweisen (Huber & Sherwood 2014).

Antidepressiva

Antidepressiva zeigen in Abhängigkeit von ihrem Wirkmechanismus und Rezeptorprofil sehr unterschiedliche Effekte auf den Schlaf (insomnisch oder sedierend) und unterscheiden sich teilweise auch hinsichtlich ihrer Effekte auf das Schlaf-EEG. Eine Übersicht dazu findet sich in Kapitel 6. Ein häufiger neurobiologischer Effekt der Antidepressiva ist die Suppression des REM-Schlafes mit absoluter Reduktion der REM-Schlaf-Menge, Verlängerung der REM-Latenz und einem REM-Rebound nach dem Absetzen. Diese REM-Schlaf-bezogenen Effekte sind bei vielen, aber nicht bei allen Antidepressiva polysomnographisch nachweisbar. Trimipramin, Mirtazapin und Valdoxan beispielsweise führen zu keiner signifikanten REM-Schlaf-Veränderung. Eine früher angenommene kausale Assoziation von REM-Suppression und antidepressiver Wirksamkeit besteht also nicht. Eine ausführliche Darstellung dazu findet sich in Kapitel 6 Affektive Störungen. Sedierende Antidepressiva wie Doxepin, Trimipramin oder Mirtazapin werden auch in der Indikation einer insomnischen Störung als Alternative zu Benzodiazepin-Hypnotika eingesetzt.

Antipsychotika

Konventionelle und atypische Antipsychotika unterscheiden sich in ihren Wirkmechanismen und daher in ihren Effekten auf den Schlaf und die Vigilanz. Konventionelle hochpotente Antipsychotika (z. B. Haloperidol, Flupentixol) blockieren selektiv postsynaptische dopaminerge D2-Rezeptoren, atypische Antipsychotika (z. B. Olanzapin, Quetiapin, Risperidon, Aripiprazol) blockieren Rezeptoren des dopaminergen und serotonergen Systems. Darüber hinaus kommt es zu Interaktionen mit adrenergen, cholinergen und histaminergen Neurotransmittersystemen. Prinzipiell verbessern Neuroleptika das Einschlafen und die Aufrechterhaltung der Schlafkontinuität bei Gesunden und Patienten. Eine Zusammenstellung der Effekte auf das Schlaf-EEG findet sich in Kapitel 7.

Lithium

Lithium erhöht die Gesamtschlafzeit, reduziert das Leichtschlafstadium N1 und vermehrt in geringem Umfang den Tiefschlaf. Insbesondere bei Patienten mit bipolaren Störungen wird die Menge an REM-Schlaf vermindert und die REM-Latenz verlängert. Lithium kann v. a. in Kombination mit Neuroleptika Schlafwandeln induzieren bzw. reaktivieren.

Stimulanzien

Zentrale Stimulanzien sind die Amphetamine, Methylphenidat und Modafinil. Sie verstärken die Freisetzung von Dopamin und blockieren die Wiederaufnahme von Noradrenalin, Serotonin und Dopamin. Sie werden in der Behandlung von Tagesschläfrigkeit und von der Aufmerksamkeits-/Hyperaktivitätsstörung eingesetzt. Insbesondere bei einer Einnahme vor der Bettzeit können sie die Schlafqualität deutlich stören: Die Gesamtmenge an Schlaf wird reduziert, es kommt zu einer Schlaffragmentierung mit vermehrten Aufwachereignissen und einer verlängerten Einschlaflatenz. Das Schlafstadium 1 ist erhöht, Stadium 2, Tiefschlaf und häufig auch REM-Schlaf (mit Ausnahme von Modafinil) werden reduziert. Bei akutem Entzug sind die objektiven und subjektiven Befunde widersprüchlich mit einer deutlich verkürzten Gesamtschlafzeit bei gebesserter subjektiver Schlafqualität (Schweitzer & Randazzo 2017).

Antiparkinson-Medikamente

Schlafstörungen sind ein häufiges und multifaktorielles Symptom bei Patienten mit einer Parkinson-Erkrankung und umfassen insomnische und hypersomnische Beschwerden, Bewegungsstörungen und parasomnische Phänomene. Medikamente zur Behandlung des Morbus Parkinson können ebenfalls den Schlaf beeinflussen. Vermutlich haben L-Dopa und Dopaminagonisten dosisabhängig schlafverbessernde oder schlafstörende Effekte (▶ Tab. 14.2). Ob die beschriebenen »Einschlafattacken« unter diesen Substanzen ein spezifisch medikamentöser Effekt sind oder durch die Pathophysiologie der Erkrankung an sich verursacht werden, ist ungeklärt.

Tab. 14.2: Effekte von Dopaminergika auf das Schlaf-EEG (Conroy & Brower 2011)

Wirkstoff/Substanz	Schlafparameter				Bemerkung
	GSZ	Wach	SWS	REM-Schlaf	
Levodopa					
Niedrige Dosis	↑	↓	↔	↑	↓↓ RLS/PLMS
Höhere Dosis	↓	↑	↔	↔	
Dopaminagonisten					
Niedrige Dosis	↑	↓	↔	↑	↓↓ RLS/PLMS
Höhere Dosis	↓	↑	↔	↔	

↑ = Zunahme; ↓↓ = deutliche Abnahme; ↓ = Abnahme; ↔ = kein Effekt; GSZ = Gesamtschlafzeit; SWS = Tiefschlaf; RLS = Restless-legs-Syndrom; PLMS = periodische Beinbewegungen im Schlaf

Antikonvulsiva

Antiepileptika haben sehr unterschiedliche, zum Teil noch nicht vollständig verstandene Wirkmechanismen. Ihre Effekte auf Schlafen und Wachen zeichnen sich häufig durch eine sedierende Wirkung aus. Das Schlaf-EEG kann sehr differenziert beeinflusst werden, so führen manche Antiepileptika zu einer Zunahme des Tiefschlafs. Eine Übersicht ist in Tabelle 14.3 zusammengestellt.

Tab. 14.3: Effekte von Antiepileptika auf das Schlaf-EEG (nach Schweitzer & Randazzo 2017)

Wirkstoff/Substanz	Schlafparameter				Bemerkung
	GSZ	Wach	SWS	REM-Schlaf	
Ältere Antiepileptika					
Carbamazepin Phenobarbital	↑	↓	↔↑	↓	
Valproinsäure	↑	↓	↔	↔	↓RLS/PLMS
Neuere Antiepileptika					
Gabapentin	↑	↓	↑	↑	↓RLS
Lamotrigin	-	-	↓	-	
Pregabalin	↑	↓	↑	↓	↓RLS/PLMS
Levetiracetam	↑	↓	↑	↓	
Topiramat	-	-	-	-	
Vigabatrin	-	-	-	-	

↑ = Zunahme; ↓ = Abnahme; ↔ = kein Effekt; GSZ = Gesamtschlafzeit; SWS = Tiefschlaf; RLS = Restless-legs-Syndrom; PLMS = periodische Beinbewegungen im Schlaf

14.2 Genussmittel und andere psychotrope Substanzen

Alkohol, Nikotin und Koffein sind weit verbreitete Genussmittel. Sie können je nach Dauer und Menge des Konsums kurz- und langfristige negative Effekte auf Schlaf und Wachheit entwickeln. Die Wirkung auf den Schlaf hängt zudem vom Zeitpunkt der Substanzeinnahme ab. Illegale Substanzen wie Cannabis, GHB, Kokain und Heroin beeinflussen abhängig von Dosis und Dauer des Konsums das Schlaf-Wach-Verhalten mit großen interindividuellen Unterschieden. Bei Abhängigkeit führen Genussmittel und illegale Drogen im Entzug häufig zu Auswirkungen auf das Schlaf-Wach-Verhalten, die den Effekten der akuten Einnahme entgegenwirken. Auch wenn genaue Prävalenzdaten fehlen, gibt es Hinweise, dass Schlafstörungen häufiger bei Missbrauch und Abhängigkeit von psychotropen Substanzen auftreten als in der Allgemeinbevölkerung. Schlaf spielt möglicherweise eine wichtige Rolle in der Entwicklung und Aufrechterhaltung, aber auch beim Rückfall in abhängiges Verhalten. Die Beziehung zwischen beiden Störungsbildern ist komplex und rückt erst in letzter Zeit zunehmend in den Blickpunkt der Schlafmedizin (Übersicht in Garcia & Salloum 2015).

Genussmittel

Alkohol

Die alkoholinduzierte Schlafstörung tritt überwiegend als Insomnie-Typ auf. Während der akuten Einnahme hat Alkohol in Abhängigkeit von der Menge einen unmittelbar sedierenden Effekt, begleitet von einer Zunahme des Tiefschlafes und einer Reduktion des REM-Schlafes. Diesem anfänglichen Effekt folgen in der zweiten Schlafhälfte vermehrte Wachepisoden, verminderter Tiefschlaf sowie erhöhter REM-Schlaf. Dieser biphasische Effekt entsteht durch rasche Resorption, Metabolisierung und Elimination von Alkohol. In den USA konsumieren etwa 11 % der gesunden Menschen Alkohol als Einschlafhilfe und 15–28 % der Personen mit Einschlafstörungen (Brower 2003).

Aufgrund einer Herabregulierung GABAerger Rezeptoren kommt es zu einer raschen Toleranzentwicklung. Bei chronischem Konsum hat Alkohol noch einen kurz andauernden sedierenden Effekt, im weiteren Verlauf stellen sich Insomnie, zirkadiane Rhythmusstörungen und teilweise auch parasomnische Phänomene ein. Während des akuten Alkoholentzugs (1–10 Tage nach dem letzten Konsum) ist der Schlaf schwer gestört. Betroffene zeigen typischerweise eine stark unterbrochene Schlafkontinuität und einen Anstieg in Menge und Intensität der REM-Schlafphasen. Dies wird oft von lebhaften, angstvollen Träumen begleitet und bildet im extremsten Fall einen Teil des Alkoholentzugsdelirs. In der subakuten Abstinenzphase (bis acht Wochen nach dem letzten Konsum) treten typischerweise eine Schlaffragmentierung mit häufigen Stadienwechseln, eine verlängerte Einschlaflatenz, vermehrt Leichtschlafstadium N1 und REM-Schlaf bei verringertem Tiefschlaf auf. Longitudinale, kontrollierte Studien bei Abstinenz über längere Zeiträume fehlen jedoch.

Das Ausmaß der Schlafstörung während eines Alkoholentzugs (v. a. der REM-Rebound) scheint mit der Wahrscheinlichkeit eines Alkoholrückfalls zu korrelieren: Die Erfassung der Schlafqualität während und nach einem Entzug kann daher klinisch aussagefähige Hinweise geben. Nach einem akuten Entzug können chronische Alkoholkonsumenten für Wochen bis Jahre an leichtem und unterbrochenem Schlaf leiden. Polysomnographische Studien belegen ein dauerhaftes Tiefschlafdefizit und eine anhaltende Störung der Schlafkontinuität (Conroy & Brower 2011).

Alkoholkonsum führt zu einer mäßiggradigen Atemdepression. Obstruktive Apnoen können bei Patienten mit einem Risiko für schlafbezogene Atmungsstörungen induziert oder verstärkt werden. Bei Gesunden mit habituellem Schnarchen kann Alkohol zu klinisch relevanten Apnoephasen führen. Alkohol ist darüber hinaus mit einer erhöhten Komorbidität von periodischen Beinbewegungen und einem Restless-legs-Syndrom assoziiert, insbesondere bei Frauen mit einem starken Konsum.

Koffein

Koffein ist die meist verbreitete wachheitsfördernde Substanz und u. a. in Kaffee, Tee, Cola und Energydrinks enthalten. Pharmakologisch handelt es sich um einen Phosphodiesterase-Hemmer, der durch Blockade von Adenosinrezeptoren die Wachheit verstärkt bzw. dosisabhängig eine Insomnie verursacht. In zwei bis drei Tassen Kaffee sind ca. 250 mg Koffein enthalten, die Halbwertszeit beträgt 2 bis 4,5 Stunden. 100–400 mg Koffein in der letzten Stunde vor der Bettzeit führt zu einer verlängerten Einschlaflatenz, einer verkürzten Gesamtschlafzeit und verminderten Schlafeffizienz. In höherer Dosierung wird die Tiefschlafmenge im ersten Nachtdrittel reduziert (Landolt et al. 2004). Koffein führt tagsüber zu einer Verbesserung der im Tagesverlauf abnehmenden kognitiven Leistungsfähigkeit. Die Effekte sind jedoch sehr variabel, Gewöhnung und genetische Aspekte spielen eine wichtige Rolle. Im Zusammenhang mit Koffeinentzug bei chronischem Gebrauch berichten Betroffene eine über drei bis fünf Tage anhaltende Tagesmüdigkeit, Kopfschmerzen, Irritierbarkeit und teilweise auch depressive Symptome. Eine Hypersensitivität von Adenosinrezeptoren nach Absetzen von Koffein scheint von Bedeutung zu sein.

Nikotin

Chronischer Tabakkonsum ist in großen Querschnittsstudien mit schlechten Schlafgewohnheiten, schlechter Schlafqualität und einer Beeinträchtigung der Tagesbefindlichkeit assoziiert (Phillips & Danner 1995). Häufiges nächtliches Erwachen kann durch Nikotin-Craving verursacht werden. In niedriger Dosierung hat Nikotin eine mildsedierende und entspannende Wirkung; in höherer Konzentration führt es zu vermehrten nächtlichen Arousals. Verglichen mit Placebo führt die akute Gabe von Nikotin über ein Pflasterpräparat zu einer verlängerten Einschlaflatenz, verminderter Schlafeffizienz und weniger REM-Schlaf. In kontrollierten Studien weisen Raucher eine verlängerte Einschlaflatenz, eine verminderte Gesamtschlafzeit, mehr Leichtschlaf und weniger Tiefschlaf auf. Der REM-Schlaf scheint nur geringfügig verändert zu sein. Nikotinentzug ist mit den Symptomen einer Insomnie, vermindertem Tiefschlaf und Abnahme der Schlafeffizienz bei vermehrter Tagesschläfrigkeit verbunden. Nach einer längeren Abstinenzphase kann sich die Schlafqualität wieder bessern. Es scheint einen positiven Zusammenhang zwischen Rauchen und schlafbezogenen Atmungsstörungen zu geben, allerdings sind die Daten nicht eindeutig. Nikotin kann Apnoen in den ersten zwei Stunden reduzieren bzw. zu kürzeren Apnoephasen führen (Jaehne et al. 2009).

Eine zusammenfassende Darstellung von Alkohol, Nikotin und Koffein auf polysomnographische Merkmale des Schlafes findet sich in Tabelle 14.4.

Tab. 14.4: Effekte von Alkohol, Nikotin und Koffein auf polysomnographische Schlafparameter (Arnedt et al. 2012)

Substanz	Schlafparameter								
	Schlafkontinuität			Schlafarchitektur				Atmung und Motorik	
	SL	GSZ	SE	N1	SWS	REML	REM	SBAS	PLMS
Alkohol									
Intoxikation	↓	↓	↑	↓	↑	↑	↓	↑	↑
Entwöhnung	↑↓	↓↑	↑	-	↓	↓	↑	↑	↑
Nikotin									
Intoxikation	↑	↓	↓	↔	↔	↓	↓	↔	↓
Entwöhnung	↑↓	↑↓	↓	↓	↑↓	↓	↑	-	↑
Koffein									
Intoxikation	↑	↓	↓	↑	↓	↑↓	↔	-	-
Entwöhnung	↔	↔	↔	↔	↔	↔	↔	-	-

↑ = Zunahme; ↓ = Abnahme; ↔ = kein Effekt; SL = Einschlaflatenz; GSZ = Gesamtschlafzeit; SE = Schlafeffizienz; N1 = Schlafstadium 1; SWS = Tiefschlaf; REML = REM Latenz; REM = REM-Schlaf; SBAS = schlafbezogene Atmungsstörung; PLMS = periodische Beinbewegungen im Schlaf; - = keine Daten

Psychotrope Substanzen

Cannabis

Der aktive Inhaltsstoff von Cannabis ist Delta-9-Tetrahydrocannabinol (THC). Die Substanz hat eine Hypnotika-ähnliche Wirkung: Sie induziert Schlaf, vermindert Tief- und REM-Schlaf und führt beim Absetzen zu einem gegenteiligen Effekt. Die beschriebenen Effekte hängen von der Dosierung sowie der akuten oder chronischen Einnahme ab. Bei akuter Einnahme kann die Einschlaflatenz verkürzt, die Tiefschlafmenge vermehrt und der REM-Schlaf unterdrückt werden. Es können auch Erregungseffekte mit Verlängerung der Einschlaflatenz vorkommen. Bei chronischem Gebrauch entwickelt sich eine Toleranz gegenüber dem schlafinduzierenden und dem tiefschlaffördernden Effekt. Bei Entzügen wurden über mehrere Wochen anhaltende Schlafstörungen und Albträume berichtet. In der Polysomnographie zeigen sich eine Abnahme von Tiefschlaf und eine Zunahme des REM-Schlafes. Interessant ist die Beobachtung, dass eine chronische Insomnie bei Heranwachsenden (häufig auf der Grundlage einer physiologisch vorhandenen verzögerten Schlafphase) das Risiko von Cannabiskonsum (im Sinne einer Selbstmedikation) im Vergleich zu gleichaltrigen Schlafgesunden um das Zweifache erhöht. Umgekehrt kann eine Beachtung und Behandlung von Schlafstörungen bei Jugendlichen das Risiko von Drogengebrauch reduzieren (Übersicht in Gates et al. 2014).

Opioide

Opioide können, wenn sie kurzfristig eingenommen werden, Schläfrigkeit induzieren und die subjektive Einschlaflatenz verkürzen. Mit kontinuierlicher Einnahme kann sich eine Toleranz gegenüber der sedierenden Wirkung entwickeln, im weiteren Verlauf kann sich auch eine Insomnie entwickeln. Die Wirkungen der Opioide auf den Schlaf scheinen auch von einem komorbiden Schmerzsyndrom abhängig zu sein: Bei Schmerzpatienten können Opioide den Schlaf günstig beeinflussen und zu einer verlängerten Gesamtschlafzeit sowie weniger Arousals und Aufwachereignissen führen. Eine missbräuchliche Anwendung kann zu deutlich negativen Effekten auf den Schlaf führen. In der palliativen Behandlung wurde eine Assoziation von Opioidgebrauch und Berichten von Schlafstörungen sowie Albträumen beobachtet.

Opioide mit kurzer Halbwertzeit (zwei bis fünf Stunden) führen häufiger zu Missbrauch als Opioide mit längerer Halbwertzeit (acht bis zwölf Stunden). Zusätzliche Risikofaktoren für ungünstige Effekte sind ein gleichzeitiger Missbrauch von Benzodiazepinen und komorbide psychiatrische Erkrankungen. Im Rahmen einer Entzugssymptomatik sind die Gesamtschlafzeit sowie der Tief- und REM-Schlaf vermindert. Bei einer längeren Abstinenzphase können Tief- und REM-Schlaf wieder zunehmen. Methadonsubstituierte Patienten geben zu 84 % eine klinisch signifikante Schlafstörung an. Sie weisen gegenüber gesunden Personen mehr Aufwachereignisse, eine geringere Schlafeffizienz, weniger Tiefschlaf und mehr zentrale Apnoen auf. Entsprechend der atemsuppressiven Wirkung können Opioide ein vorbestehendes Schlafapnoe-Syndrom verschlechtern (Garcia & Salloum 2015).

Amphetaminähnliche Substanzen

3,4-Methylendioxy-N-Methylamphetamin (MDMA; »Ecstasy«) und verwandte Substanzen führen innerhalb von 48 Stunden nach Einnahme zu ruhelosem und gestörtem Schlaf für mehrere Tage. Während der Periode der akuten Intoxikation wird die Gesamtmenge an Schlaf bis zur Schlaflosigkeit reduziert. Polysomnographisch ist die Einschlafzeit verlängert, Schlafstadium 1 vermehrt sowie Stadium 2, Tief- und REM-Schlaf vermindert. MDMA ist eine synthetische Substanz mit halluzinogenen Eigenschaften und hohem

Missbrauchs- und Abhängigkeitspotenzial. Pharmakologisch verstärkt die Substanz die Freisetzung von Dopamin bei gleichzeitiger Blockade der Wiederaufnahme von Noradrenalin, Serotonin und Dopamin.

Kokain

Eine Intoxikation mit Kokain führt zu einer verlängerten Einschlafzeit von mehreren Stunden, einer verminderten Schlafeffizienz sowie einem verminderten REM-Schlaf. Bei Entzug werden Schlafstörungen im Sinne einer Hypersomnie sowie verstärktes Träumen angegeben. Schlafstörungen sind mit einer Häufigkeit von 75 % die zweithäufigsten Entzugsbeschwerden nach den depressiven Verstimmungen. Polysomnographische Befunde zeigen eine erhebliche Beeinträchtigung der Gesamtschlafzeit, Schlafeffizienz und Einschlaflatenz bei einer Zunahme von REM-Schlaf und einer erhöhten REM-Dichte. Auch nach längerer Abstinenz bestehen anhaltende Symptome von Schlafstörungen, Angst und Depression (Arnedt et al. 2012).

Eine Übersicht zu den Wirkungen von illegalen psychotropen Substanzen auf den Schlaf findet sich in Tabelle 14.5.

Tab. 14.5: Effekte von Cannabis, Opiaten, MDMA und Kokain auf polysomngraphische Schlafparameter (Arnedt et al. 2012)

Substanz	Schlafparameter								
	Schlafkontinuität			Schlafarchitektur				Atmung und Motorik	
	SL	TST	SE	S1	SWS	REM	REML	SBAS	PLMS
Cannabis									
Intoxikation	↓	↑↓	↑↓	↑↓	↑	↓	↑	↓↑	-
Entwöhnung	↑	-	-	↓	↓	↑	-	-	-
Opiate									
Intoxikation	↑	↔↓	↔↓	↑↓	↓	↓	↑	↑	-
Entwöhnung	-	-	↑	-	↔↑	↑	-	-	-
MDMA									
Intoxikation	↔	↓	↓↑	↑	↑	↓	-	-	-
Entwöhnung	↑	↓	↓	-	↔	↑	↓	↑	-
Kokain									
Intoxikation	↑	↓	↓	↔	↑	↓	↓	-	-
Entwöhnung	↓↔↑	↓↑	↓↔↑	↑	↓	↑↔	↓↔	-	-

↑ = Zunahme; ↓ = Abnahme; ↔ = kein Effekt; SL = Einschlaflatenz; TST = Gesamtschlafzeit; SE = Schlafeffizienz; REML = REM-Latenz; SWS = Tiefschlaf; S1 = Schlafstadium 1; SBAS = schlafbezogene Atmungsstörung; PLMS = periodische Beinbewegungen im Schlaf; - = keine Daten

Therapie

Therapeutisch wichtig ist ein Absetzen, Ausschleichen oder Reduzieren der als Trigger identifizierten Medikamente, Drogen oder anderen Substanzen. Sollten die Maßnahmen die Beschwerden nicht ausreichend reduzieren, ist im Einzelfall eine medikamentöse Behandlung erforderlich. Je nach zugrundeliegender Symptomatik kann auf die hierfür empfohlenen Therapiemöglichkeiten zurückgegriffen werden. In der medikamentösen Behandlung von Insomnien bei Patienten mit Abhängigkeitserkrankungen sollten Benzodiazepine aufgrund ihres Suchtpotenzials vermieden werden. Häufig wird auf sedierende Antidepressiva wie Doxepin, Trazodon, Trimipramin, Amitriptylin oder Mirtazapin zurückgegriffen. Das atypische Neuroleptikum Quetiapin hat schlafverbessernde Effekte und kann das Risiko für einen Rückfall in abhängiges Verhalten reduzieren. Niederpotente Antipsychotika (Melperon, Pipamperon, Levomepromazin) können ebenfalls hilfreich sein. Eine formale Zulassung für diese Medikamente in dieser Indikation besteht nicht; kontrollierte Studien liegen nicht vor. Komorbide depressive oder psychotische Störungen bedürfen bei entsprechendem Schweregrad einer konsequenten antidepressiven oder neuroleptischen Therapie. Antiepileptika werden aufgrund ihrer sedierenden und antikonvulsiven Eigenschaften insbesondere bei alkoholabhängigen Patienten gelegentlich eingesetzt. Eine wirksame Behandlung umfasst immer auch nicht-medikamentöse Therapieansätze, die neben den kognitiv-behavioralen Techniken auch Strategien zur Schlafrestrukturierung und Schlafhygiene (z. B. regelmäßige Bettzeiten), Maßnahmen zur Entspannung (progressive Muskelrelaxation, autogenes Training) und Stimuluskontrolle sowie Methoden der kognitiven Restrukturierung miteinschließen.

15 Insomnien

Nach bereits bekannten somatischen Erkrankungen und Schmerzen sind Störungen des Einschlafens und des Durchschlafens die dritthäufigsten Beschwerden, die Menschen zum Hausarzt führen. Schlafstörungen treten kurzfristig wohl nahezu bei jedem Menschen irgendwann einmal im Leben auf, sei es im Rahmen eines Infektes, einer Fernreise oder einer akuten psychosozialen Belastung. Solche vorübergehenden Schlafstörungen werden von den meisten Menschen problemlos toleriert.

Längerfristige Schlafstörungen, die ab einer Dauer von vier Wochen Insomnien genannt werden, beeinträchtigen hingegen erheblich das Befinden sowie die psychosoziale Leistungsfähigkeit und gehen mit einer erhöhten Inanspruchnahme verschiedenster medizinischer Leistungen einher. Solche längerfristigen Schlafstörungen nehmen häufig einen chronischen Verlauf und bestehen deshalb schon bei Diagnosestellung meist mehr als sechs Monate. Je nach Klassifikationssystem und Erhebungsinstrument liegt die Prävalenz chronischer, behandlungsbedürftiger Insomnien zwischen 4 und 10 %. Es handelt sich also, selbst wenn man vom unteren Rand dieser Prävalenzspanne ausgeht, um eine immens häufige Problematik. Wenn man darüber hinaus bedenkt, dass Schlafstörungen ein Frühindikator anderer psychiatrischer Erkrankungen und evtl. sogar ein kausaler Risikofaktor für deren Auftreten sind, und dass zusätzlich chronische Schlafstörungen mit einem erhöhten Risiko für vaskuläre und metabolische Erkrankungen einhergehen, so ist evident, dass es sich um ein Gesundheitsproblem ersten Ranges handelt.

Typischerweise haben Insomnien eine therapeutisch adressierbare Ursache. Hierbei kann es sich um eine psychiatrische oder somatische Erkrankung handeln, oder äußere Umstände und Verhaltensweisen liegen der Schlafstörung zugrunde.

Die Insomnie kann aber auch ein eigenständiges psychiatrisches Krankheitsbild sein und wird dann als primäre Insomnie bezeichnet.

Die jüngste Revision der amerikanischen Klassifikation psychiatrischer Erkrankungen, des DSM 5, hat die Unterscheidung in primäre und sekundäre Insomnien fallengelassen. Dieses Konzept hat sich bisher im europäischen Raum nicht durchgesetzt und wird deshalb an dieser Stelle auch nicht weiterverfolgt.

Spezielle Diagnostik von Insomnien

Entscheidend ist zunächst die vorurteilsfreie Erfragung der Beschwerden des Patienten. Die bekannte Tendenz von Insomniepatienten, das Ausmaß ihrer Schlafstörungen im Vergleich zu objektiven Messungen zu überschätzen, führt häufig dazu, dass Untersucher die Schilderungen der Patienten relativieren. Dies ist zu Anfang einer therapeutischen Beziehung kontraproduktiv, weil es in aller Regel dazu führt, dass der Patient sich missverstanden und nicht ernst genommen fühlt.

Die Mitteilung des Patienten: »Ich schlafe überhaupt nicht mehr« hat weniger quantitative als qualitative Bedeutung. Es geht dabei nicht um die Zeit, die ein Patient (nicht) schlafend verbringt, sondern darum, wie schwerwiegend er selbst seine Schlafstörungen einschätzt und wie sehr er sich dadurch in seiner Tagesbefindlichkeit beeinträchtigt fühlt. Bei Beurteilung schlafbezogener Beschwerden muss der Untersucher sich darüber klar sein, dass der Schlaf nicht direkt wahrgenommen werden kann, sondern sich nur indirekt und *ex post* über den Wachzustand und die Befindlichkeit im Wachen erschließen lässt. Während die Einschlafdauer von Gesunden noch relativ präzise eingeschätzt werden kann, ist dies für die Dauer nächtlicher Wachphasen schon wesentlich schwieriger. Wachphasen von weniger als 5 Minuten Dauer werden typischerweise nicht wahrgenommen, längere in ihrer Dauer häufig überschätzt, nicht selten aber auch unterschätzt. Darüber hinaus kommt es subjektiv nicht selten zu einer Fusionierung von Wachepisoden, d.h. Schlaf, der zwischen zwei Wachepisoden eingebettet ist, wird mental dem »Wachsein« zugeschlagen.

Zudem hängen die subjektive, quantitative und qualitative Wahrnehmung nächtlicher Wachepisoden auch von der begleitenden kognitiven Aktivität ab. Schlafgestörte Patienten, die unter antizipatorischen Ängsten leiden, welche nachts von negativen Gefühlen und Gedanken geprägt sind, werden nächtliche Wachepisoden wesentlich negativer und damit auch länger wahrnehmen als Menschen, die während nächtlicher Wachepisoden neutrale oder positive Gedanken haben. Schließlich hängt die subjektive Beurteilung der Qualität des Nachtschlafes ganz entscheidend auch vom Befinden am folgenden Tag ab. Müdigkeit, Erschöpftheit, Störung von Antrieb und Interesse und dysphorische Gereiztheit am Morgen werden vom Patienten meist als Hinweis auf einen nicht erholsamen Schlaf gedeutet. Gerade depressive Patienten mit einer deutlichen Betonung der Symptomatik am Morgen begreifen ihre affektiven Symptome häufig als Folge der Schlafstörung, was aber, wie die Effekte von Schlafentzug zeigen, nicht zwangsläufig richtig sein muss.

Psychopathologischer Befund

Für psychiatrische Fachärzte und psychologische Psychotherapeuten ist es selbstverständlich, dass ein detaillierter psychopathologischer Befund oft der zentrale Schlüssel zum Verständnis der Schlafstörungen eines Patienten ist. Gelegentlich ist der Patient aber selbst so sehr und ausschließlich mit seinen schlafbezogenen Symptomen beschäftigt, dass es ausgesprochen schwierig ist, darüber hinausgehende psychopathologische Symptomatik zu eruieren. Insbesondere kann es in solchen Situationen passieren, dass Patienten Störungen von Affekt, Psychomotorik, Konzentration und Denken von sich aus gar nicht berichten, ja sogar bei der Bearbeitung von Selbstbeurteilungsinstrumenten nicht angeben, weil sie sie ja »nur« als Folge der Insomnie sehen.

Schlaftagebuch und Aktigraphie

Entsprechend der in Kapitel 4 zur allgemeinen Diagnostik dargestellten Vorgehensweise ist die longitudinale Erfassung der Ein- und Durchschlafstörungen des Insomniepatienten entweder mittels eines Schlaftagebuchs oder einer aktimetrischen Untersuchung extrem hilfreich und sollte standardmäßig erfolgen. Die gleichen Instrumente eignen sich dann auch zur Verlaufskontrolle und zur Dokumentation von Therapieeffekten.

Krankheits- und Medikamentenanamnese

Auch dann, wenn die subjektiven Beschwerden eindeutig und vermeintlich ausschließlich auf eine Insomnie hindeuten, ist eine körperliche Anamnese zur Aufdeckung möglicher somatischer Ursachen zwingend notwendig. Eine ausführliche Erhebung der Medikamentenanamnese ist nicht nur deshalb ratsam, weil die Patienten oft schon selbst Therapieversuche unternommen haben bzw. vorbehandelt sind, sondern auch, weil eine Vielzahl von Medikamenten Insomnien induzieren oder verstärken können. Wie Tab. 14.1 zeigt, gehören hierzu keineswegs nur Psychopharmaka. Ebenso bedeutsam ist die Erfragung aller aktuellen körperlichen Beschwerden bzw. anderer somatischer Erkrankungen, die Ursache einer Insomnie sein können. Es sollte auch geklärt werden, ob gängige Laborparameter, die auf eine Entzündung, eine hämatologische, endokrine Erkrankung oder eine Leber- oder Nierenerkrankung hinweisen, im Normalbereich sind. Zweifelsfrei sollten entsprechende Untersuchungen zusätzlich durchgeführt werden.

Körperliche Erkrankungen, die Schlafstörungen zur Folge haben können, sind:

- Zentralnervöse Erkrankungen
  - neurodegenerative Erkrankungen (z. B. Morbus Parkinson, Multisystematrophie)
  - entzündliche Erkrankungen des Zentralen Nervensystems (z. B. Multiple Sklerose, Meningitiden, Enzephalitiden)
  - Raumforderungen (z. B. intrazerebrale Tumoren)
  - Substanzdefekte (z. B. nach Schlaganfall)
  - Epilepsien
- Erkrankungen des peripheren Nervensystems
  - degenerative Muskelerkrankungen (z. B. Muskeldystrophien)
  - Polyneuropathien
- Lungenerkrankungen
  - Asthma bronchiale
  - chronisch obstruktive Lungenerkrankung
- Herz-Kreislauferkrankungen
  - Herzinsuffizienz
  - koronare Herzerkrankung
- Endokrin-metabolische Erkrankungen
  - Schilddrüsenunter- oder -überfunktion
  - Nebennierenrindeninsuffizienz
  - endokrin aktive Tumoren (z. B. Nebennierenadenome)
  - Adipositas
  - dekompensierte Leberfunktionsstörungen
  - Niereninsuffizienz
- Hämatologisch-immunologische Erkrankungen
  - akute und chronische Infektionen
  - Autoimmunerkrankungen mit gesteigerter Zytokinproduktion
  - maligne hämatologische Erkrankungen
- Schmerzzustände aller Art
- Juckende Hauterkrankungen

Spezifische apparative Untersuchungen

Hier kommen insbesondere die kardiorespiratorische Polygraphie und die Polysomnographie in Betracht, wie sie detailliert in Kapital 4 zur allgemeinen Diagnostik beschrieben sind. Die Polygraphie sollte auch bei geringstem Verdacht auf eine nächtliche Atmungsstörung großzügig durchgeführt werden, weil sich unter Insomniepatienten eine Vielzahl von Patienten mit obstruktivem Schlafapnoe-Syndrom befinden. Hinzu kommt, dass in Populationen von Insomniepatienten die typischen anderen Symptome eines Schlafapnoe-Syndroms, wie eine eindeutig erhöhte Tagesschläfrigkeit oder Schnarchen seltener vorkommen.

Die objektivierbaren Veränderungen des Nachtschlafs bei Insomniepatienten sind hoch variabel und für eine primäre Insomnie in keiner Weise spezifisch (Baglioni et al. 2014). Eine kostenintensive Polysomnographie ist aber dann sinnvoll, wenn polygraphische Untersuchungen den Verdacht auf ein Schlafapnoe-Syndrom ergeben haben oder andere gravierende, schlafbezogene Erkrankungen wie z. B. Parasomnien vermutet werden. Insgesamt ist die Indikation zurückhaltend zu stellen. Eine Polysomnographie sollte dennoch Patienten, die langjährig unter einer chronischen Insomnie leiden, nicht vorenthalten werden, weil sie auch dann, wenn sie keine spezifischen und therapierelevanten Befunde ergibt, zur Beruhigung des Patienten beitragen und damit die Behandlung unterstützen kann.

Tabelle 15.2 fasst den diagnostischen Ansatz in der Form zusammen, wie er in der aktuellen Leitlinie dargestellt ist (Riemann et al. 2017).

Insomnie im Rahmen einer anderen psychiatrischen Erkrankung

Tab. 15.1 gibt im Überblick die typischen Veränderungen des Nachtschlafs in objektiver und subjektiver Hinsicht für verschiedenen psychiatrischen Erkrankungen wider. Detaillierte Ausführungen zu diesem Thema finden sich in den entsprechenden spezifischen Kapiteln dieses Buches. Auch die Vorstellung zur Ätiopathogenese und Therapie dieser symptomatischen Schlafstörungen ist in den entsprechenden Kapiteln dargestellt.

Tab. 15.1: Schlafstörungen bei psychiatrischen Erkrankungen (nach Riemann et al. 2017)

Schlafstörungen bei psychischen Störungen (nach [29])				
Erkrankung	Ein- oder Durchschlaf-störung	Tiefschlaf-reduktion	REM-Schlaf-Disinhibition	Müdigkeit
Affektive Erkrankungen	+++	++	+++	+
Angststörungen	+	/	/	/
Alkoholabhängigkeit	+	+++	+	/
Borderlinestörung	+	/	+	/
Demenzen	+++	+++	/	+
Essstörungen	+	/	/	/
Schizophrenie	+++	+	+	+

+++ bei fast allen Patienten vorhanden
++ bei ca. 50 % der Patienten vorhanden
+ bei 10–20 % aller Patienten vorhanden
/ bislang nicht beschrieben

Tab. 15.2: Diagnostisches Vorgehen bei Insomnien (nach Riemann et al. 2017)

Anamnese	Diagnostisches Vorgehen
1. Medizinische Anamnese/Diagnostik	Frühere und jetzige körperliche Erkrankungen (bspw. Schmerzen)
	Medikamente, Alkohol, Nikotin, Drogen
	Labor z. B. Schilddrüsenwerte, Blutbild, Gamma-GT, Leberwerte
	Gegebenenfalls EEG, EKG, CT/MRT des Schädels nach Klinik
2. Psychiatrische/psychologische Anamnese	Jetzige und frühere psychische Störungen
	Persönlichkeitsfaktoren
	Arbeits- und partnerschaftliche Situation
	Aktuelle Konflikte
3. Schlafanamnese	Auslösende Faktoren einschließlich Traumata
	Arbeitszeiten/zirkadiane Faktoren (Schicht- und Nachtarbeit)
	Aktuelles Schlafverhalten
	Vorgeschichte der Schlafstörungen
	Schlaftagebuch
	Fremdanamnese (periodische Beinbewegungen/Atempausen)
4. Aktometrie	
5. Polysomnograpie	

Primäre Insomnie

Im Kasten sind die Kriterien der primären Insomnie nach ICD-10 zusammengefasst. Da dieses Klassifikationssystem derzeit für die Codierung in Deutschland gültig und verbindlich ist, orientiert sich der Text im Weiteren auch an dieser Definition. Es steht zu erwarten, dass in den nächsten Jahren die Weltgesundheitsorganisation die ICD-11 verabschieden wird, dann ist damit zu rechnen, dass sich die ICD-Definitionen denen von DSM-V bzw. der ICSD-3 annähern (► Kap. 3 Klassifikation von Schlafstörungen).

> **Diagnostische Kriterien für die primäre Insomnie (F 51.0) nach ICD-10**
>
> - Es liegen Einschlafstörungen, Durchschlafstörungen oder eine schlechte Schlafqualität vor.
> - Die Schlafstörungen treten wenigstens dreimal pro Woche über einen Zeitraum von einem Monat auf.
> - Die Betroffen denken vor allem nachts viel an ihre Schlafstörungen und machen sich während des Tages übertriebene Sorgen über deren negative Konsequenzen.
> - Die unbefriedigende Schlafdauer oder -qualität verursachen entweder einen deutlichen Leidensdruck oder wirken sich störend auf Alltagsaktivitäten aus.

Die bis vor kurzem gültige ICSD-2, die durch die ICSD-3 abgelöst wurde, unterschied eine Reihe von Unterformen der primären Insomnie. Hierzu zählen die psychophysiologische Insomnie, die paradoxe Insomnie und die idiopathische Insomnie. Diese Unterscheidungen haben aber in den letzten beiden Jahrzehnten keine überzeugende empirische Unterstützung gefunden und wurden deshalb zu Recht in ICSD-3 aufgegeben (Darien 2014).

Epidemiologie

Die Häufigkeit der primären Insomnie ist nicht definitiv geklärt. Belastbare epidemiologische Daten legen nahe, dass nach den Kriterien der ICD-10 etwa 10 % der Bevölkerung von insomnischen Beschwerden betroffen sind (Ohayon 2002). Unklar ist aber, wie häufig eine körperliche Erkrankung, ein exogener Faktor oder eine andere psychische Erkrankung entscheidende Ursache der Schlafstörungen ist. Dies liegt an den erheblichen methodischen Problemen der meist auf Interviews basierenden epidemiologischen Daten.

Ätiopathogenese

Die pathogenetischen Modelle zur Insomnieentstehung sind noch unvollständig und in mancher Hinsicht unpräzise. Wie bei allen psychiatrischen Erkrankungen ist von einem biopsychosozialen Entstehungsmodell auszugehen (siehe hierzu Riemann et al. 2011). Es muss eine Prädisposition im Sinne einer genetischen Komponente angenommen werden, ohne dass diese bisher genauer bezeichnet werden kann (Lind et al. 2016). Diese Prädisposition erhöht die Wahrscheinlichkeit, dass ein auslösendes Ereignis, wie z. B. eine akute psychosoziale Belastung, eine Infektion oder ähnliches, zunächst eine akute Insomnie auslöst. Diese akute Insomnie kann dann durch eine Reihe aufrechterhaltender Faktoren, die insbesondere dem Bereich des dysfunktionellen Denkens und Verhaltens zuzuordnen sind, chronifizieren. Wie in Abb. 15.1 verdeutlicht, verstärken sie hierbei die Schlafstörungen, Hyperarousal, dysfunktionelles Denken und Verhalten, sowie die gestörte Tagesbefindlichkeit gegenseitig im Sinne eines circulus vitiosus. Eine Vielzahl von Situationen und Erkrankungen kann zu gestörtem Schlaf im Sinne einer akuten Insomnie führen. Während bei den meisten Patienten die Schlafstörung nach Wegfall des Auslösers oder nach erfolgreicher Behandlung der Ursache sistiert, verselbstständigen sich bei einigen die Schlafstörungen und werden durch einen Circulus vitiosus aus erhöhtem Arousal, gestörter Tagesbefindlichkeit, dysfunktionalem Denken und Verhalten sowie der Schlafstörung selbst aufrechterhalten (Pollmächer 2016).

Hyperarousal

Ein zentrales Element aller Modelle zur Entstehung der Insomnie ist die Annahme einer zentral-nervösen Überaktivierung, eines sogenannten Hyperarousals. Dieses betrifft eine Vielzahl komplexer zentral-nervöser Funktionen. Hierzu zählen die emotionale Regulation, kognitive und psychophysiologische

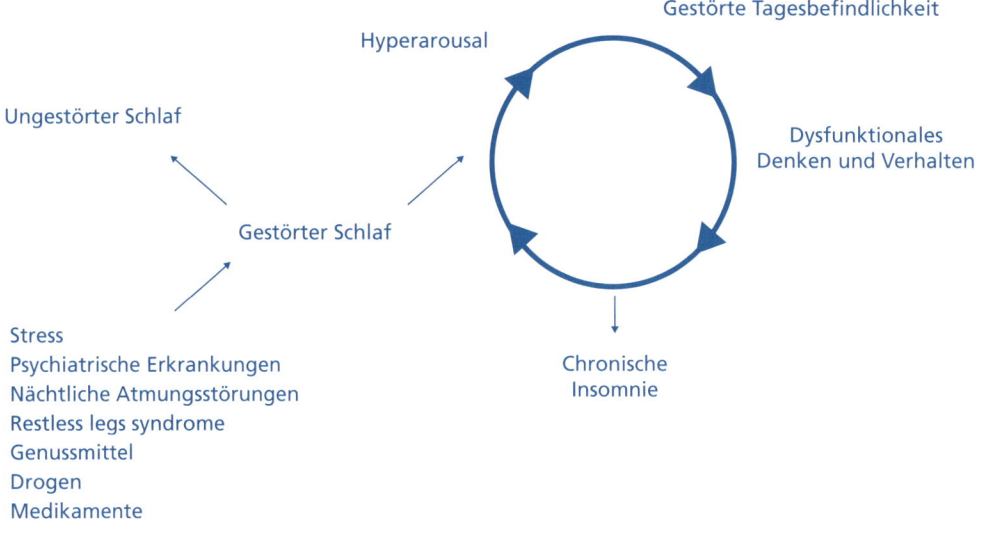

Abb. 15.1: Ein Modell zur Entstehung der chronischen Insomnie (Aus Pollmächer 2018; mit freundlicher Genehmigung des Springer Verlags).

Funktionen, Regelkreise und die Motorik. MR-spektroskopische Studien lassen eine verminderte Gaba-Verfügbarkeit im Zentralen Nervensystem möglich erscheinen.

Die kognitive Hyperaktivität von Insomniepatienten zeigt sich vor allem nachts, nicht selten als ein Nicht-Abschalten-Können von inhaltlich negativen Gedanken. Diese beziehen sich entweder auf belastende Tagesereignisse oder auf den Einschlafprozess selbst. Die Angst vor der Schlaflosigkeit und die Beschäftigung mit ihrer Bewältigung sowie ihren negativen Auswirkungen am Tage kann zum zentralen gedanklichen Thema der Patienten werden. Die daraus resultierende, angespannte Ängstlichkeit trägt ihrerseits natürlich wieder wesentlich zur Aufrechterhaltung der Schlafstörung bei. Sie wird häufig dadurch verstärkt, dass Insomnie-Patienten Qualität und Quantität ihres Schlafes im Vergleich zu objektiven Messungen deutlich unterschätzen.

Hinweise für eine physiologische Überaktivierung sind weniger eindeutig als solche für die emotional-kognitive. Einige Studien zeigen aber, dass Blutdruck und Herzfrequenz im Sinne eines aktivierten Sympathikotonus nachts etwas erhöht sein könnten, andere Studien deuten auf eine Überaktivierung der Stresshormonachse hin, allerdings weniger deutlich als bei depressiven Erkrankungen. Im kognitiven Bereich zeigen Patienten mit Insomnie fast nur subjektive Beeinträchtigungen. Möglicherweise ist die schlafabhängige Gedächtniskonsolidierung gestört (Nissen et al 2006).

Symptomatik

Zusätzlich zur Ein- und Durchschlafstörung entwickeln Patienten mit primärer Insomnie sehr häufig ein dysfunktionales Verhaltensmuster, das eine Vielzahl von Aktivitäten betrifft. Diese werden zunächst als kompensatorische Verhaltensweisen initiiert, wirken letztlich aber selbst schlafstörend. Insomniepatienten neigen zu extrem langen Bettzeiten, die ihrerseits das

Ausmaß der Ein- und Durchschlafstörungen dadurch verstärken, dass der homöostatische Schlafdruck sinkt. Konsekutiv entstehen nicht selten sehr unregelmäßige Schlaf-Wach-Muster mit zum Teil auch längeren Tagschlafepisoden, die ihrerseits wiederum die nächtliche Schlafkonsolidierung beeinträchtigen.

Typisch für die Tagesbefindlichkeit von Insomniepatienten ist Müdigkeit und Erschöpfbarkeit. Erhöhte Tagesschläfrigkeit im engeren Sinne findet sich aber sehr selten, die Patienten schlafen also meist am Tage genauso schlecht wie in der Nacht. Depressive Symptome und Ängstlichkeit sind häufig. Nicht selten liegt auch ein voll ausgeprägtes depressives Syndrom vor.

Therapie

Die Therapie der primären Insomnie, die auch bei sekundären Insomnieformen angewendet werden kann, wenn die Schlafstörung klinisch führend ist, zielt insbesondere auf die Unterbrechung des in Abb. 15.1 dargestellten Circulus vitiosus. Tab. 15.3 fasst die nichtmedikamentösen Therapieverfahren zusammen, bei denen es sich im Wesentlichen um kognitiv-verhaltenstherapeutische Interventionen handelt. Alle Verfahren und Methoden sind als Einzel- und Gruppentherapie möglich, allerdings bewähren sich im klinischen Alltag Gruppensettings besser, da die Patienten in einer Gruppe von typischerweise vier bis sechs Mitgliedern sehr voneinander profitieren.

Tab. 15.3: Nicht-medikamentöse Therapieverfahren und Schlafstörungen (nach Pollmächer und Wetter 2008)

Verfahren	Methoden	Wirkungen
Basisverfahren	Aufklärung und Beratung	Relativiert Ängste vor der Schlafstörung; korrigiert Fehlvorstellungen über den Schlaf durch Information über Schlafregulation und mögliche Folgen der Erkrankung
	Schlafhygiene	Psychoedukatives Verfahren, setzt Wissen über die Schlafregulation dazu ein, einfache Verhaltensmodifikation zu initiieren
Verhaltenstherapeutische Techniken	Stimuluskontrolle	Verstärkt/»purifiziert« die Rolle der Schlafumgebung (Bett, Schlafzimmer) als Stimulus für den Schlaf
	Schlafrestriktion	Verbessert die Schlafeffizienz durch Erhöhung des Schlafdrucks infolge einer willentlichen Beschränkung der im Bett verbrachten Zeit (z. B. 5 h)
	Paradoxe Intention	Instruktion, wach zu bleiben, reduziert erfolglose Einschlafversuche und angstbesetzte Kognitionen im Zusammenhang mit dem Einschlafen
	Kognitive Techniken	Kognitive Umstrukturierung, Fokussierung, Gedankenstopp, Desensibilisierung und andere Techniken, die negative, mit Schlaf assoziierte Gedanken in positive umwandeln sollen
Entspannungsverfahren	Progressive Muskelrelaxation	Systematisches Entspannungsverfahren
	Autogenes Training	Systematisches Entspannungsverfahren

Tab. 15.3: Nicht-medikamentöse Therapieverfahren und Schlafstörungen (nach Pollmächer und Wetter 2008) – Fortsetzung

Verfahren	Methoden	Wirkungen
	Biofeedback	Entspannung durch Versuch biosignalgesteuerter, zentralvenöser Rückkopplung
	Yoga, Mediation	Systematische Entspannungsverfahren
Psychotherapie im engeren Sinne	Verhaltenstherapie	Änderung des Umgangs mit Schlaf durch Veränderung unangepassten Verhaltens und Bearbeitung der Bedingungen, die die Schlafstörung auslösen und/oder aufrechterhalten
	Interpersonelle Psychotherapie	Bearbeitung der die Schlafstörung aufrechterhaltenden Probleme in zwischenmenschlichen Beziehungen

Basisverfahren

Zu den Basisverfahren gehören im psychoedukativen Sinne Aufklärung und Beratung sowie die Schlafhygiene. Psychoedukative Ansätze umfassen Aspekte der Schlafregulation, damit die Patienten verstehen können, welchen Einfluss homöostatische und zirkadiane Komponenten auf den Schlaf und die Entstehung von Schlafstörungen haben. Ein weiteres wichtiges Element sind Informationen über die Abhängigkeit der Schlafregulation vom Alter, das Wissen um die große Variabilität des sogenannten »normalen« Schlafes, den Einfluss von körperlicher Aktivität, Genussmitteln, Essen und kognitiven Faktoren. Aus diesem Grundwissen können dann schlafhygienische Grundregeln, wie sie schon in Kapitel 5, Tab. 5.1 dargestellt sind, abgeleitet werden. Die meisten dieser Regeln leuchten den Patienten typischerweise spontan ein. Die Vermeidung repetitiver nächtlicher Kontrollen der Uhrzeit wird allerdings oft nur dann akzeptiert, wenn dem Patienten erklärt wird, dass es sich hierbei um eine *per se* schlafstörende Aktivität handelt, welche die mit der Schlafstörung assoziierten negativen Kognitionen verstärkt.

Schlaftagebuch

Schlaftagebücher haben nicht nur eine diagnostische Funktion, sondern sie können auch zusätzlich psychoedukative und genuin-therapeutische Effekte haben. Die Patienten lernen beim Führen eines Schlaftagebuches nicht nur ihr eigenes Schlafverhalten besser kennen, sie sind beim regelmäßigen Führen eines solchen häufig auch in der Lage, sich zumindest teilweise von ihren Katastrophisierungstendenzen zu distanzieren. Die Aufzeichnungen belegen ja meist, dass trotz eines ernsten Ein- und/oder Durchschlafproblems noch physiologisch ausreichende Schlafmengen erreicht werden. Schlaftagebücher helfen auch, Effekte einfacher verhaltenstherapeutischer Maßnahmen, wie der Regularisierung des Schlaf-Wach-Rhythmus, Schlafrestriktion und Stimuluskontrolle, zu dokumentieren. Insbesondere wenn schlafgestörte Patienten sehr unregelmäßige Schlaf-Wach-Muster aufweisen, müssen diese vor weiteren Interventionen zunächst regularisiert werden. Je nach Ausmaß der Irregularität empfiehlt sich zunächst die Definition eines großzügigen Fensters, in dem der Patient schlafen darf, z. B. von 12 Stunden. Innerhalb einiger Wochen kann dieses Fenster dann zunehmend auf 7 bis 8 Stunden reduziert werden.

Schlafrestriktion

Wenn ein »Schlaffenster«, wie eben beschrieben, definiert werden kann, welches in etwa der durchschnittlichen Schlafdauer in der Gesamtbevölkerung entspricht, kann eine darüber hinausgehende Verkürzung der Schlafenszeit eine einfache, aber sehr wirksame therapeutische Maßnahme darstellen. Ausgangspunkt ist die Tendenz von Insomniepatienten, die im Bett verbrachte Zeit zunehmend auszudehnen. Dies führt dazu, dass Patienten nicht selten 10 oder mehr Stunden nächtlich im Bett verbringen und damit ungewollt die subjektive Schwere ihrer Schlafstörungen zusätzlich verstärken, weil selbst ein gesunder Mensch, der regelmäßig 10 Stunden im Bett verbringt, diese Zeit normalerweise nicht durchschlafen wird. Das Rationale aus Sicht der Patienten ist typischerweise der Wunsch, während einer langen Zeit im Bett wenigstens noch einige Stunden Schlaf zu erhalten.

Die Methode der Schlafrestriktion nimmt nun die Zeitdauer zum Ausgangspunkt, die anhand eines Schlaftagebuches (oder einer aktimetrischen Aufzeichnung) tatsächlich geschlafen wird, also z. B. fünf oder sechs Stunden. Auf diese Zeitdauer plus maximal 60 Minuten wird dann die Zeit im Bett eingeschränkt. Je nach Präferenz des Patienten kann die Kürzung am Beginn oder am Ende der ursprünglichen Bettzeit durchgeführt werden. Die restringierte Bettzeit sollte zunächst zwei Wochen konstant durchgehalten werden, auf Tagschlaf sollte verzichtet werden.

Da dieses Verfahren den Schlafdruck deutlich erhöhen kann und soll, nehmen sowohl die Einschlafdauer als auch die Zahl nächtlicher Aufwachereignisse typischerweise rasch ab. Allerdings entsteht durch den erhöhten Schlafdruck auch Tagesmüdigkeit, worauf die Patienten vor Beginn der Maßnahme mit Hinblick auf das Führen von Kraftfahrzeugen und Maschinen hingewiesen werden müssen. Wenn es nach ca. zwei Wochen zu einer deutlichen Konsolidierung der nächtlichen Schlafepisode gekommen ist, kann die Schlafenszeit sukzessive in 30-Minuten-Schritten wieder ausgedehnt werden, bis sie sieben, maximal acht Stunden erreicht.

Stimuluskontrolle

Die Methode der Stimuluskontrolle versteht den Schlaf als ein konditioniertes Verhalten, bei dem das Bett einen konditionierten Stimulus zur Schlafinduktion darstellt. Durch die mannigfachen dysfunktionellen Verhaltens- und Denkweisen von Insomniepatienten ist diese Koppelung allerdings gelockert oder gar verloren gegangen und hat sich möglicherweise sogar ins Gegenteil verkehrt. D. h. der Aufenthalt im Bett hat schlafstörende Effekte. Um die ursprüngliche Assoziation zu restituieren, werden dem Patienten die im Folgenden aufgeführten Instruktionen nahegebracht und ihre Auswirkung ähnlich wie bei der Schlafrestriktion mittels eines Schlaftagebuches dokumentiert. Schlafrestriktion und Stimuluskontrolle sind wirksame Methoden, die einen hohen Grad an Mitarbeit vom Patienten voraussetzen. Bei älteren und/oder sehr schwer schlafgestörten Patienten ist dies nicht immer durchsetzbar. Instruktionen im Rahmen der Stimuluskontrolle:

- Gehen Sie nur zu Bett, wenn sie müde sind.
- Halten Sie sich nur zum Schlafen im Bett auf, nutzen Sie das Bett also nicht für Tätigkeiten wie Lesen, Trinken, Rauchen und Fernsehen.
- Stehen Sie auf, wenn Sie nach 15 Minuten nicht eingeschlafen sind. Gehen Sie dann in ein anderes Zimmer und erst wieder zu Bett, wenn Sie sich wirklich müde fühlen.
- Wiederholen Sie den letzten Schritt, wenn Sie erneut nicht einschlafen können.
- Stehen Sie morgens immer zur gleichen Zeit auf.
- Schlafen Sie tagsüber nicht.

Entspannungsverfahren

Entspannungsverfahren, wie z. B. das autogene Training oder die progressive Muskelrelaxation nach Jacobson sind in der Behandlung von Insomnien wirksam adjuvante, allerdings unspezifische Verfahren. Sie wirken vor allem dem Hyperarousal entgegen, können aber zum Teil auch dysfunktionale Gedanken reduzieren. Man sollte vor Beginn der Entspannungsübungen darauf hinweisen, dass die Effekte auf den Schlaf mit einer gewissen Verzögerung eintreten und dass die entsprechenden Übungen idealerweise nicht im Bett durchgeführt werden sollen. Sie wirken nicht als direkte Einschlafhilfe, sondern sollen den Einschlafprozess vorbereiten. Die Durchführung im Bett birgt die Gefahr, dass anfängliche Misserfolge die Schlafstörung eher verstärken und damit die Adhärenz gefährden.

Kognitive Verfahren

Ihr Ziel ist es primär, die dysfunktionalen Gedanken von Insomniepatienten zu bessern, insbesondere das Grübeln, die Probleme, nachts abzuschalten und die häufig unrealistischen Erwartungen an den Schlaf in qualitativer und quantitativer Hinsicht. Als paradoxe Intervention wird die Verhaltensempfehlung bezeichnet, nach dem Zubettgehen eben gerade nicht einzuschlafen, sondern möglichst lange wach zu bleiben. Im Sinne einer Symptomverschiebung soll diese Empfehlung das Problem des unbedingt und sofort Einschlafen-Wollens lösen. Gedankenstopptechniken dienen zur Unterbrechung von Grübelprozessen und rekursiven Gedankenschleifen. Im Anschluss kann versucht werden, die aversiven Gedanken durch angenehme Bilder oder Gedanken zu ersetzen.

Weitere kognitive Techniken beziehen sich auf das Problemlöseverhalten, welches vom Einschlafprozess abzukoppeln ist. So kann man die Patienten z. B. instruieren, gedankliche Problemlösung gezielt auf andere Tageszeiten zu verlegen.

Therapiemanuale für die Gruppentherapie

Die Anwendung der beschriebenen psychotherapeutischen Techniken ist vor allem im Gruppensetting sinnvoll und wirksam. Typischerweise werden psychoedukative Elemente, Entspannungstechniken, spezifische verhaltenstherapeutische Ansätze und kognitive Verfahren kombiniert und zusammen durchgeführt. Die Gruppengröße beträgt meist vier bis sechs Teilnehmer, die Zahl der wöchentlichen Gruppensitzungen in einem strukturierten Programm vier bis acht. Abb. 15.2 stellt ein solches Programm dar, wie es am Zentrum für psychische Gesundheit am Klinikum Ingolstadt durchgeführt wird. Eine Reihe von Autoren haben Manuale zu solchen Programmen veröffentlicht (z. B. Riemann und Backhaus 1996). Entsprechend der aktuellen Leitlinie zur Insomniebehandlung der DGSM (Riemann et al. 2017) sind diese Verfahren gut wirksam und haben eine lang anhaltende Wirkung. Die medikamentöse Therapie der primären Insomnie nimmt im klinischen Alltag deutlich größeren Raum ein als die kognitiv-verhaltenstherapeutischen Verfahren. Grund hierfür ist nicht die empirische Überlegenheit der medikamentösen Therapieverfahren, sondern vor allem der weit höhere Zeitaufwand, den psychotherapeutische Verfahren erfordern, sowie die geringe Verfügbarkeit adäquat ausgebildeter Therapeuten und etablierter Therapieprogramme.

Pharmakotherapie

Es gibt eine Vielzahl von schlafmodulierenden Psychopharmaka, die in Tab. 15.4 nicht vollständig, aber weitgehend umfassend aufgeführt sind.

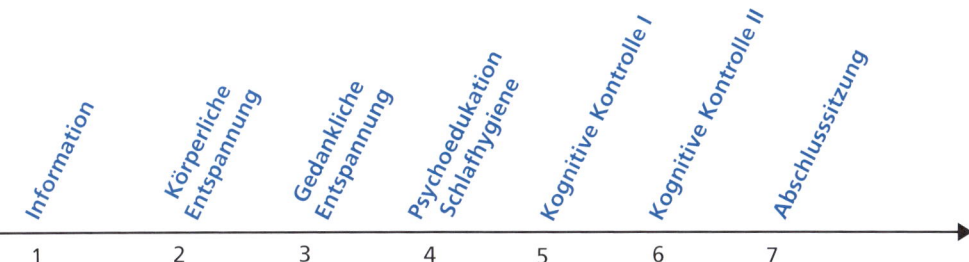

Abb. 15.2: Ablauf einer kognitiv-verhaltentherapeutischen Gruppenbehandlung in sieben Modulen. Die Behandlung wird in Gruppen von vier bis sechs Patienten durchgeführt, nach drei Monaten erfolgt eine Katamnese. Vorgeschaltet ist eine individuell adaptierte schlafmedizinische Diagnostik.

Tab. 15.4: Psychopharmakologie der Insomnie (adaptiert nach Hajak und Rüther 2008)

Substanzname	Übliche Abenddosis[1] in mg zur Behandlung von Schlafstörungen
Benzodiazepinrezeptormodulatoren (»Z-Substanzen«)	
Zolpidem	10
Zopiclon	7,5
Zapelon	10
Kurz- bis mittellang wirkende Benzodiazepinhypnotika	
Brotizolam	0,125–0,25
Flunitrazepam	0,5–1
Lormetazepam	1–2
Loprazolam	1–2
Nitrazepam	5–10
Temazepam	10–40
Triazolam	0,125–0,25
Sedierende Antidepressiva	
Amitriptylin	5–50
Doxepin	5–50
Mianserin	5–20
Mirtazapin	7,5–15
Trazodon	25–50
Trimipramin	5–50

Tab. 15.4: Psychopharmakologie der Insomnie (adaptiert nach Hajak und Rüther 2008) – Fortsetzung

Substanzname	Übliche Abenddosis[1] in mg zur Behandlung von Schlafstörungen
Antipsychotika	
Olanzapin	2,5–10
Quetiapin	25–200
Niedrigpotente Antipsychotika	
Chlorprothixen	10–50
Laevomepromazin	10–25
Melperon	25–75
Perazin	10–50
Pipamperon	20–60
Promazin	20–50
Promethazin	10–50
Prothipendyl	20–60
Antihistaminika	
Diphenhydramin	50–100
Doxylamin	25–50
Alkoholderivate	
Chloralhydrat	250–1000
Melatoninagonist	
Retardiertes Melatonin	2
Agomelatin	25–50
Phytotherapeutika	
Baldrian, Hopfen, Passionsblume, Melisse, Kaiwan	Keine genaue Angabe möglich

[1] Die Dosisangabe gilt für primäre Insomniepatienten, ist ohne Gewähr und nach klinischer Erfahrung angegeben, da die wissenschaftliche Datenlage inkonsistent ist. Die Dosis ist daher im Einzelfall zu überprüfen.

Benzodiazepine und Z-Drugs

Benzodiazepine und andere agonistische Modulatoren des GABA-Benzodiazepinrezeptorkomplexes sind die am häufigsten eingesetzten schlafregulierenden Psychopharmaka und sie sind empirisch in dieser Indikation auch am besten untersucht. Es besteht weitgehend Einigkeit, dass bis zu einer Nutzungsdauer von etwa vier Wochen diese Substanzen mit einem positiven Nutzen-Schadenverhältnis eingesetzt werden können. Eine bessere Wirksamkeit der Nicht-Benzodiazepine, also der sogenannten Z-Drugs (Zolpidem, Zopiclon und Zaleplon), ist teilweise behauptet worden, wird aber durch eine umfangreiche Metaanalyse in Frage gestellt (Dündar et al. 2004). Insbesondere bei älteren Menschen ist grundsätzlich Vorsicht geboten, da Negativeffekte, wie z. B. die erhöhte Sturzneigung, möglicherweise die positiven Effekte mindestens ausgleichen (Glass et al. 2005). Empirisch nicht ausreichend untersucht sind die negativen Wirkungen dieser Substanzen auf mnestische Funktionen, Toleranzeffekte, die Induktion einer Rebound-Insomnie beim Absetzen (bei kurzer Halbwertszeit möglicherweise sogar in der Nacht der Einnahme), sowie das Missbrauchs- und Abhängigkeitspotential. Insbesondere die mangelhafte Datenlage zu letzterem verwundert, da diese Effekte von Benzodiazepinen schon kurz nach ihrer Einführung in den 1960er Jahren bekannt wurden. Dennoch sind weder die Häufigkeiten noch die relativen Wahrscheinlichkeiten des Auftretens von Missbrauch und Abhängigkeit für Benzodiazepine und Z-Drugs in empirisch befriedigender Weise untersucht. Deshalb wird auch in der neuesten deutschen Leitlinie zur Insomniebehandlung (Riemann et al. 2017) die Therapie mit diesen Substanzen nur für drei bis vier Wochen uneingeschränkt empfohlen. In der Praxis werden sie allerdings häufig über Monate und Jahre eingesetzt, was den chronischen Verlauf der Erkrankung widerspiegelt.

Es wurden in den letzten Jahren erhebliche Anstrengungen unternommen, die Langzeitwirkungen von Hypnotika zu dokumentieren. Es gibt mittlerweile Studien, die stabile Langzeiteffekte über drei bis sechs Monate dokumentieren. Teilweise, zumindest kurzfristig, fanden sich keine Rebound-Phänomene nach dem Absetzen. Insgesamt ist die Studienlage derzeit nicht ausreichend, um die Langzeiteinnahme von Hypnotika zu empfehlen, siehe hierzu auch die aktuelle Leitlinie (Riemann et al. 2017).

Sedierende Antidepressiva

Neben Benzodiazepinen und Z-Drugs sind sedierende Antidepressiva die am häufigsten verschriebenen schlafanstoßenden Medikamente. Für die in Tab. 15.4 aufgeführten Substanzen liegen teilweise (Trazodon, Trimipramin und Doxepin) kontrollierte Studien vor, die eine Wirksamkeit vor allem auf die nächtliche Wachzeit, weniger auf die Einschlafzeit belegen (Riemann et al. 2017). Klinisch sehr häufig und mit gutem Erfolg eingesetzt wird Mirtazapin, dessen Wirksamkeit aber nicht durch kontrollierte Studien belegt ist. Der häufige Einsatz sedierender Antidepressiva zur Behandlung von Schlafstörungen erklärt sich zum einen dadurch, dass Schlafstörungen häufig im Rahmen depressiver Syndrome auftreten, weshalb man vom Einsatz eines schlafanstoßenden Antidepressivums eine doppelte Wirkung erwarten darf. Zum anderen werden häufig sedierende Antidepressiva verwendet, um die strikten Empfehlungen zum kurzfristigen Einsatz von klassischen Hypnotika zu umgehen und der Gefahr von Toleranzen und Abhängigkeit vorzubeugen. Hierbei gilt es allerdings zu beachten, dass Antidepressiva zwar kein Missbrauchs- und Abhängigkeitspotential haben, ihre langfristige Wirkung aber ebenfalls nicht empirisch belegt ist. Zudem ist beim Einsatz dieser Substanzen zu bedenken, dass fast alle multizyklischen Moleküle alle für diese Klasse typischen Nebenwirkungen wie Mundtrockenheit, Obstipation, Erhöhung des Augendruckes usw. haben.

Die Substanz Agomelatin, die chemisch und pharmakologisch mit keiner der genannten Antidepressiva verwandt ist und vor allem über einen Antagonismus am 5HT2-Rezeptor und zusätzlich über eine melatoninagonistische Modulation von Melatoninrezeptoren wirkt, scheint klinisch ebenfalls eine schlafanstoßende Wirkung zu haben, die aber weder bei Patienten mit Depression noch bei Insomniepatienten bisher empirisch validiert ist.

In etwas geringerem Umfang als Antidepressiva, aber ebenfalls und insbesondere bei älteren Menschen sehr häufig, werden eine Reihe von Antipsychotika zur Behandlung der Insomnie eingesetzt. Wenn die Schlafstörung im Rahmen der Grunderkrankung auftritt, für die eine empirisch gesicherte Indikation besteht, ist dies sinnvoll und gerechtfertigt. Zur Behandlung der primären Insomnie ist der Einsatz von Antipsychotika aber durchaus problematisch, weil es keine kontrollierten Studien zur Wirksamkeit bei dieser Indikation gibt.

Melatonin

Die Rolle des Hormons Melatonin bei der Schlafregulation und der Regulation zirkadianer Prozesse hat schon früh dazu geführt, dass eine schlafanstoßende Wirkung empirisch untersucht wurde. Zunächst wurden Effekte beim Jetlag untersucht, was aber recht inkonsistente Ergebnisse erbracht hat. Metaanalysen jüngeren Datums (siehe hierzu Riemann et al. 2017) fanden positive Wirkungen bei chronobiologischen Schlafstörungen, nicht aber bei einer primären Insomnie. Für die Behandlung der Insomnie bei Patienten über 55 Jahre ist allerdings seit 2007 eine retardierte Form von Melatonin unter dem Handelsnamen Cirkadin® zugelassen.

Orexinantagonisten

Orexin-A und -B (auch Hypokretin 1 und 2) sind hypothalamische Peptide, die von erheblicher Bedeutung für die Schlaf-Wach-Regulation sind (Saper 2005). Ihr Fehlen führt zur Narkolepsie (▶ Kap. 17), die unter anderem mit erheblicher Tagesmüdigkeit einhergeht. Es liegt deshalb nahe, Substanzen zur Therapie der Insomnie einzusetzen, die der Wirkung von Orexin entgegenwirken. Eine solche Substanz ist Suvorexant, das jüngst in den USA zur Behandlung von der Insomnie in einer Dosierung bis zu 20 mg zugelassen wurde (Kishi et al. 2015). Neben erwartbaren Nebenwirkungen wie Müdigkeit und Albträume wird auch von einer Rate suizidaler Irritationen berichtet (Jacubson et al. 2016).

Pflanzliche Medikamente

Pflanzliche Präparate werden zum Zwecke der Verbesserung des Schlafes weltweit in großer Zahl und Menge eingesetzt. Allerdings ist nur Baldrian (valeriana officinalis) intensiver empirisch untersucht worden. Mehrere Metaanalysen konnten keinen konsistenten Effekt dokumentieren (siehe hierzu Riemann et al. 2017). Unklar ist auch, welches genau der wirksame Bestandteil ist, möglicherweise handelt es sich um die Valeriansäure.

Die Empfehlungen zur Behandlung der Insomnie in der aktuellen S3 Leitlinie sind in Tab. 15.5 wiedergegeben.

Tab. 15.5: Empfehlungen zur Diagnostik und Therapie von Insomnie (zu Details siehe Riemann et al. 2017)

Therapieverfahren	Beschreibung
Diagnostik	Die Diagnostik soll eine umfassende Anamnese inklusive einer Abklärung körperlicher und psychischer Erkrankungen, eine körperliche Untersuchung sowie den Einsatz von Schlaffragebögen und Schlafbüchern umfassen (A).
	Nach Substanzen, die den Schlaf stören, soll gezielt gefragt werden (A).

Tab. 15.5: Empfehlungen zur Diagnostik und Therapie von Insomnie (zu Details siehe Riemann et al. 2017) – Fortsetzung

Therapieverfahren	Beschreibung
	Die Aktometrie kann eingesetzt werden, um Bett- und Schlafenszeiten über den gesamten Tag zu erfassen (C).
	Die Polysomnographie soll bei begründetem Verdacht zum Ausschluss organischer Schlafstörungen (periodische Beinbewegung im Schlaf, schlafbezogene Atmungsstörung) verwendet werden (A).
	Die Polysomnographie sollte bei weiteren begründeten Indikationen durchgeführt werden.
Kognitive Verhaltenstherapien für Insomnien (KVT-I)	Die kognitive Verhaltenstherapie für Insomnien soll bei Erwachsenen jeden Lebensalters als erste Behandlungsoption für Insomnien durchgeführt werden (A).
Pharmakologische Interventionen	Eine medikamentöse Therapie kann angeboten werden, wenn die KVT-I nicht hinreichend effektiv war oder nicht durchführbar ist.
Benzodiazepinrezeptoragonisten	Benzodiazepinrezeptoragonisten sind im kurzzeitigen Gebrauch (3–4 Wochen) effektiv in der Behandlung von Insomnien (A). Die neuen Benzodiazepinrezeptoragonisten sind gleich wirksam wie die klassischen Benzodiazepinhypnotika (A). Eine generelle Empfehlung zur Langzeitbehandlung von Insomnien mit Benzodiazepinrezeptoragonisten kann aufgrund der Datenlage und möglicher Nebenwirkungen/Risiken derzeit nicht ausgesprochen werden (B).
Sedierende Antidepressiva	Die Kurzzeitbehandlung von Insomnie mit sedierenden Antidepressiva ist effektiv, wobei die Kontraindikationen zu Beginn und im Verlauf geprüft werden sollen (A). Eine generelle Empfehlung zur Langzeitbehandlung von Insomnien mit sedierenden Antidepressiva kann aufgrund der Datenlage und möglicher Nebenwirkungen/Risiken derzeit nicht ausgesprochen werden (A).
Antipsychotika	In Anbetracht der unzureichenden Datenlage für Antipsychotika in der Indikation Insomnie und angesichts ihrer Nebenwirkungen wird ihre Verwendung in der Insomniebehandlung nicht empfohlen (A). Eine Ausnahme stellen gerontopsychiatrische Patienten dar, bei denen ggf. niedrigpotente Antipsychotika als Schlafmittel gegeben werden können (C).
Melatonin	Aufgrund von geringer Wirksamkeit bei dieser Indikation wird Melatonin nicht generell zur Behandlung von Insomnien empfohlen (B).
Phytopharmaka	Für Baldrian und andere Phytopharmaka kann aufgrund der unzureichenden Datenlage keine Empfehlung zum Einsatz in der Insomniebehandlung gegeben werden (B).
Weitere Therapiemöglichkeiten	Interventionen wie z. B. Achtsamkeit, Akupunktur, Aromatherapie, Bewegung, Homöopathie, Hypnotherapie, Lichttherapie, Massage, Meditation, Musiktherapie, Öl, Reflexzonenmassage, Yoga/Tai Chi/Chi Gong können aufgrund der schlechten Datenlage momentan nicht zur Insomniebehandlung empfohlen werden (B).

Insomnie im Rahmen adäquater Schlafhygiene

Die meisten Menschen halten intuitiv gewisse schlafhygienische Regeln ein. Sie gehen zu regelmäßigen Zeiten ins Bett, schaffen sich eine ruhige und ungestörte Schlafumgebung, vermeiden schlafstörende Aktivitäten vor dem Schlafengehen usw. Die Verletzung solcher Regeln kann per se zu erheblichen Schlaf- und Befindlichkeitsstörungen führen. Je unregelmäßiger die Dauer und Positionierung der Bettzeiten im Tagesverlauf werden, desto wahrscheinlicher werden Ein- und Durchschlafstörungen in wechselnder Kombination mit Müdigkeit am Tage. Stimulierende und alkoholhaltige Getränke, umfangreiche, auch in an sich verträglichen Mengen genossene Mahlzeiten, – zum falschen Zeitpunkt eingenommen – können erhebliche Schlafstörungen und Müdigkeit am Tage verursachen. Ähnliches gilt für körperliche und mentale Aktivitäten am Abend im Übermaß und zunehmend für den Umgang mit elektronischen Medien.

Der falsche Umgang mit Genussmitteln am Abend beruht häufig tatsächlich auf Unwissenheit bezüglich der Intensität und der Dauer der Effekte. Z. B. wird bei Koffein sehr häufig die Dauer der Wirkung nach Einnahme unterschätzt, beim Alkohol ist allgemein die einschlaffördernde Wirkung bekannt, aber viel weniger, dass Alkoholkonsum massive Durchschlafstörungen induzieren kann. Bei körperlicher Aktivität am Abend wird zu selten berücksichtigt, dass sie schlaffördernd wirken kann, dass der Abstand zum Einschlafzeitpunkt aber umso größer sein sollte, je intensiver die körperliche Aktivität ist.

Ein wesentliches Element kann auch eine unzureichende oder nicht mehr vorhandene Tagesstruktur sein, wie sie z. B. in höherem Alter häufig vorkommt. Typisch ist hier das Fehlen regelmäßiger Arbeitszeit und/oder das Schwinden strukturierender sozialer Kontakte. Gerade Menschen mit psychiatrischen Erkrankungen, wenn diese chronisch und schwer sind, weisen häufig Defizite in der Tagesstruktur auf, weshalb nicht selten Schlafstörungen im Rahmen der psychiatrischen Grunderkrankung noch zusätzlich durch eine mangelnde Schlafhygiene verstärkt werden. Aber auch Patienten mit primärer Insomnie machen viele schlafhygienische Fehler. Am häufigsten ist eine massive Ausdehnung der im Bett verbrachten Zeit, die gerade bei schlafgestörten Patienten subjektiv wahrgenommene Ein- und Durchschlafprobleme noch verstärkt.

Es gibt also viele Situationen, in denen alleine edukative und schlafhygienische Maßnahmen in der Lage sein sollten, eine Schlafstörung deutlich zu bessern, wenn nicht gar zum Verschwinden zu bringen.

16 Schlafbezogene Atmungsstörungen

Schlafbezogene Atmungsstörungen gehören zu den häufigsten und gravierendsten schlafmedizinischen Erkrankungen. Charakteristisch sind nächtliche Atempausen, d. h. im Schlaf auftretende Phasen stark verminderter oder sistierender Atmung, sogenannte Hypopnoen bzw. Apnoen. Diese können verschiedene Ursachen haben. Gemeinsam ist ihnen aber, dass sie den Gasaustausch beeinträchtigen und insbesondere zu Sauerstoffentsättigungen führen. Darüber hinaus stören diese Ereignisse den Schlaf erheblich, weil sie zu Weckreaktionen führen. Begleitend kommt es mit oder ohne pharyngeale Obstruktion zur Hypoventilation. Als Konsequenz entsteht eine Hypoxämie, in bestimmten Situationen auch eine Hyperkapnie oder Azidose.

Durch immer wieder auftretende Weckreaktionen stören Apnoen und Hypopnoen den Schlaf und beeinträchtigen die EEG-Synchronisation und damit die Erholungsfunktion des Schlafes erheblich. Die typische Folge ist Tagesschläfrigkeit, die beim überwiegenden Teil der Patienten ohne subjektive Ein- und Durchschlafstörungen auftritt. Nächtliche Atmungsstörungen stellen zusätzlich einen erheblichen Risikofaktor für die Entstehung von Störungen der Glukosetoleranz und von Gefäßerkrankungen dar (Keckeis et al. 2010).

Für den Bereich der Psychiatrie und Psychotherapie sind nächtliche Atmungsstörungen von besonderer Bedeutung, weil sie zum einen bei Patienten mit psychiatrischen Erkrankungen überzufällig häufig vorkommen (Gupta et al. 2015) und zum anderen, weil sie wesentliche Symptome psychiatrischer Erkrankungen imitieren oder deren Symptomatik verschlimmern können, insbesondere die Tagesmüdigkeit, kognitive Störungen und eine gereizte depressive Verstimmtheit. Insbesondere bei schwer und chronisch psychisch kranken Menschen sind nächtliche Atmungsstörungen überzufällig häufig, weil in dieser Population prädisponierende Faktoren wie Übergewicht, Alkohol-, Drogen- und Hypnotikakonsum gehäuft vorkommen.

Insofern stellen nächtliche Atmungsstörungen im Bereich der Psychiatrie und Psychotherapie nicht nur eine wichtige Differentialdiagnose bei Müdigkeit und Tagesschläfrigkeit dar, sondern sind nicht selten als eine Komorbidität zu verstehen, die direkt mit der psychopathologischen Symptomatik interagiert.

Symptomatik und Epidemiologie

Die typischen Symptome einer nächtlichen Atemstörung sind lautes Schnarchen und Tagesmüdigkeit. Die Weckreaktionen, die jeder einzelnen Apnoe folgen, stören entsprechend ihrer Häufigkeit, die in die Hunderte pro Nacht gehen kann, ganz erheblich die Schlafkontinuität und sind für die erhöhte Tagesmüdigkeit von entscheidender kausaler Bedeutung. Sehr häufig sind auch Störungen von Konzentration, Aufmerksamkeit, Stimmung und Antrieb, so dass ein Schlafapnoe-Syndrom primär unter dem Bild einer depressiven Erkrankung imponieren kann. Abb. 16.1 zeigt die symptomatische Überlappung zwischen Schlafapnoe-Syndrom und Depression. Ein- und Durchschlafstörungen gelten als untypische Symptome des Schlafapnoe-Syndroms, finden sich aber doch schon in unselektierten Stichproben bei etwa einem Viertel der Patienten. Bei Frauen, älteren Menschen und Menschen mit psychiatrischen Erkrankungen kann die Insomnie als führende Beschwerde eines Schlafapnoe-Syndroms sogar mehr als 50 % betragen.

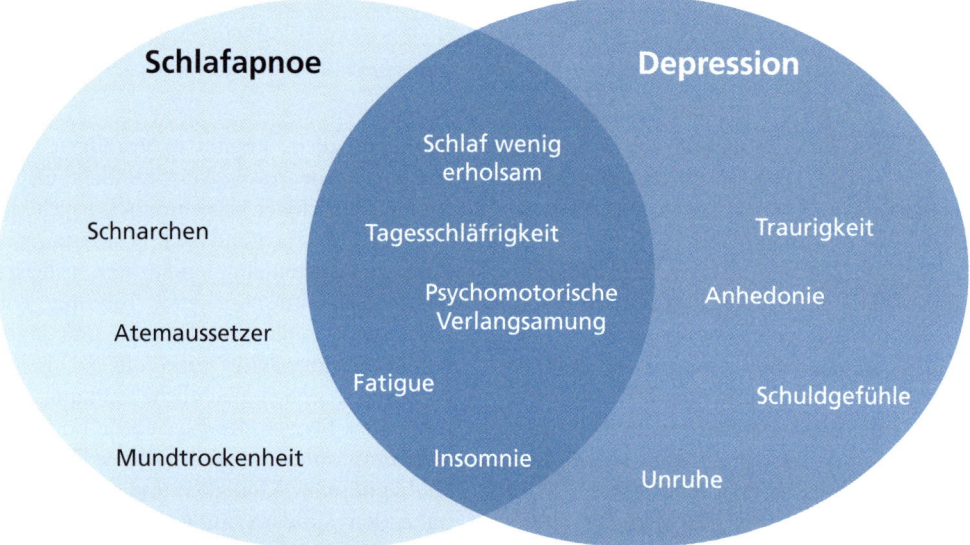

Abb. 16.1: Symptomatische Überlappung zwischen Schlafapnoe und Depression. Die im Überschneidungsbereich der beiden Ellipsen platzierten Symptome kommen bei beiden Erkrankungen häufig vor. Unabhängig davon können natürlich die beiden Syndrome auch gleichzeitig auftreten.

Klinisch relevante nächtliche Atmungsstörungen finden sich bei etwa 5 % der Bevölkerung (Mayer et al. 2017). Die bei weitem häufigste Form ist das obstruktive Schlafapnoe-Syndrom. Der Übersicht unten ist zu entnehmen, dass es eine Vielzahl weiterer Formen gibt, von denen vor allem das zentrale Schlafapnoe-Syndrom und die alveoläre Hypoventilation zu nennen sind. Die wesentlichen Besonderheiten nächtlicher Atmungsstörungen bei psychiatrischen Erkrankungen sind nochmals zusammengefasst (s. u.).

Verschiedene Formen nächtlicher Atmungsstörungen (ggf. mit ICD Kode)

- Zentrale Schlafapnoe-Syndrome (ICD-10 G47.30)
  - Primäres zentrales Schlafapnoe-Syndrom
  - Zentrales Schlafapnoe-Syndrom im Rahmen einer Cheyne-Stokes-Atmung
  - Zentrales Schlafapnoe-Syndrom im Rahmen periodischer Atmung in großer Höhe
  - Zentrale Schlafapnoe ohne Cheyne-Stokes Atmung
  - Zentrale Schlafapnoe infolge Medikamenteneinnahme oder Gebrauch anderer Substanzen
  - Primäre Schlafapnoe in der Kindheit (früher: primäre Schlafapnoe bei Neugeborenen; ICD-10 P28.3)

- Obstruktive Schlafapnoe-Syndrome (ICD-10 G47.31)
  - Obstruktives Schlafapnoe-Syndrom
  - Obstruktives Schlafapnoe-Syndrom in der Kindheit
- Schlafbezogene Hypoventilations/Hypoxie Syndrome (ICD-10 G47.32)
  - Schlafbezogene nicht-obstruktive alveoläre Hypoventilation, idiopathisch
  - Congenitale zentrale alveoläre Hypoventilation
- Schlafbezogene Hypoventilations-/Hypoxämie Syndrome aufgrund bestimmter Erkrankungen
  - Schlafbezogene Hypoventilation/Hypoxämie aufgrund einer pulmonalen Pathologie
  - Schlafbezogene Hypoventilation/Hypoxämie aufgrund einer Atemwegsobstruktion
  - Schlafbezogene Hypoventilation/Hypoxämie aufgrund neuromuskulärer- oder Brustwanderkrankungen
- Andere schlafbezogene Atmungserkrankungen
- Schlafapnoe/schlafbezogene Atmungsstörung, nicht näher bezeichnet

Wichtige Fakten zum obstruktiven Schlafapnoesyndrom (OSAS) bei Patienten mit psychiatrischen Erkrankungen

- Höhere Prävalenz des OSAS aufgrund größerer Häufigkeit von Risikofaktoren (Übergewicht, Alkohol-, Drogen- und Hypnotikakonsum)
- Höhere Rate führender insomnischer Beschwerden (bis 50 %) anstatt Müdigkeit
- Störungen von Antrieb und Konzentration sowie gedrückte Stimmung als Symptome des OSAS können als Depression imponieren oder eine bestehende Depression verschlimmern.
- Diagnostik und Therapie des OSAS sind bei schwer kranken psychiatrischen Patienten durch die limitierte Compliance erschwert.

Ätiopathogenese

Die Regulation der Atmung im Schlaf unterscheidet sich von der im Wachen erheblich. Die Steuerung der Atmung im Wachen erfolgt vornehmlich willkürlich, das autonome Nervensystem spielt eine untergeordnete Rolle. Im Schlaf übernimmt letzteres die Atmungsregulation vollständig. Atemfrequenz und Atemzugtiefe nehmen ab. Die Atemwegswiderstände nehmen zu, ebenso wie die Fehlertoleranz der verschiedenen Regelsysteme, was insbesondere im REM-Schlaf sehr deutlich ist. Entsprechend wird die Atmung im Schlaf instabiler und störende Einflüsse haben leichter einen negativen Effekt auf die Funktionalität, ohne dass gegenregulatorische Antworten ebenso stark ausgeprägt wären wie im Wachen. Es verwundert deshalb nicht, dass sich im Schlaf eine Vielzahl von Atmungsstörungen finden, am häufigsten sind allerdings im Schlaf auftretende Hyperpnoen oder Apnoen. Diese können in drei Formen unterteilt werden, die in Abb. 16.2 schematisch dargestellt sind. Die häufigste Form sind obstruktive Schlafapnoen, die eine sehr enge Assoziation mit dem Auftreten lauten nächtlichen Schnarchens zeigen. Es kommt hier im Schlaf zu einer mechanischen Verlegung der oberen Atemwege, weshalb trotz weiter vorhandener Atemanstrengung der Atemluftstrom versiegt. Bei zentralen Apnoen hingegen kommt es primär zu einem Versiegen des Atemtriebs, so dass weder Atembewegungen noch ein Atemluftstrom nachweisbar sind. Mischförmige (oder auch gemischte) Apnoen sind schließlich durch ein initiales Sistieren des

Atemantriebs gekennzeichnet, der meist nur kurz anhält und dann wieder crescendoartig zunimmt. Während dieses crescendoartigen Zunehmens verhindert dann eine zusätzlich bestehende Obstruktion das effektive Einsetzen der Atmung.

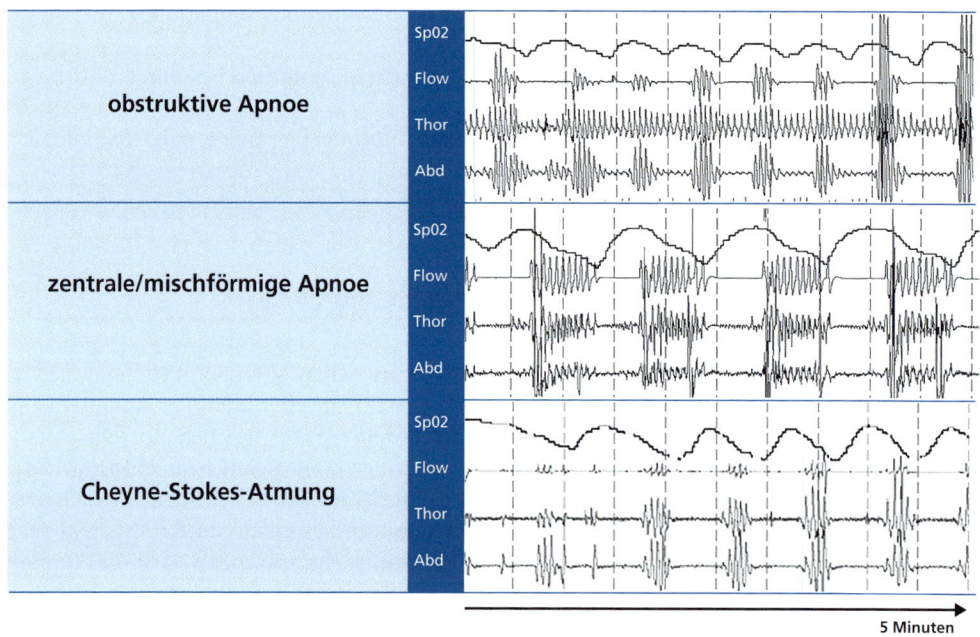

Abb. 16.2: Unterschiedliche Formen nächtlicher Apnoen.

Definitionsgemäß dauern Apnoen oder Hypopnoen im Schlaf mindestens 10 sec und führen zu einer Abnahme der Sauerstoffsättigung um mindestens 4 %. Die Länge der Atempausen beträgt typischerweise 20 bis 30 Sekunden, Apnoen mit einer Dauer von bis zu vier Minuten sind keine Seltenheit. Mit zunehmender Dauer kommt es zu mehr oder minder deutlichen Sauerstoffentsättigungen. Das Ende einer Apnoe ist parallel zum Wiedereinsetzen der Atmung durch eine Weckreaktion gekennzeichnet, die typischerweise an einer Beschleunigung des EEGs zu erkennen ist. Auch Hypopnoen können zu Sauerstoffentsättigungen oder Arousal-Reaktionen führen. Deshalb wird das Ausmaß einer nächtlichen Atmungsstörung durch eine Messzahl beschrieben, welche die Anzahl von Apnoen und Hypopnoen pro Stunde kombiniert. Dieser sogenannte Apnoe-Hypopnoe-Index (AHI) gilt bei Werten unter 5 beim Erwachsenen als definitiv normal, ein Graubereich existiert zwischen 5 und 10 pro Stunde.

Hauptrisikofaktoren für nächtliche Atmungsstörungen sind Schnarchen, Übergewicht und männliches Geschlecht. Nur etwa 25 % der Betroffenen sind Frauen. Insbesondere zentrale Apnoen und andere seltenere Formen nächtlicher Atmungsstörung kommen gehäuft bei Patienten mit kardialen Erkrankungen, insbesondere bei Herzinsuffizienz vor.

Diagnose und Therapie

Den Verdacht auf ein Schlafapnoe-Syndrom nähren zunächst die typischen Beschwerden, also vor allem lautes Schnarchen und erhöhte Tagesmüdigkeit, die z. B. durch die Anwendung der ESS-Skala objektiviert werden kann. Nächtliche Ein- und Durchschlafstörungen sind nicht obligat, kommen aber bei vielen Patienten, insbesondere psychiatrischen Patienten, nicht selten vor. Gerade bei diesen Patienten sollten auch therapieresistente Störungen von Antrieb, Konzentration und Stimmung an eine nächtliche Atemstörung denken lassen. Bei Verdacht auf ein Schlafapnoe-Syndrom empfiehlt sich zunächst die Durchführung einer ambulanten Polygraphie. Wenn diese einen pathologischen Befund ergibt, sollte bei einem AHI über 15/h in jedem Fall eine Polysomnographie im Schlaflabor durchgeführt werden. Bei auffälligem AHI über 5/h oder unter 15/h sollte eine Polysomnographie immer dann erfolgen, wenn eine erhöhte Tagesmüdigkeit, deutliche Störungen von Antrieb, Konzentration und Interesse oder eine gedrückte Stimmung vorhanden sind.

Ziel der polysomnographischen Untersuchung (▶ Abb. 16.3) ist die detaillierte, qualitative und quantitative Dokumentation der nächtlichen Atemstörung. Aufgrund der entsprechenden Ergebnisse erfolgt dann die Therapieplanung, die immer in einem schlafmedizinischen Zentrum durchgeführt werden sollte. Bei der Behandlungsentscheidung spielt neben der subjektiven Beeinträchtigung und Symptomatik auch das Vorhandensein weiterer kardiovaskulärer und cerebrovaskulärer Risikofaktoren eine Rolle, insbesondere das Vorliegen eines Hypertonus, einer koronaren Herzerkrankung, einer cerebrovaskulären Erkrankung oder eines Diabetes.

Die folgende Aufzählung fasst die Therapieoptionen zusammen. In der überwiegenden Zahl der Fälle stellt die nicht invasive nächtliche Beatmung, am häufigsten mittels nasalen CPAP's (continuous positive airway pressure), die Therapie der Wahl dar. Zu den Details siehe die aktuelle Leitlinie (Mayer et al. 2017).

- **CPAP** (kontinuierliche positive Überdruckbeatmung): Bei dieser Beatmungsform wird über eine Atemmaske und ein Schlauchsystem ein gleichbleibender, fest eingestellter Druck appliziert, unabhängig von der Ein- oder Ausatmung.
- **APAP** (automatische positive Überdruckbeatmung): Bei dieser Beatmungsform passt das Gerät den Druck den Erfordernissen im Verlauf des Nachtschlafs an, zum Beispiel wenn Apnoen nur im REM Schlaf auftreten.
- **BiPAP** (Bilevel positive Überdruckbeatmung): Bei dieser Beatmungsform generiert das Gerät zwei unterschiedliche Druckniveaus, ein höheres für die Einatmung, ein niedrigeres für die Ausatmung. Ziel ist es, dem Patienten die Ausatmung vor allem dann zu erleichtern, wenn in der Einatmungsphase relativ hohe Drucke notwendig sind, um die Atemwege offen zu halten.
- **ASV** (adaptive Servoventilation): Eine komplexe Beatmungsform, die in schwierigeren klinischen Situationen (zentrale Apnoen, Cheynes-Stokes-Atmung etc.) eingesetzt wird.
- **Unterkieferprotrusionsschienen**: Intraorale Protrusionsschienen, individuell für den Patienten angefertigt, können bei einem Teil der Patienten mit leichtem oder mittelgradigem obstruktivem Schlafapnoesyndrom angewendet werden.
- **Chirurgische Therapieverfahren**: Bei anatomischen Besonderheiten können gelegentlich HNO-ärztliche oder kieferchirurgische Operationen indiziert sein.
- **Neurostimulationsverfahren**: Bei Versagen oder Unmöglichkeit einer Beatmung kann eine nächtliche Stimulation des N. hypoglossus mittels einer implantierten Elektrode indiziert sein.
- **Medikamentöse Therapie**: Für die Wirksamkeit pharmakologischer Therapieverfahren besteht keine Evidenz.

16 Schlafbezogene Atmungsstörungen

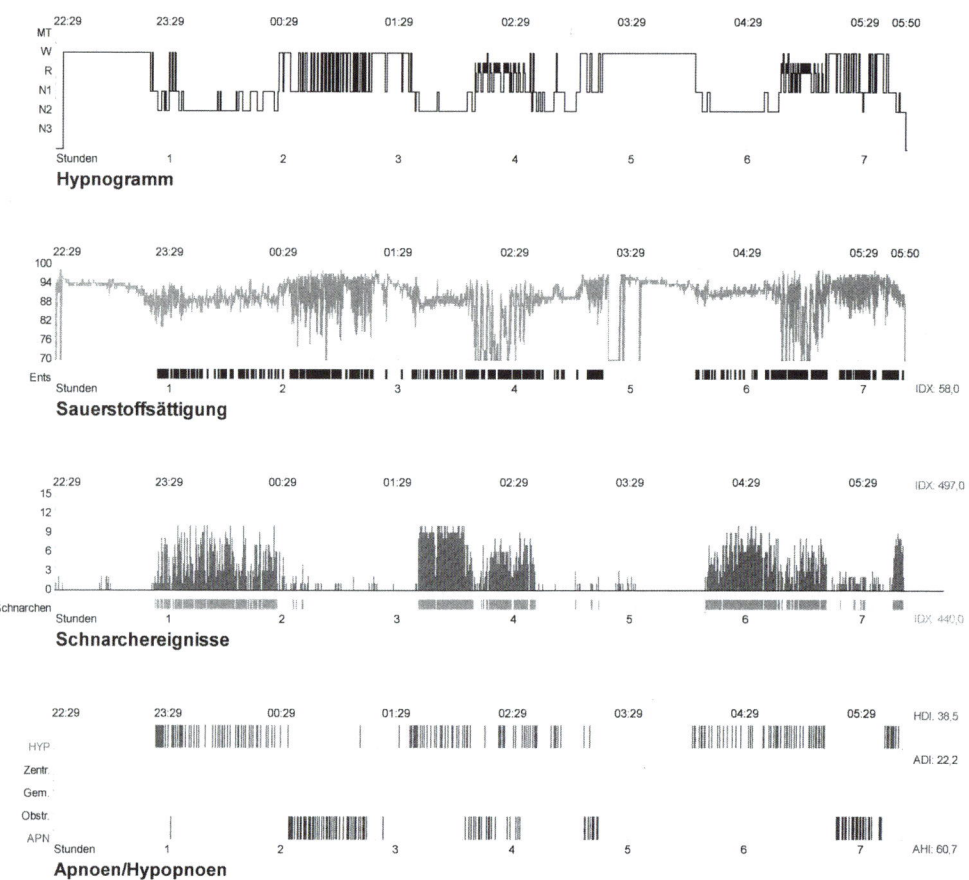

Abb. 16.3: Ergebnisse einer Polysomnographie bei einem Patienten mit schwerem obstruktiven Schlafapnoesyndrom

- **Gewichtsreduktion**: Gewichtsreduktion sollte bei Adipösen immer Teil der Therapie sein. Als alleinige Behandlungsmaßnahme kann indizierte Gewichtsreduktion nur bei einer leichtgradigen OSA erwogen werden.

Die Therapie nächtlicher Atmungsstörung bei Patienten und psychiatrischen Erkrankungen gestaltet sich nicht immer einfach. Insbesondere bei schwer und chronisch kranken Menschen ist es oft nicht leicht, die notwendige Adhärenz zu erreichen, denn eine nächtliche Beatmungstherapie kann in aller Regel nur dann als sinnvoll betrachtet werden, wenn sie im Mittel fünf Stunden pro Nacht angewendet wird. Mangelnde Einsicht in die pathophysiologischen Zusammenhänge und die möglichen Sekundärfolgen einer nächtlichen Atmungsstörung, aber auch der gewöhnungsbedürftige Umgang mit den notwendigen technischen Geräten, stellen für viele Patienten eine echte Herausforderung dar. Es ist deshalb nicht selten notwendig, mit viel Zeit und Einfühlungsvermögen eine Akzeptanz einer solchen Therapie zu erreichen. Gerade wenn es zu Adhärenzproblemen kommt, sollte man die Indikation zur Behandlung immer kritisch unter

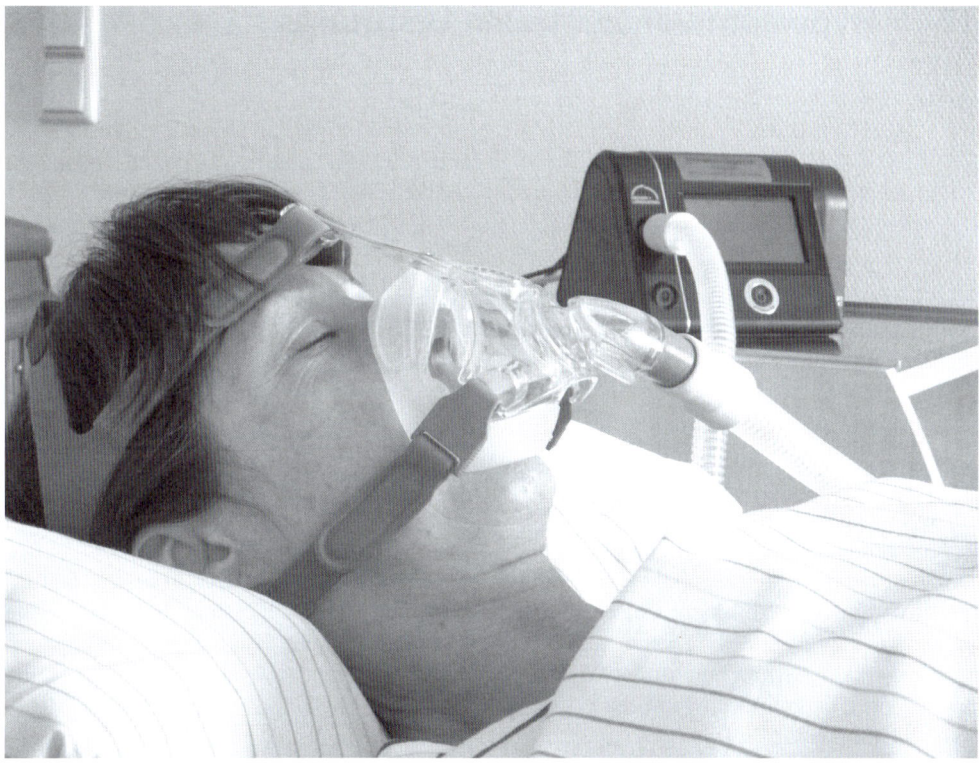

Abb. 16.4: Nächtliche positive Überdruckbeatmung zur Behandlung nächtlicher Atmungsstörungen. Über ein Schlauchsystem und eine Atemmaske wird der von einer Pumpe generierte Überdruck nasal appliziert. Zu den verschiedenen Beatmungsformen siehe oben.

Berücksichtigung des Ausmaßes des Befundes, der subjektiven Beeinträchtigung und der Gesamtheit aller metabolischen und vaskulären Risikofaktoren stellen.

Ein besonderes therapeutisches Problem stellt die Häufigkeit von Ein- und Durchschlafstörungen bei psychiatrischen Patienten mit nächtlichen Atmungsstörungen dar. Zwar bessert bei einem Teil der Patienten allein die adäquate Therapie der Atmungsstörung die Einschlafstörung erheblich oder bringt sie gar zum Verschwinden. Bei vielen anderen Patienten ist aber die subjektive Schlafstörung zunächst einmal ein ganz erhebliches Hindernis, die Akzeptanz der meist notwendigen Beatmungstherapie zu erreichen. Nicht wenige solcher Patienten lehnen das nächtliche Tragen einer Beatmungsmaske schlicht ab. Deshalb kann es durchaus notwendig sein, zunächst eine symptomatisch-medikamentöse Therapie der Schlafstörung vorzunehmen, damit die nächtliche Atmungsstörung einer Therapie zugänglich wird.

17 Hypersomnien zentralen Ursprungs

Als Hypersomnien zentralen Ursprungs werden Erkrankungen bezeichnet, bei denen es unabhängig von einem gestörten Nachtschlaf zu Müdigkeit und Tagesschläfrigkeit in klinisch relevantem Ausmaß kommt. All diese Erkrankungen gehen mit einer erhöhten Neigung einher, tatsächlich tagsüber einzuschlafen. Entsprechend sind sie durchgehend mit einer Beeinträchtigung der Vigilanz und der Fähigkeit, komplexe Tätigkeiten auszuführen, verbunden; sie schränken damit die Fähigkeit des Patienten ein, am Straßenverkehr teilzunehmen oder Maschinen zu führen, zumindest wenn die Erkrankung nicht behandelt wird.

Das Ausmaß der Schläfrigkeit kann grundsätzlich sowohl zwischen einzelnen Individuen stark variieren, als auch beim selben Individuum im Verlauf der Erkrankung und selbst im Verlauf einzelner Tage. Besonders augenfällig wird die Schläfrigkeit typischerweise dann, wenn sich der Patient in einer monotonen Situation befindet, in der er nur geringer Stimulation ausgesetzt oder seine Aufmerksamkeit nicht gefordert wird. Häufig bemerken die Patienten die Schläfrigkeit und damit die Gefahr einzuschlafen relativ früh, es kann aber auch zu imperativen Schlafattacken aus heiterem Himmel kommen.

Für solche Patienten kann der Schlaf erholsam und erfrischend sein, die Schläfrigkeit kann aber auch unabhängig von den Schlafepisoden nahezu durchgehend weiterbestehen. Wie schon erwähnt, sind nächtliche Schlafstörungen bei Patienten mit solchen Hypersomnien nicht kausal für die Tagesschläfrigkeit an sich, kommen aber bei bestimmten Erkrankungen und bestimmten Personen durchaus begleitend vor.

Diagnostisch ist neben der differenzierten Anamnese in aller Regel eine umfangreiche apparative Diagnostik im Schlaflabor (▶ Kap. 4 Schlafmedizinische Diagnostik) notwendig, die neben polysomnographischen Nachtschlafableitungen oft auch die Durchführung eines MSLT oder MWT sowie weitere neuropsychologische Testungen zur Vigilanzmessung beinhaltet. Die Wesentlichen im Folgenden besprochenen Erkrankungen sind die Narkolepsie, die idiopathische Hypersomnie, das Kleine-Levin-Syndrom und das Schlafmangelsyndrom.

Differentialdiagnostisch kommen verschiedenste körperliche Erkrankungen und Medikamente (▶ Tab. 14.1) in Betracht, die zu erhöhter Tagesmüdigkeit führen können.

Nicht in den Bereich der Hypersomnien zentralen Ursprungs gehören Beschwerden über körperliche und/oder mentale Erschöpftheit, auch Fatigue genannt, wie sie sich bei einer Reihe von somatischen Erkrankungen (z. B. Multiple Sklerose, Krebserkrankungen) finden und wie sie für funktionelle somatische Syndrome (chronic fatigue syndrom, Fibromyalgie) typisch sind. Die Abgrenzung zwischen Fatigue und Müdigkeit kann allerdings sehr schwierig sein. Bei psychiatrischen Erkrankungen ist Müdigkeit als eine sehr häufig vorgebrachte Beschwerde nicht nur von Fatigue, sondern zusätzlich von anderen Symptomen zu unterscheiden (siehe hierzu das Kapital 4 Schlafmedizinische Diagnostik).

Narkolepsie

Symptomatik

Kardinalsymptome der Narkolepsie sind erhöhte Tagesmüdigkeit und Kataplexien. Die Tagesmüdigkeit zeigt sehr häufig einen fluktuierenden Charakter und auch imperative Einschlafattacken (auch z. B. beim Essen oder Autofahren) kommen vor. Als Kataplexien werden Attacken eines sehr plötzlichen, partiellen oder kompletten Verlustes des Tonus der Halte- und Stellmuskulatur bezeichnet, die durch emotionale Stimuli ausgelöst werden. Es handelt sich typischerweise um freudige, emotionale Stimulation, ganz häufig löst das eigene Lachen oder das Lachen anderer Personen Kataplexien aus. Deshalb ist eine alternative Bezeichnung für die Kataplexie auch »affektiver Tonusverlust«. Kataplexien bei Ärger, Überraschung oder anderen Emotionen kommen eher selten vor. Während einer solchen Attacke können die Patienten typischerweise nicht mehr klar sprechen, die Mimik wirkt gehemmt und erschwert, die Knie werden weich. Häufig finden sich Zuckungen im Gesicht oder auch der Extremitäten. Die Patienten können allerdings auch zu Boden gleiten, wobei ein Hinstürzen selten und Verletzungen während einer Kataplexie eine Rarität sind. Kataplektische Attacken dauern Sekunden bis wenige Minuten und das Bewusstsein bleibt durchgehend erhalten, es besteht auch keine Amnesie für das Ereignis.

Weitere Symptome sind lebhafte, sehr wirklichkeitsnahe sogenannte hypnagoge Halluzinationen, die am Übergang vom Wachen zum Schlafen auftreten. Typischerweise werden sie beim Einschlafen berichtet, kommen aber auch beim Erwachen vor. Die hypnagogen Halluzinationen haben meist visuellen und/oder optischen Charakter und führen gelegentlich zum Verdacht auf eine psychotische Erkrankung. Eine tatsächliche pathophysiologische Beziehung zwischen der Narkolepsie und psychotischen Erkrankung besteht aber nicht. Ein weiteres Symptom der Narkolepsie sind Schlaflähmungen, bei denen die REM-Schlaf-typische Stellung der Halte- und Stellmuskulatur persistiert, obwohl das volle Wachbewusstsein schon erreicht ist. Diese Zustände dauern oft nur Sekunden, selten Minuten und werden vom Patienten als sehr unangenehm erlebt. Als isoliertes Phänomen kommen sie gelegentlich bei bis zu einem Drittel der Allgemeinbevölkerung vor.

Besonders Patienten, bei denen die Narkolepsie schon jahrzehntelang besteht, leiden oft unter sehr hartnäckigen nächtlichen Schlafstörungen. Außerdem sind Übergewicht und Typ 2 Diabetes als Folge einer komplexen neuroendokrinen Regulationsstörung sehr häufig. (Beitinger et al. 2010).

Patienten mit Narkolepsie zeigen eine deutlich erhöhte Prävalenz depressiver Syndrome, wobei nicht klar ist, inwieweit dies ursächlich mit der komplexen psychosozialen Behinderung durch die Erkrankung selbst zusammenhängt oder aber auf eine Überlappung mit pathophysiologischen Mechanismen der Depression hindeutet. Interessanterweise finden sich bei Patienten mit Narkolepsie und depressiven Episoden gleichsinnige Hinweise auf eine Disinhibition REM-Schlaf-regulierender Mechanismen. Diese Disinhibition zeigt sich vor allem durch eine verkürzte Latenz zwischen dem Einschlafen und dem Auftreten von REM-Schlaf und zusätzlich in einer erhöhten REM-Dichte (Pollmächer et al. 1997).

Epidemiologie und Pathogenese

Die Narkolepsie ist der Prototyp einer zentralen Hypersomnie (Kornum et al. 2017). Es handelt sich um eine seltene Erkrankung, deren Lebenszeitprävalenz unter 1:2000 liegt. Die Erkrankung tritt familiär gehäuft auf, das relative Risiko eines Verwandten ersten Grades, an Narkolepsie zu erkranken, liegt über 20. Dieser Befund deutet auf einen genetischen Hintergrund hin. Da allerdings

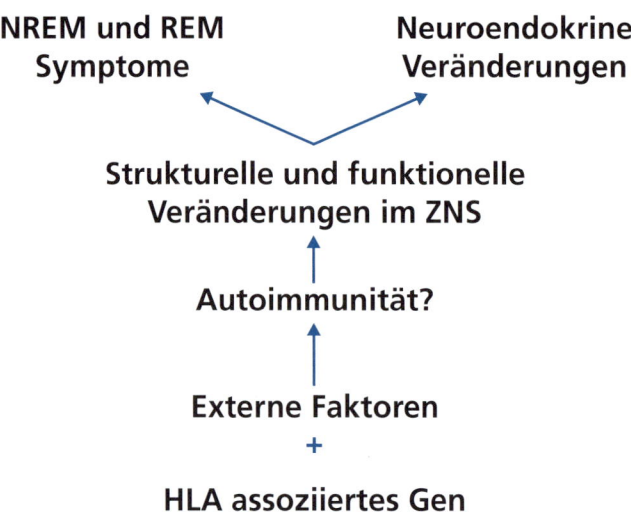

Abb. 17.1:
Pathogenese der Narkolepsie.

eineiige Zwillinge in aller Regel diskordant bezüglich der Narkolepsie sind, muss davon ausgegangen werden, dass eine etwaige genetische Prädisposition nur bei Realisierung zusätzlicher äußerer Faktoren zum Tragen kommt. Die genetische Prädisposition zur Narkolepsie ist eng verbunden mit einem spezifischen genetischen Marker, dem HLA-Antigen DQB1*0602. Assoziationen von Erkrankungen von HLA-Antigenen finden sich typischerweise bei autoimmunologischen Kausalmechanismen, die auch für die Narkolepsie wahrscheinlich sind.

Wie in Abb. 17.1 schematisch dargestellt, geht man derzeit davon aus, dass die Narkolepsie auf dem Boden einer genetischen, HLA-assoziierten Prädisposition durch einen autoimmunen Prozess entsteht, der zur Zerstörung einer distinkten und kleinen Neuronenpopulation im lateralen Hypothalamus führt, die für die Produktion von Orexinen (auch Hypokretin) verantwortlich sind, welche wiederum eine essenzielle Rolle in der Regulation von Schlafen und Wachen, des Appetits und der Regulation des Glukosemetabolismus spielen. Es ist deshalb nicht verwunderlich, dass die Narkolepsie als komplexe neuroendokrine Erkrankung nicht nur von schlafbezogenen, sondern auch von metabolischen Symptomen geprägt ist.

Diagnostik und Therapie

Besonders die Kataplexie ist ein nahezu pathognomonisches Symptom. Darüber hinaus zeigen Narkolepsiepatienten einen typischen polysomnographischen Befund: sowohl in Tagschlafepisoden (z. B. im MSLT) als auch im Nachtschlaf finden sich sehr häufig sogenannte Einschlaf-REM-Episoden (SOREM), die bei Gesunden oder bei anderen schlafbezogenen Erkrankungen nur sehr selten vorkommen. Diagnostisch wegweisend sind zwei oder mehr SOREM im MSLT und eine mittlere Einschlaflatenz unter acht Minuten. Die HLA-Typisierung und der fehlende Nachweis von Orexin im Liquor stützen die Diagnose. Die neueste Version der ICSD-3 erlaubt die Diagnose einer Narkolepsie auch ohne Kataplexie (eine solche Erkrankung wird dann als Typ 2 Narkolepsie bezeichnet, während der Nachweis eines Orexin-Defizites nicht zur diagnostischen Differenzierung herangezogen wird). Die Sinnhaftigkeit dieser nosologischen Veränderung bleibt abzuwarten.

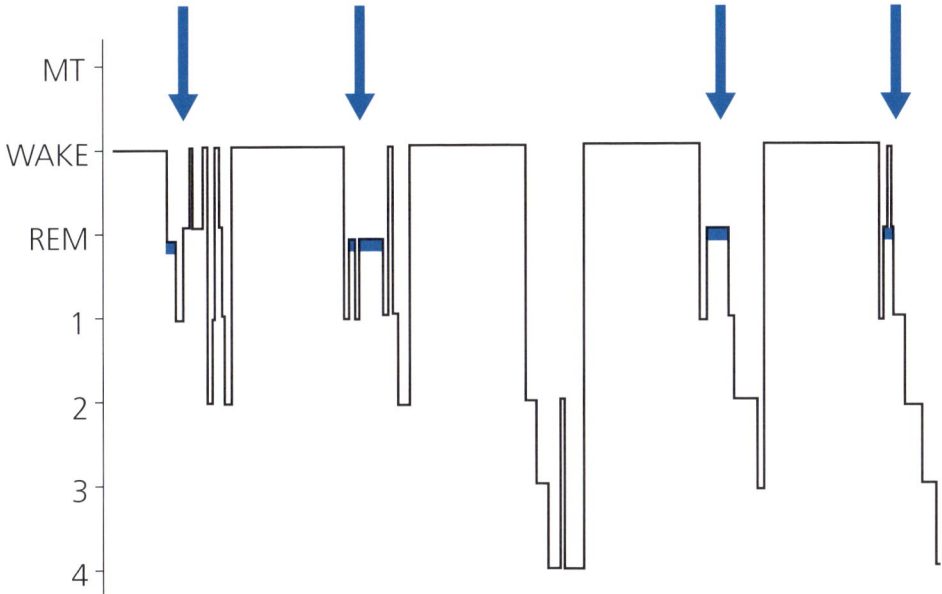

Abb. 17.2.: Ergebnisse eines Multiplen-Schlaf-Latenztestes (MSLT) bei einem Patienten mit Narkolepsie. Die roten Pfeile markieren das Auftreten von Einschlaf-REM Episoden (SOREM) zu Beginn von vier der fünf geplanten Tagschlafepisoden.

Therapie der Narkolepsie

Zur Basistherapie der Narkolepsie gehören zunächst schlafhygienische Maßnahmen. Da die meisten Patienten von Tagschlafepisoden bezüglich ihrer Vigilanz deutlich profitieren, empfiehlt man in der Regel, solche Tagschlafepisoden gezielt einzusetzen. Bei berufstätigen Patienten ist hier nicht selten die Einbeziehung des betriebsärztlichen Dienstes sinnvoll und notwendig. Zur Behandlung der Tagesmüdigkeit werden im Wesentlichen Psychostimulanzien verwendet, zur Behandlung der Kataplexie trizyklische, REM-Schlaf supprimierende Antidepressiva. Eine Reihe weiterer Wirkstoffe sind bekannt, siehe hierzu Billard et al. 2006 und Pollmächer 2012. Erst im vergangenen Jahr wurde die Substanz Pitolisant, ein Histamin-H3-Rezeptorantagonist für die Behandlung der Narkolepsie zugelassen (Barateau et al. 2016). 18–30 mg der Substanz sollen vor allem gegen die erhöhte Müdigkeit wirksam sein.

Pathophysiologisch spezifischere Ansätze, die entweder immunologische Mechanismen oder das Orexindefizit als Target benutzen, sind versucht, bisher aber nicht erfolgreich eingesetzt worden. Wichtig und für die langfristige Morbidität und Mortalität entscheidend ist die sorgfältige Diagnostik und Behandlung begleitender metabolischer Erkrankungen.

Periodische Hypersomnien (Kleine-Levin-Syndrom)

Bei periodischen Hypersomnien kommt es zu abgegrenzten Phasen von wenigen Tagen oder Wochen Dauer mit deutlich vermehrtem Schlafbedürfnis. Zwischen den einzelnen Phasen können Monate bis Jahre liegen, der Beginn liegt meist in der Adoleszenz. Der Verlauf ist insofern benigne, als die Erkrankung bei den meisten Patienten letztlich sistiert, wenngleich gelegentlich erst nach

Jahrzehnten. Insgesamt sind periodische Hypersomnien selten, am häufigsten ist noch das recht gut charakterisierte Kleine-Levin-Syndrom, von dem etwa 200 Fälle weltweit beschrieben sind (Arnulf et al. 2015).

Während der symptomatischen Phasen besteht eine deutlich erhöhte Müdigkeit mit Gesamtschlafzeiten von über 16 Stunden pro Tag. Häufig sind die Patienten kaum weckbar und zusätzlich zwischen den einzelnen Schlafphasen deutlich verhaltensauffällig. Ganz typisch sind Hyperphagie und Hypersexualität, aber auch eine deutliche Distanzlosigkeit, die einer frontalen Enthemmung sehr ähnlich sind. Wahrnehmungsstörungen und eine klinisch relevante depressive Symptomatik sind beschrieben. Die Ursache des Kleine-Levin-Syndroms ist unbekannt. Die Symptomatik lässt an eine hypothalamische Ursache und/oder an eine Störung der Frontalhirnfunktion denken. Ähnlich wie bei der Narkolepsie wird eine Autoimmungenese diskutiert, die konkreten empirischen Belege hierfür sind aber bisher nicht überzeugend. Therapeutische Ansätze beruhen auf Einzelfallberichten und Fallserien, vor allem Lithium scheint erfolgreich zu sein (Leu-Semenescu et al. 2015).

Idiopathische Hypersomnien

Eine dauerhaft erhöhte Tagesmüdigkeit mit Einschlafneigung muss, wie schon in Kapital 4 Schlafmedizinische Diagnostik ausführlich dargelegt, sorgfältig von einer Reihe anderer Symptome im Rahmen psychiatrischer Erkrankungen abgegrenzt werden. Im Zweifelsfall sollte immer eine fachspezifische Abklärung in einem schlafmedizinischen Zentrum erfolgen, schon allein um Ursachen der Müdigkeit wie z. B. ein Schlafapnoe-Syndrom auszuschließen.

Im Gegensatz zu Patienten mit Narkolepsie empfinden Patienten mit idiopathischer Hypersomnie typischerweise sowohl den Nachtschlaf als auch Tagschlafepisoden als nicht oder nur wenig erholsam. Zur Diagnose dieser Erkrankung sollte die mittlere Einschlaflatenz im MSLT unter acht Minuten betragen oder die objektivierte Gesamttagesschlafzeit am Tage sollte über 11 Stunden liegen. Typisch sind 12 bis 14 Stunden. Eine echte idiopathische Hypersomnie ist sehr selten (Sowa 2016). Die Behandlung erfolgt typischerweise mit Psychostimulanzien wie Modafinil oder Methylphenidat, wobei hierzu keinerlei kontrollierte Studien vorliegen.

Verhaltensabhängiges Schlafmangelsyndrom

Beim Schlafmangelsyndrom kommt es durch eine willkürliche längerfristige Verkürzung der nächtlichen Schlafenszeit zu einem chronischen Schlafmangel und konsekutiv dadurch bedingt tagsüber zu einer erheblichen Müdigkeit mit Einschlafneigung. Die Verkürzung der Schlafdauer ist meist die Folge einer extremen Intensivierung beruflicher (selten auch privater) Tätigkeiten, wobei dem Patienten das Ausmaß der Verkürzung und ihr Zusammenhang mit der Tagesmüdigkeit meist nicht bewusst ist. Schon deshalb müssen Patienten, die über Schläfrigkeit am Tage klagen, immer bezüglich des Nachtschlafs und seiner Dauer befragt werden. Der entscheidende differentialdiagnostische Hinweis ist die aktiv erfragte oder im Zweifelsfall aktimetrisch oder polysomnographisch objektivierte kurze, nächtliche Schlafdauer. Diese liegt bei Patienten mit Schlafmangelsyndrom typischerweise unter fünf Stunden, aber abhängig vom individuellen Schlafbedürfnis kann auch schon eine habituelle Schlafdauer von sechs Stunden Müdigkeit und Schläfrigkeit am Tage zur Folge haben. Entscheidend ist der Unterschied zur individuell üblichen Schlafdauer vor Beginn der Tagesmüdigkeit, der in aller Regel mehr als ein bis zwei Stunden beträgt. Die Behandlung des verhaltensabhängigen

Schlafmangelsyndroms besteht verständlicherweise in einer Verlängerung der nächtlichen Schlafenszeit.

Im Bereich psychiatrischer Erkrankungen kann eine vergleichbare Konstellation am ehesten bei manischen Syndromen auftreten. Allerdings klagen die Patienten hier selten über Müdigkeit. Die erhöhte Einschlafneigung ist bei diesen Patienten eher fremdanamnestisch eruierbar. Neue Arbeiten haben Hinweise darauf geliefert, dass Patienten mit manischem Syndrom auch ohne subjektive Beschwerden unter erheblichen Vigilanzdefiziten am Tage leiden.

18 Zirkadiane Schlaf-Wach-Rhythmusstörungen

Physiologische Prozesse wie Schlaf, Körpertemperatur, Blutdruck, Hormonkonzentrationen und Stoffwechselrate sind an zirkadianen Rhythmen ausgerichtet und schwanken im Verlauf eines Tages und einer Nacht. Der zeitliche Ablauf verändert sich kaum, weil die wichtigsten Zeitgeber für zirkadiane Rhythmen biologisch festgelegt sind. Beim Menschen beträgt die zeitgeberfreie (freilaufende) Periodik in der Regel 24,5 bis 25,5 Stunden. Experimentell oder infolge zirkadianer Störungen können Rhythmen z. B. von Temperatur und Schlaf desynchronisiert werden. Eine Desynchronisation kann beispielsweise kurzfristig beim Jetlag oder langfristig im Rahmen psychiatrischer Erkrankungen auftreten.

Eine Störung des Schlaf-Wach-Rhythmus ist ganz allgemein definiert als Mangel an Synchronizität zwischen dem individuellen Schlaf-Wach-Rhythmus und dem erwünschten Schlaf-Wach-Rhythmus der Umgebung. Anders ausgedrückt: Es besteht das Unvermögen, zur gewünschten Zeit schlafen zu können. Darüber hinaus können sich zirkadiane Rhythmusstörungen auch aufgrund einer körperlichen Erkrankung oder einer medizinischen Behandlung entwickeln. Die klinischen Merkmale der zirkadianen Rhythmusstörungen sind durch Schlafstörungen während der Hauptschlafperiode bzw. einer Hypersomnie während der Wachperiode sowie durch eine Erschöpfung oder erhebliche Behinderung der sozialen und beruflichen Leistungsfähigkeit charakterisiert (Übersicht in Monk & Welsh 2003).

Klassifikation

In der Gruppe der zirkadianen Rhythmusstörungen werden sehr heterogene Beschwerdebilder wie Schlafstörungen bei Schichtarbeit und Jetlag, Abweichungen vom 24-Stunden-Rhythmus, ein unregelmäßiges Schlaf-Wach-Muster sowie das Syndrom der verzögerten bzw. vorverlagerten Schlafphase zusammengefasst (▶ Abb. 18.1). Die allgemeinen Kriterien für zirkadiane Schlaf-Wach-Rhythmusstörungen nach ICSD-3 sind unten dargestellt.

Klassifikation zirkadianer Schlaf-Wach-Rhythmusstörungen (ICSD-3):

- Verzögerte Schlafphasen-Störung
- Vorverlagerte Schlafphasen-Störung
- Irreguläre Schlaf-Wach-Rhythmusstörung
- Nicht-24-Stunden-Schlaf-Wach-Rhythmusstörung
- Schichtarbeit-Störung
- Jetlag-Störung
- Nicht andernorts klassifizierte Schlaf-Wach-Rhythmusstörung

Allgemeine Kriterien für zirkadiane Schlaf-Wach-Rhythmusstörungen nach ICSD-3 (Kriterien a-c müssen erfüllt sein):

18 Zirkadiane Schlaf-Wach-Rhythmusstörungen

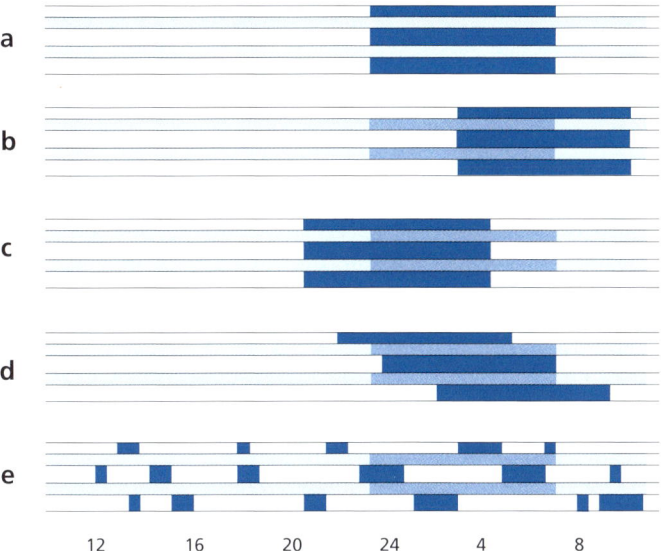

Abb. 18.1:
Zirkadiane Rhythmusstörungen (J. Zulley, mit freundlicher Genehmigung). a = normaler Rhythmus; b = verzögerte Schlafphasen-Störung; c = vorverlagerte Schlafphasen-Störung; d = Nicht-24-Stunden Rhythmusstörung; e = irreguläre Rhythmusstörung. Dunkelblaue Balken: Schlafphasen bei normalem und gestörtem Rhythmus. Untere Achse = Uhrzeit.

a. Eine andauernde oder wiederkehrende Schlafstörung, die vorwiegend durch eine Veränderung des zirkadianen Systems bedingt ist oder durch eine Verschiebung zwischen dem endogenen zirkadianen Rhythmus und dem Schlaf-Wach-Muster einer Person, entsprechend ihrer physikalischen Umgebung oder sozialen oder beruflichen Erfordernisse.
b. Die Schlafstörung führt zu Schlaflosigkeit oder übermäßiger Tagesschläfrigkeit oder zu beidem.
c. Die Schlafstörung verursacht in klinisch bedeutsamer Weise Leiden oder Beeinträchtigungen in sozialen, beruflichen oder anderen wichtigen Funktionsbereichen.

Allgemeine Diagnostik

Abgesehen von der schlafmedizinischen Anamnese, in der die allgemeinen diagnostischen Kriterien erfragt werden können, sind das Führen eines Schlaf-Wach-Tagebuches sowie die Messung motorischer Aktivität mittels Aktigraphie wesentliche Instrumente im diagnostischen und differenzialdiagnostischen Prozess. Diese Maßnahmen sollten mindestens über einen Zeitraum von sieben Tagen, vorzugsweise über 14 bis 28 Tage (Schlaftagebuch) durchgeführt werden. Dadurch werden Arbeitstage und Wochenenden miterfasst und sichergestellt, dass die Person ein durchgängig auffälliges Schlaf-Wach-Muster aufweist. Der Chronotyp (bevorzugte Schlaf-Wach-Zeiten sowie Tageszeitpräferenzen für Aktivitäten) kann mittels des »Morningness-Eveningness-Questionnaires« (MEQ) sowie dem »Munich Chronotype Questionnaire« (MCTQ) verlässlich erfasst werden. Der MEQ beinhaltet visuelle Analogskalen u. a. zur Tageszeitpräferenz für körperliche und geistige Aktivitäten bzw. Tageszeiten mit subjektiv hoher oder geringer Leistungsfähigkeit. Der MCTQ ist eine einfache, aber aussagekräftige Abfrage und spiegelt den individuell optimalen Zeitpunkt von Wachen und Schlafen, aber auch anderer physiologischer und mentaler Funktionen wider. Es werden u. a. Bett- und Schlafzeiten an Arbeitstagen und freien Tagen sowie die Einschlaf- und Aufstehlatenzen erfasst. Der mittlere Zeitpunkt zwischen Einschlafen und Erwachen an freien Tagen weist eine hohe Assoziation mit dem zirkadianen Verlauf der Melatoninsekretion auf. Die aktigraphische Aufzeichnung ermöglicht die kontinuierliche graphische Darstellung der Aktivität über die Zeit und damit eine sehr gute Einschätzung von ungefährer Länge und Position der Hauptschlafepisode, längerer Unterbrechungen und längerer Tagruheepisoden. Die Bestimmung der Melatonin-Sekretion bei Beginn des Dämmerlichtes im Speichel oder Plasma oder die Messung des Hauptmetaboliten 6-Sulfatoxymelatonin im Urin (etwa alle drei bis vier Stunden) sind aufwändigere biologische Untersuchungen und können hilfreich sein, wenn die Diagnose unklar ist.

Allgemeine therapeutische Prinzipien

Die Behandlung chronischer Schlaf-Wach-Rhythmusstörungen zielt auf eine bessere zeitliche Übereinstimmung des Hell-Dunkel-Rhythmus und des Schlaf-Wach-Verhaltens ab. Hierzu kann helles Licht zu den entsprechenden Tageszeiten eingesetzt werden, wobei die Lichtintensität im Freien ungleich effektiver ist als künstliches Licht. Die optimale Behandlungsdosis liegt bei 10.000 Lux für 30 Minuten. Die mit einem Aufenthalt im Freien verbundene körperliche Aktivität, die ähnlich dem Licht ein wesentlicher Zeitgeber ist, weist einen zusätzlichen positiven Effekt auf. Darüber hinaus sind soziale Zeitgeber von großer Bedeutung. Bei Patienten mit einer demenziellen Erkrankung und Tag-Nacht-Umkehr oder gänzlich unregelmäßigem Schlafmuster ist die regelmäßige Beschäftigung durch aktivierende soziale Maßnahmen am Tage von großer Bedeutung. Der Einsatz von aktivierenden oder schlafverbessernden Pharmaka kann im Einzelfall in Erwägung gezogen werden, wobei die Effekte insbesondere bei psychiatrischen Patienten im Allgemeinen eher gering zu sein scheinen (Bjorvatn & Pallesen 2009).

18.1 Verzögerte Schlafphasen-Störung

Klinik

Die Diagnostik des verzögerten Schlafphasentyps beruht im Wesentlichen auf der Vorgeschichte einer Verzögerung des Schlaf-Wach-Rhythmus von gewöhnlich mehr als zwei Stunden in Bezug auf die gewünschte bzw. im sozialen Umfeld angemessene Schlaf- und Aufstehzeit. Typische Bettgehzeiten liegen zwischen 2 Uhr und 6 Uhr morgens, Wachzeiten zwischen 10 Uhr vormittags und 13 Uhr nachmittags. Die Symptome einer Einschlafstörung und erschwertes morgendliches Erwachen sind vorherrschend. Eine ausgeprägte und langanhaltende morgendliche Schlaftrunkenheit sind ebenfalls häufige Beschwerden. Als Folge fehlangepassten Verhaltens und den Versuchen, zu einem früheren Zeitpunkt einzuschlafen, kann sich eine dauerhafte insomnische Symptomatik entwickeln. Wenn es Personen mit verzögertem Schlafphasentyp möglich ist, ihrem eigenen Schlaf-Wach-Rhythmus zu folgen, dann weisen sie eine normale, altersentsprechende Schlafqualität und Dauer der Schlafphase auf.

Bei psychiatrischen Patienten ist der verzögerte Schlafphasentyp häufig assoziiert mit depressiven Störungen, Angststörungen oder Persönlichkeitsstörungen. Zudem können komorbide Schlafstörungen wie ein Restless-legs-Syndrom oder eine Schlafapnoe, aber auch depressive, bipolare und Angststörungen die Insomnie und Tagessymptomatik verstärken. Der verzögerte Schlafphasentyp kann auch gemeinsam mit dem Nicht-24-Stunden-Schlaf-Wach-Rhythmus-Typ vorkommen. Personen mit dieser Rhythmusstörung berichten umgekehrt oft auch über eine verzögerte zirkadiane Schlafphase in der Vorgeschichte.

Prävalenz

Die Häufigkeit des verzögerten Schlafphasentyps in der Allgemeinbevölkerung ist nicht genau bekannt. Sie wird mit etwa 0,2 % angegeben, scheint aber bei Jugendlichen und jungen Erwachsenen sowie Personen mit psychischen Erkrankungen deutlich häufiger vorzukommen (5–15 %). Es wird geschätzt, dass diese Rhythmusstörung bei etwa 10 % der Patienten mit insomnischen Beschwerden vorkommt, die sich in einer spezialisierten Schlafambulanz vorstellen. Bei etwa 40 % der Betroffenen findet sich eine positive Familienanamnese. Der genaue Erbgang ist unbekannt, vereinzelt wurden autosomal-dominante Muster beschrieben. Polymorphismen in clock genes (u. a. hPer3) wurden in Assoziation mit dem verzögerten Schlafphasensyndrom beschrieben.

Verlauf

Typischerweise beginnen die Symptome in der Jugendzeit und im frühen Erwachsenenalter, häufig dauert es Monate oder Jahre, bis die richtige Diagnose gestellt wird. Der Beginn kann sich auch bereits im Kindesalter manifestieren, insbesondere bei familiären Formen. Der unbehandelte Verlauf ist in der Regel persistierend mit wechselhafter Ausprägung der Symptomatik; der Schweregrad kann mit zunehmendem Alter aufgrund einer Vorverlagerung der zirkadianen Rhythmik abnehmen. Das klinische Erscheinungsbild verändert sich auch in Abhängigkeit von sozialen, schulischen und arbeitsbedingten Anforderungen. Eine Zunahme der Beschwerden wird meist durch einen Wechsel im Arbeits- oder Schulsystem verursacht, wenn eine frühe Aufstehzeit erforderlich wird. Bei Patienten, denen es gelingt, ihre Arbeitszeiten an die Rhythmusstörung anzupassen, kann sich eine Remission der Symptome einstellen.

Differenzialdiagnose

Der verzögerte Schlafphasentyp sollte von einem Schlaf-Wach-Rhythmus mit geplanter später Bettzeit unterschieden werden, was insbesondere bei Jugendlichen vorkommt. Eine chronische Insomnie und andere zirkadiane Schlaf-Wach-Rhythmusstörungen gehören ebenfalls zu den Differenzialdiagnosen. Ausgeprägte morgendliche Schläfrigkeit kann auch durch schlafbezogene Atmungsstörungen, schlafbezogene Bewegungsstörungen sowie psychische Störungen verursacht sein. Eine Polysomnographie kann indiziert sein, um komorbide Schlafstörungen, insbesondere ein Schlafapnoe-Syndrom, festzustellen.

Pathophysiologie

Die Pathophysiologie der Störung ist nicht bekannt. Veränderungen der homöostatischen Schlaf-Wach-Regulation sowie eine Verlängerung der intrinsischen zirkadianen Periode scheinen eine Rolle zu spielen. Auch andere zirkadiane Rhythmen wie die Körpertemperatur oder das Melatonin (gemessen als dim-light Melatonin oder in Form des 6-Sulfatoxyymelatonin im Urin über 24 Stunden) unterliegen einer Verzögerung.

Therapie

Die Behandlung umfasst Lichttherapie sowie verhaltenstherapeutische und medikamentöse Maßnahmen. Ein Behandlungsversuch mit Melatonin (0,3–3 mg fünf Stunden vor der gewünschten Bettzeit) und/oder mit sehr hellem Licht (2.500–10.000 Lux zwischen 7 Uhr und 9 Uhr morgens) ist möglich. Chronotherapeutisch kommt ein sukzessives Verzögern der Bettzeiten in Betracht. Wichtig ist, die Betroffenen über das Krankheitsbild umfassend aufzuklären. Der Gebrauch von Hypnotika sowie Stimulanzien zur Behandlung der insomnischen Symptomatik sowie der Tagesmüdigkeit sollte aufgrund des Missbrauchspotenzials möglichst vermieden werden.

18.2 Vorverlagerte Schlafphasen-Störung

Klinik

Der vorverlagerte Schlafphasentyp ist gekennzeichnet durch Schlaf-Wach-Zeiten, die einige Stunden früher liegen als die gewünschten oder im Umfeld üblichen Zeiten. Die Diagnose beruht hauptsächlich auf der Vorgeschichte einer zeitlichen Vorverlagerung der Hauptschlafphase (gewöhnlich um mehr als 2 Stunden) gegenüber der erwünschten Schlaf- und Aufwachzeit. In Analogie zur verzögerten Schlafphase gilt auch hier, dass Betroffene eine normale, altersentsprechende Schlafqualität und Dauer aufweisen, wenn es ihnen möglich ist, ihrer eigenen Routine zu folgen.

Personen vom vorverlagerten Schlafphasentyp sind ausgeprägte »Morgentypen«. Sie weisen eine veränderte Phasenlage der Rhythmen biologischer Marker wie Melatonin und Körperkerntemperatur auf, die zwei bis vier Stunden früher auftreten, als dies normalerweise der Fall ist. Wenn Betroffene angehalten werden, spätere Bettzeiten einzuhalten, werden sie dennoch früh aufwachen, was zu persistierendem Schlafentzug und konsequenterweise zu Tagesschläfrigkeit führt.

Prävalenz

Die geschätzte Prävalenz des vorverlagerten Schlafphasentyps in der Bevölkerung wird mit 1 % bei Personen im mittleren Lebensalter angegeben. Genaue Zahlen sind nicht bekannt. Frühere Schlaf-Wach-Zeiten und eine Vorverlagerung der zirkadianen Phase bei älteren Personen führen vermutlich zu einer höheren Prävalenz in dieser Bevölkerungsgruppe.

Verlauf

Es wurden familiäre und nicht-familiäre Verlaufsformen beschrieben. Der Beginn fällt gewöhnlich in das spätere Erwachsenenalter. Bei der familiären Form kann der Beginn früher liegen. Der Verlauf ist typischerweise persistierend, definitionsgemäß mit einer Dauer von mehr als drei Monaten. Geringe Lichtexposition am späten Nachmittag und frühen Abend und frühmorgendliche Lichtexposition aufgrund frühmorgendlichen Erwachens können das Risiko für einen vorverlagerten Schlafphasentyp dadurch erhöhen, dass sie die zirkadiane Phase vorverlagern. Durch das frühe Zubettgehen erfahren diese Personen keine Lichtexposition, was zu einer Aufrechterhaltung der vorverlagerten Phase führt. Beim familiären vorverlagerten Schlafphasentyp kann eine Verkürzung der endogenen zirkadianen Periode zu einer vorverlagerten Schlafphase führen.

Differenzialdiagnose

Faktoren im Verhalten, wie unregelmäßige Schlafzeiten, beabsichtigtes frühes Aufstehen und Lichtexposition am frühen Morgen, sollten in Betracht gezogen werden, insbesondere bei älteren Erwachsenen. Da frühmorgendliches Erwachen, Erschöpfung (Fatigue), Insomnie und Schläfrigkeit Hauptmerkmale einer depressiven Störung sind, müssen diese Krankheitsbilder erwogen werden.

Pathophysiologie

Verschiedene Hypothesen zur Ätiologie und den pathophysiologischen Mechanismen konnten experimentell bislang nicht bestätigt werden. In einigen Studien konnte jedoch eine Verkürzung der endogenen zirkadianen Periode gezeigt werden. Bei familiären Formen scheint eine genetische Heterogenität vorzuliegen.

Therapie

Abgesehen von Informationen zu diesem Störungsbild können chronotherapeutische Maßnahmen (sukzessives Vorverlagern der Bettzeiten) sowie die Anwendung von sehr hellem Licht über ein bis zwei Stunden zwischen 19 Uhr und 21 Uhr abends zu einer Stabilisierung des Schlaf-Wach-Rhythmus führen. Der Gebrauch von Schlafmitteln oder Alkohol, um die Durchschlafstörung zu bekämpfen, sowie von Stimulanzien, um die Tagesschläfrigkeit abzumildern, kann zu Substanzmissbrauch führen und wird daher nicht angeraten.

18.3 Irreguläre Schlaf-Wach-Rhythmusstörung

Klinik

Der irreguläre Schlaf-Wach-Typ ist gekennzeichnet durch einen kaum erkennbaren zirkadianen Schlaf-Wach-Rhythmus. Es gibt keine Hauptschlafphase, Schlaf- und Wachepisoden sind über 24 Stunden hinweg fragmentiert. Die längste Schlafphase tritt vorwiegend zwischen 2 und 6 Uhr nachts auf und dauert in der Regel weniger als vier Stunden. Betroffene berichten über eine Vorgeschichte von Symptomen nächtlicher Insomnie (während der normalen Schlafperiode) und ausgeprägter Schläfrigkeit am Tage. Ein irregulärer Schlaf-Wach-Typ tritt am häufigsten in Assoziation mit neurodegenerativen Erkrankungen wie der Alzheimer-, Parkinson- oder Huntington-Erkrankung auf. Eine Assoziation mit psychischen Erkrankungen wie schizophrenen Psychosen wurde beschrieben. Kinder mit Entwicklungsstörungen haben ebenfalls ein erhöhtes Risiko für dieses Störungsbild. Zahlen zur Prävalenz und dem familiären Vorkommen liegen nicht vor. Das Störungsbild kann in jedem Alter auftreten, der Verlauf ist kaum bekannt.

Therapie

Wichtige Maßnahmen sind das Beachten schlafhygienischer Regeln, ein strukturierter Tagesablauf mit fest eingeplanten Aufsteh- und Schlafenszeiten, regelmäßige körperliche Aktivitäten sowie die Lichttherapie morgens und mittags zu festen Zeiten. Medikamentös kommen schlafanstoßende Substanzen sowie Vitamin B12 in Betracht.

18.4 Nicht-24-Stunden-Schlaf-Wach-Rhythmusstörung

Klinik

Bei der Nicht-24-Stunden-Schlaf-Wach-Rhythmusstörung (»Non-24«) handelt es sich um den Typ eines freilaufenden Rhythmus, d. h. der zirkadiane Rhythmus ist nicht mit dem 24-Stunden-Rhythmus synchronisiert. Betroffene Personen weisen einen Rhythmus auf, der einer individuellen Periodenlänge entspricht. Typisch sind Perioden von Insomnie, ausgeprägter Schläfrigkeit oder beides, die mit kurzen asymptomatischen Perioden wechseln. Pathophysiologisch liegt eine fehlende Synchronisierung des 24-stündigen Licht-Dunkel-Zyklus mit dem endogenen zirkadianen Rhythmus vor. Im Rahmen der asymptomatischen Periode, in der die Schlafphase des Individuums übereinstimmend mit der externen Umwelt verläuft, nimmt die Schlaflatenz langsam zu, so dass es zu einer Einschlafstörung kommen kann. In dem Maß, in dem die Schlafphase weiter abweicht und die Schlafzeit schließlich in die Tagesstunden fällt, stellen sich hypersomnische Symptome ein. Da die zirkadiane Periode nicht mit der 24-stündigen Umwelt synchron verläuft, werden die Symptome davon abhängen, wann eine Person, bezogen auf den zirkadianen Rhythmus der Schlafbereitschaft, versucht zu schlafen. Die unregelmäßigen Schlaf- und Wachzeiten führen zu einer Unfähigkeit, einer geregelten Arbeit nachzugehen, und sie kann die Gefahr sozialer Isolation verstärken. Die Messung des Schlaf-Wach-Rhythmus mit Führen eines Schlaftagebuches über mehrere Wochen und Monate ist eine zuverlässige Methode für die Diagnose. Die Aktigraphie ergänzt die Anamnese und das Schlaftagebuch (▶ Abb. 18.2).

Prävalenz

Die Prävalenz dieser Störung ist nicht bekannt. Bei erblindeten Personen (Sehrest ≤ 2 %) bzw. völliger Blindheit (keinerlei Lichtwahrnehmung möglich) lässt sich häufig ein nicht-24-Stunden-Schlaf-Wach-Typ feststellen: Etwa 50–80 % der Blinden leiden an dieser Störung, weil die synchronisierende Aktivität des Tageslichtes nicht wirken kann. Depressive und bipolare Störungen können diesen Typ bei sozialer Isolation begünstigen.

Bei sehenden Personen kann eine verminderte Exposition oder Empfindlichkeit auf Licht und fehlende soziale und körperliche Aktivität einen freilaufenden zirkadianen Rhythmus begünstigen.

Bei Jugendlichen und Erwachsenen können unregelmäßige Schlaf-Wach-Episoden sowie Lichtexposition oder ein Mangel an Licht zu kritischen Tageszeiten die Effekte von Schlafmangel verstärken und die zirkadiane Phasenkoppelung stören. Dementsprechend können Symptome wie Schlaflosigkeit und Tagesschläfrigkeit verstärkt auftreten und Einschränkungen in Schule, Beruf und zwischenmenschlichem Kontakt zunehmen.

Therapie

Wichtige symptomatische Maßnahmen sind das Beachten schlafhygienischer Regeln, ein strukturierter Tagesablauf mit festen Aufsteh- und Schlafenszeiten, regelmäßige körperliche Aktivitäten sowie die Lichttherapie morgens. Medikamentös kommen schlafanstoßende Substanzen sowie Vitamin B12 in Betracht. Seit kurzem ist der Melatoninagonist Tasimelteon zur Behandlung des Nicht-24-Schlaf-Wach-Syndroms bei völlig blinden Personen zugelassen und ermöglicht eine spezifische Therapie. Das Präparat soll abends eine Stunde vor der Schlafenszeit immer zur selben Zeit eingenommen werden (Fietze et al. 2016).

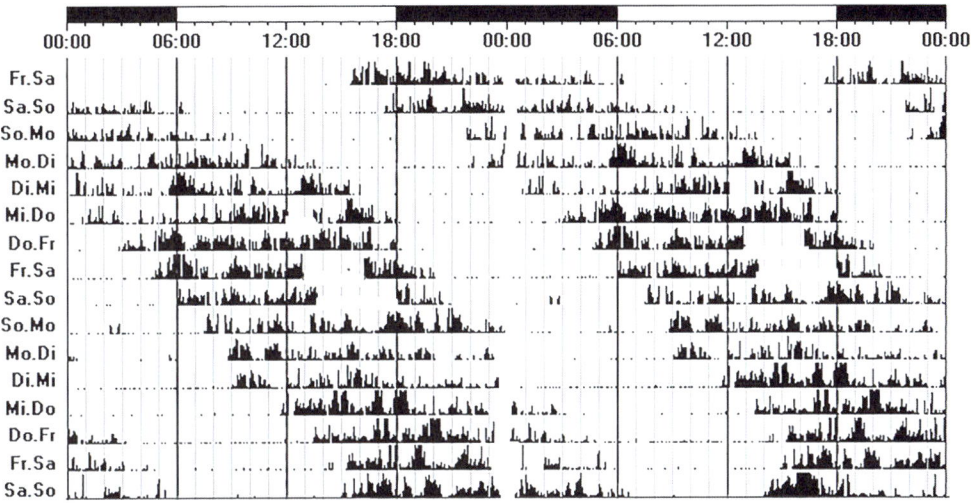

Abb. 18.2: Aktigraphie bei einem Patienten mit Nicht-24-Stunden-Schlaf-Wach-Rhythmusstörung (G. Klösch, mit freundlicher Genehmigung).

18.5 Schichtarbeit-Störung

Klinik

Die Diagnose beruht in erster Linie auf einer Vorgeschichte mit individuellen Arbeitszeiten außerhalb des üblichen Zeitfensters als Regelarbeitszeit. Die Symptomatik ist gekennzeichnet durch ein insomnisch-hypersomnisches Mischbild sowie einer verkürzten Gesamtschlafdauer aufgrund eines Schichtplans, der sich mit der gewöhnlichen Schlafzeit überlappt. Das Vollbild umfasst Ein- und/oder Durchschlafstörungen und Tagesmüdigkeit/Tagesschläfrigkeit sowie körperliche Beschwerden und eine verminderte Leistungsfähigkeit in der Wachzeit. Nach ICSD-3 sollten Schlafstörungen und Beeinträchtigungen der Wachheit über einen Zeitraum von mindestens drei Monaten vorhanden sein. Schlaf-Wach-Protokolle sowie die Aktimetrie über zwei Wochen an Arbeits- und arbeitsfreien Tagen objektivieren das gestörte Schlaf-Wach-Muster. Die Symptome sollten nur während der Schichtarbeit vorhanden sein, allerdings zeigen klinische Beobachtungen, dass Schlafstörungen auch dann persistieren, wenn die Betroffenen zu einer Tagesarbeitsroutine zurückkehren. Schichtpläne beinhalten entweder dauerhafte Spät- oder Nachtschichten oder Wechselschichten mit 3-Schicht-Rotationen über Früh-, Spät-, und Nachtschicht. Die Schlafdauer per se ist bei dauerhafter Spätschicht im Vergleich zur Tagschicht unverändert oder sogar verlängert. Bei dauerhaften oder wechselnden Nachtschichten sowie bei wechselnden Frühschichten ist die Schlafdauer dagegen verkürzt (Übersicht in Rodenbeck & Hajak 2010).

Prävalenz

Die Prävalenz der Schichtarbeit-Störung ist nicht genau bekannt. Es wird jedoch geschätzt, dass die Störung in Abhängigkeit von der Häufigkeit der Schichtarbeit 2–5 %

der Gesamtbevölkerung betrifft. In Deutschland beträgt der Anteil der Schichtarbeiter an der Gesamtzahl der Erwerbstätigen zwischen 15 % und 20 %. Internationale Studien geben eine Häufigkeit der Schichtarbeit-Störungen bei Schichtarbeitern von 10 %–38 % an. Die Prävalenz steigt dabei mit zunehmendem Alter an.

Verlauf

Das Störungsbild kann bei Menschen jeden Alters auftreten, es ist jedoch häufiger bei Personen, die älter als 50 Jahre sind und nimmt zu, je länger die Schichtarbeit andauert. Aufgrund der Vielzahl der Schichtarbeitsmodelle ist der Verlauf sehr unterschiedlich. Die Symptomatik verschlechtert sich, je länger die Zeit mit den ungünstigen Arbeitszeiten andauert. Zu den prädisponierenden Faktoren gehören eine Disposition zum Morgentyp, ein hoher Schlafbedarf sowie hohe soziale Anforderungen. Personen, die in der Lage sind, einen ausgeglichenen Lebensstil mit nur wenig konkurrierenden Anforderungen zu führen, scheinen ein geringes Risiko aufzuweisen. Da Schichtarbeiter mit höherer Wahrscheinlichkeit übergewichtiger sind als Tagesarbeiter, kann eine komorbide Schlafapnoe bestehen, die die Symptome noch verstärken kann.

Differenzialdiagnose

Die Diagnose einer Schichtarbeit-Störung im Unterschied zu »normalen« Schwierigkeiten bei Schichtarbeit hängt von der Schwere der Symptome und/oder dem Ausmaß der Belastung ab. Das Vorliegen anderer Schlafstörungen, wie etwa eine Schlafapnoe, ein Restless-legs-Syndrom oder eine Narkolepsie, sollte bedacht und ggf. weiter abgeklärt werden.

Pathophysiologie

Bei Schichtarbeit muss die innere Uhr gegen die äußere Uhr verstellt werden. Schlaf und Regeneration sowie Aktivität und Leistung werden innerhalb des eigenen biologischen Rhythmus zu einem als falsch empfundenen Zeitpunkt gefordert. Dadurch kommt es zu einer zeitweisen Entkopplung der individuellen Schlaf-Wach-Zeiten und des äußeren Hell-Dunkel-Wechsels. Das damit verbundene Schlafdefizit führt zu insomnischen und/oder hypersomnischen Beschwerden mit negativen Auswirkungen auf die Tagesbefindlichkeit. Inwieweit eine veränderte Schlaf-Wach-Zeit mit Störungen anderer zirkadianer Rhythmen einhergeht, hängt wesentlich von deren Adaptationskapazität ab und weist daher eine große Varianz auf (Saksvik et al. 2011). Bei Nachtschichtarbeitern kommt erschwerend hinzu, dass die Ruhephase in die Aktivitätsphase der Umwelt fällt. Als besonders belastend gilt ein Schichtwechsel »gegen den Uhrzeigersinn« (Nacht-/Spät-/Frühschicht). Personen mit einer Schichtarbeitsstörung erbringen schlechtere Leistungen am Arbeitsplatz und haben auch ein erhöhtes Risiko für Unfälle bei der Arbeit und auf den Wegstrecken. Darüber hinaus besteht ein erhöhtes Risiko für depressive Störungen, erhöhten Alkoholkonsum und andere Substanzkonsumstörungen. Patienten mit einer bipolaren Störung in der Vorgeschichte sind besonders anfällig für schichtarbeitsbezogene manische Episoden als Folge von fehlendem Nachtschlaf. Eine Reihe körperlicher Erkrankungen (gastrointestinale Störungen, kardiovaskuläre Erkrankungen, Diabetes, Tumoren) stehen ebenfalls in einem pathophysiologisch ungeklärten Zusammenhang mit Schichtarbeit (Faraut et al. 2013).

Therapie

Eine kausale Behandlung der Schichtarbeit-induzierten Schlafstörungen besteht darin, den Betroffenen wieder in einen stabilen Tagesrhythmus einzugliedern. Ist dies nicht möglich, können folgende Maßnahmen empfohlen werden (Hajak & Rodenbeck 2010):

- Anpassung des Schichtplanes und der Schichtgestaltung: nur vereinzelte oder maximal drei Nachtschichten hintereinander bzw. stabile Wechselschichten »im Uhrzeigersinn« mit der Schichtfolge Früh-, Spät-, Nacht- und Freischicht
- Vigilanzsteigerung am Arbeitsplatz durch Anwendung von hellem Licht mit mindestens 2500 Lux
- Vermeidung von Sonnenlicht auf dem Nachhauseweg
- Abgedunkeltes Schlafzimmer, Einhaltung von Einschlafritualen, Vermeidung von Störfaktoren
- Möglichst viel Schlaf vor Beginn der Schichtarbeitsphase
- Aufteilung des Tagschlafs nach der Nachtschicht (kürzerer Schlaf nach und vor der Nachtschicht: biphasisches Schlafmuster)
- Kurzschlaf während der Nachtschicht
- Benzodiazepinrezeptor-Agonisten zur Schlafverbesserung nur an wenigen Tagen hintereinander
- Melatonin zur chronobiologischen Stabilisierung (aber: uneinheitliche Datenlage; nicht vor dem Tagschlaf einnehmen)

Eine tägliche Dauereinnahme schlaf- bzw. vigilanzfördernder Substanzen ist nicht zielführend. Die Zulassung von Modafinil zur Behandlung der Schichtarbeit-Störung wurde bereits vor mehreren Jahren aufgrund des Risikoprofils der Substanz zurückgenommen. Präventionsmöglichkeiten bestehen in einer Beratung zur Schlafhygiene, der Gestaltung des Arbeitsplatzes, ausreichender Bewegung und einer gesunden, ausgewogenen Ernährung (Wetter und Crönlein, 2014).

18.6 Jetlag-Störung

Klinik

Bei der Jetlag-Störung wird in Abhängigkeit von der Flugrichtung und der Anzahl der überquerten Meridiane die Tageszeit gegenüber dem inneren Schlaf-Wach-Rhythmus verschoben. Symptome treten innerhalb der ersten beiden Tage nach einer Flugreise über mindestens zwei Zeitzonen auf. Dazu gehören Schlafstörungen, Tagesmüdigkeit, reduzierte Leistungsfähigkeit, Störung vegetativer Funktionen, allgemeine Missempfindungen. Die vollständige Anpassung an die neuen Verhältnisse erfordert in der Regel einen Zeitraum von 10–14 Tagen, wobei die Schlafstörungen bei Reisen nach Osten meist als belastender und langwieriger empfunden werden als bei Reisen nach Westen. Aufgrund der vorübergehenden Desynchronisation stellen sich Verstimmungszustände, Schwindel, Benommenheit und gastrointestinale Beschwerden ein.

Therapie

Jetlag-induzierten Beschwerden kann vorgebeugt werden, indem man bereits einige Tage vor der Reise den Zeitpunkt für den Nachtschlaf den zu erwartenden Hell-Dunkel-Verhältnissen anpasst oder zumindest annähert. Die beste Behandlung besteht in einem »Mitleben« des lokalen Rhythmus mit guter Lichtexposition. Medikamentös kann Melatonin in einer Dosierung von 0,5–5 mg, ca. eine Stunde vor der Bettgehzeit über einen Zeitraum von vier Tagen nach der Ankunft eingenommen, hilfreich sein. Bei ausgeprägten Schlafstörungen kann ein kurz wirksamer Benzodiazepinrezeptor-Agonist für einige Tage indiziert sein (Arendt 2009).

18.7 Chronobiologie psychiatrischer Erkrankungen

Inwieweit chronobiologische Faktoren und Störungen der zirkadianen Rhythmik an der Pathogenese psychiatrischer Erkrankungen beteiligt sind, ist Gegenstand aktueller Forschung. So konnten beispielsweise Studien einen Zusammenhang zwischen dem Morgentyp und der Entwicklung hypomanischer bzw. manischer Erkrankungen zeigen. Bei diesen Patienten, aber auch bei einer Aufmerksamkeits-/Hyperaktivitätsstörung, findet sich nicht selten ein verzögerter Schlaf-Wach-Rhythmus. Auf der anderen Seite können eine erhebliche Verminderung der sozialen Interaktion und ein eingeschränkter Aktionsradius im Freien, wie z. B. bei Patienten mit demenziellen Erkrankungen oder einer residualen Schizophrenie, zu einem unregelmäßigen Schlaf-Wach-Rhythmus führen (Wulff et al. 2010). Bei vielen Patienten mit schizophrenen Psychosen lassen sich Veränderungen in der zirkadianen Rhythmik bis hin zu Umkehr des Tag-Nacht-Schlafrhythmus finden. Auch bei Suchterkrankungen und substanzbedingten Störungen werden Assoziationen zwischen Störungen zirkadianer Rhythmen und Substanzmissbrauch diskutiert. Viele Aspekte bleiben hier noch ungeklärt, insbesondere hinsichtlich möglicher kausaler Zusammenhänge. Gegenstand von Untersuchungen ist auch, inwieweit das zirkadiane System eine Rolle in der Regulation von Belohnungsprozessen spielt. Befunde weisen darauf hin, dass zirkadiane Mechanismen und Substanzstörungen auf direktem Weg miteinander verbunden sind. Offen bleibt aber u. a., inwieweit gestörter Schlaf und veränderte zirkadiane Rhythmen zur Entstehung oder dem Wiederauftreten von Substanzstörungen beitragen können (Übersicht in Hasler et al. 2012).

Depression

Chronobiologische Faktoren spielen insbesondere im Hinblick auf Entwicklung und Verlauf affektiver Störungen eine bedeutsame Rolle (Harvey 2011). Ein Zusammenhang zwischen depressiven Beschwerden, erhöhtem Schlafbedürfnis und einer verminderten Lichtexposition in der Winterzeit wird seit längerem für die saisonale Depression angenommen. Eine Desynchronisation des Schlaf-Wach-Rhythmus könnte bei der Entwicklung dieses Störungsbildes eine pathogenetische Rolle spielen. Zahlreiche Studien zeigen aber auch chronobiologische Einflüsse bei schweren depressiven Erkrankungen, wobei hier die Zusammenhänge komplex und nicht immer eindeutig sind. Ein ausgeprägter Abendtyp scheint mit stärkeren Stimmungsschwankungen und einem erhöhten Risiko, depressive Störungen zu entwickeln, assoziiert zu sein. Ob der Abend-Chronotyp als ein von Schlafstörungen unabhängiger Risikofaktor betrachtet werden kann, bleibt unklar. Ein Morgentyp hingegen wird allgemein als protektiver Faktor beschrieben (Haag et al. 2016).

Der Chronotyp ist genetisch determiniert und weist eine hohe Stabilität im Verlauf auf. So wurden in Zwillingsstudien gemeinsame Faktoren für depressive Stimmung und Abendtyp gefunden. Insbesondere Jugendliche mit persistierendem Abendtyp in starker Ausprägung scheinen ein deutlich höheres Risiko für depressive Erkrankungen zu haben und somit einer Hochrisikogruppe anzugehören. Aber auch eine im Erwachsenenalter persistierende ausgeprägte Abendpräferenz in Zusammenhang mit chronobiologischen Stressfaktoren (z. B. einer Desynchronisation endogener und exogener Rhythmen durch

Schichtarbeit oder »sozialem Jetlag«) scheint ein Risikofaktor für die Entstehung, Aufrechterhaltung und den ungünstigen Verlauf affektiver Störungen zu sein. In diesem Zusammenhang sind präventive, meist individualisiert angewendete Maßnahmen von großer Bedeutung. Für eine ausführliche Darstellung der Bedeutung des Chronotyps für die Entwicklung depressiver Störungen wird auf Haag et al. (2016) verwiesen.

Charakteristisch für depressive Patienten mit stark eingeschränkten Aktivitäten und geringer Tageslichtzufuhr ist auch ein vorverlagerter Schlaf-Wach-Rhythmus. Betroffene leiden nicht nur unter frühmorgendlichem Erwachen, sondern gehen auch früh zu Bett, was letztlich die Schlafstörungen weiter verstärkt. Ein vorverlagerter Schlaf-Wach-Rhythmus würde auch erklären, warum manche depressiven Patienten sich bereits am frühen Abend müde und am frühen Morgen hellwach fühlen. Ob ein kausaler Zusammenhang zwischen zirkadianen Rhythmusstörungen bzw. einem ausgeprägten Abendtyp und den bei schweren Depressionen charakteristischen Schlafstörungen (▶ Kap. 6 Affektive Störungen) besteht, ist ungeklärt. Einige Studien zeigen auch, dass chronobiologische Faktoren eine über die Schlafstörung hinausgehende prädiktive Bedeutung für das Auftreten depressiver Beschwerden haben können und bei bereits manifester Depression unabhängige Faktoren für eine stärker ausgeprägte depressive Symptomatik zu sein scheinen.

Abgesehen von insomnischen Symptomen können depressive Patienten – wenn auch seltener – hypersomnische Symptome aufweisen. Diese Zusammenhänge werden möglicherweise erst dann aufgeklärt, wenn die Interaktion zwischen dem zirkadianen Rhythmus und den non-REM-REM-Schlaf generierenden Zentren besser verstanden wird.

Therapie

Veränderungen in den komplexen Mechanismen der Schlaf-Wach-Regulation (Zwei-Prozess-Modell) können Einfluss auf die Entwicklung affektiver Erkrankungen nehmen. So wird postuliert, dass in der Depression der Anstieg des homöostatischen Prozesses S schwächer ausgeprägt ist als bei Gesunden und der zirkadiane Prozess C in seiner Phasenlage verändert ist (Borbély 2004; Wirz-Justice 2007). Schlafentzug lässt Prozess S zumindest temporär auf normale Werte ansteigen (▶ Abb. 18.3) und die Anwendung von Zeitgebern wie hellem Licht könnte die Phasenlage stabilisieren. Allgemeine Richtlinien zur Lichttherapie sind unten zusammengefasst.

Richtlinien zur Lichttherapie (nach Burgess et al. 2002)

- Therapie der ersten Wahl bei saisonal abhängiger Depression
- Die optimale tägliche Behandlungsdosis liegt bei 10.000 Lux für 30 Minuten.
- Eine Behandlung mit 2.500 Lux ist wirksam, wenn die Therapiedauer zwei Stunden pro Tag beträgt.
- Morgendliche Behandlungen sind in der Regel wirksamer als abendliche.
- Bei ungenügendem Ansprechen kann die tägliche Lichttherapie auf 2x30 min verdoppelt werden.
- Die meisten Patienten sprechen innerhalb der ersten Behandlungswoche an. In einigen Fällen kann das Ansprechen auch erst nach zwei bis vier Wochen erfolgen.

Lichttherapie, Schlafentzug und die Schlafphasenvorverlagerung sind wirksame chronotherapeutische Maßnahmen zur Behandlung affektiver, auch bipolar depressiver Störungen. Die meist nur transiente antidepressive Wirksamkeit kann durch eine

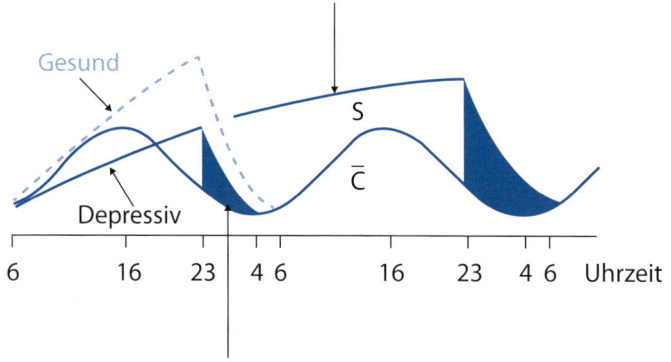

Abb. 18.3:
Das Zwei-Prozess-Modell der Schlafregulation in der Depression und nach Schlafentzug (Alexander Borbély, Schlaf. © S.Fischer Verlag GmbH, Frankfurt am Main 2004).

Kombination dieser Methoden miteinander oder durch eine Kombination mit Antidepressiva bzw. Lithium auch über einen längeren Zeitraum aufrechterhalten werden.

Die Behandlung sollte stationär erfolgen, auch um auf schnelle Veränderungen angemessen reagieren zu können (Benedetti et al. 2007).

19 Parasomnien

Parasomnien sind Erkrankungen, die durch ungewöhnliches Verhalten, Erleben oder physiologische Ereignisse charakterisiert sind, die in Verbindung mit Schlaf, spezifischen Schlafstadien oder Schlaf-Wach-Übergängen stattfinden. Die häufigsten Parasomnien (die Arousal-Störungen des non-REM-Schlafes) und die REM-Schlaf-Verhaltensstörung repräsentieren Mischungen von Wachheit und non-REM-Schlaf bzw. Wachheit und REM-Schlaf. Diese Störungen zeigen, dass Schlaf und Wachen nicht sich gegenseitig ausschließende Zustände darstellen und dass Schlaf nicht notwendigerweise ein globales, das gesamte Gehirn erfassendes Phänomen ist.

Klassifikation

Parasomnien werden nach der jüngsten Klassifikation von Schlafstörungen (ICSD-3, 2014) in drei Hauptgruppen unterteilt. Schlafbezogene Bewegungsstörungen werden aufgrund ihrer Phänomenologie in einer eigenen Klassifikation geführt.

Parasomnien nach ICSD-3:

- Arousal-Störungen (non-REM-Schlaf-assoziiert)
  - Verwirrtes Erwachen (confusional arousal)
  - Schlafwandeln (Somnambulismus)
  - Schlafterror (Pavor nocturnus)
  - Schlafbezogene Essstörung
- REM-Schlaf-Parasomnien
  - REM-Schlaf-Verhaltensstörung
  - Wiederkehrende isolierte Schlafparalyse
  - Albträume
- Andere Parasomnien
  - Exploding-Head-Syndrom
  - Schlafbezogene Halluzinationen
  - Enuresis nocturna
  - Parasomnien durch körperliche Erkrankung
  - Parasomnien durch Medikamente, Drogen oder Substanzen
  - Nicht näher bezeichnete (unspezifische) Parasomnie
- Isolierte Symptome und Normvarianten

Allgemeine Diagnostik

Die Merkmale von Parasomnien umfassen ein breites Spektrum von Bewegungsmustern ohne Krankheitswert (Normvarianten) bis hin zu komplexen nächtlichen Verhaltensweisen mit potenziell selbst- oder den Bettpartner gefährdendem Verhalten. Auch wenn die aus dem Schlaf heraus auftretenden motorischen Störungen häufig im Vordergrund der Beschwerden stehen, können Symptome eines nicht-erholsamen Schlafes bzw. Schläfrigkeit am Tage vorhanden sein. Eine Beeinträchtigung der Erholungsfunktion des Schlafes ist bei manchen schlafbezogenen motorischen Störungen eine notwendige Voraussetzung, um überhaupt eine Diagnose stellen zu können.

Anamnese und Screening

Die Grundlagen des differenzialdiagnostischen Prozesses umfassen die eigen- und fremdanamnestischen Angaben, insbesondere die möglichst detaillierten Beschreibungen der motorischen Auffälligkeiten durch den Bettpartner oder auch die pflegende Person. Hilfreich können der Einsatz eines Schlaftagebuches oder eines spezifischen Schlaffragebogens sein, um nächtliche motorische Störungen einzugrenzen. Bei dem Münchner Parasomnie-Screening handelt es sich um ein Instrument zur Erfassung der Häufigkeit von Parasomnien und schlafbezogenen Bewegungsstörungen. Es ist ein Selbstbeurteilungsinventar für Erwachsene, das insgesamt 21 Merkmale erfasst. Der Fragebogen kann unterstützend zur Anamneseerhebung im klinischen Alltag eingesetzt werden, da auch seltene nächtliche Verhaltensweisen abgefragt werden. Abgesehen von der Lebenszeitprävalenz wird die aktuelle Häufigkeit der einzelnen Verhaltensweisen erfragt und es besteht die Möglichkeit anzugeben, ob die Verhaltensweisen selbst- oder fremdbeobachtet wurden. Da die Medikation einen erheblichen Einfluss auf das Auftreten der Parasomnien ausüben kann, werden die Einnahme von Psychopharmaka und das Vorhandensein anderer Erkrankungen erfasst. Der Fragebogen samt Erläuterungen kann von der Homepage der Deutschen Gesellschaft für Schlafforschung und Schlafmedizin heruntergeladen werden:
http://www.dgsm.de/fachinformationen_¬ frageboegen.php?language=german

Aktometrie und Polysomnographie

Zur Objektivierung der motorischen Aktivität über einen längeren Zeitraum eignen sich die Aktimetrie oder auch nächtliche Videoaufzeichnungen in der gewohnten Umgebung.

Bei Verdacht auf zugrundeliegende oder assoziierte neurologische Erkrankungen sind weitere technische Untersuchungen (z. B. EEG, MRT) notwendig. Die Video-Polysomnographie ist der Goldstandard in der Differenzialdiagnostik unklarer nächtlicher motorischer Störungen. Eine Vielzahl von Biosignalen erlaubt die Bestimmung der Schlafstadien, die Detektion der nächtlichen Motorik und die Registrierung epilepsietypischer Aktivität im EEG, aber auch die Störung der nächtlichen Atmung. PSG-Untersuchungen werden typischerweise in mindestens zwei aufeinanderfolgenden Nächten in speziellen schlafmedizinischen Zentren mit gleichzeitiger Videometrie durchgeführt. Ein Nachteil der PSG ist der hohe zeitliche, technische und personelle und damit finanzielle Aufwand, weswegen die spezifischen Indikationskriterien für eine Video-PSG geprüft werden sollten (▶ Tab. 19.1).

Indikationen zur Durchführung einer Video-Polysomnographie bei nächtlichen motorischen Störungen (Mayer et al. 2009):

- Evaluation nächtlicher motorischer Störungen, die aufgrund des Lebensalters, der Dauer, Häufigkeit oder motorischer Verhaltensweisen atypisch sind
- Verdacht auf nächtliche epileptische Anfälle

- Progredienz von Frequenz, Ausprägung und Dauer der Ereignisse
- Abklärung schlafbezogener Verhaltensweisen, die (potenziell) selbst- und fremdgefährdend sind
- Anamnestische Angaben lassen keine sichere Zuordnung des Zeitpunktes der Ereignisse zu
- Verdacht auf das Vorliegen einer REM-Schlaf-Verhaltensstörung oder anderer zusätzlicher Schlafstörungen wie PLMD oder eine schlafbezogene Atmungsstörung
- Patienten älter als 30 Jahre oder Erstmanifestation der Störung im Erwachsenenalter
- Die Symptomatik spricht nicht auf eine Behandlung an
- Forensische Fragestellung

Es besteht jedoch weiterhin Klärungsbedarf hinsichtlich eines sinnvollen diagnostischen Vorgehens bei häufigen Parasomnien wie den Arousal-Störungen oder REM-Schlaf-Verhaltensstörungen. Es fehlen kontrollierte Therapiestudien zur Behandlung dieser häufigen Parasomnien.

19.1 Non-REM-Parasomnien: Arousalstörungen

Klinik

Arousal- oder Aufwachstörungen sind Ausdruck eines partiellen Erwachens aus dem Schlaf bzw. Störungen normaler Aufwachmechanismen. Auf dieser Grundlage können Verhaltensmuster in Gang gesetzt werden, die aus dem Tiefschlaf heraus zu einfachen (z. B. Aufrichten im Bett) oder komplexen motorischen Aktivitäten (z. B. Gehen) während des Schlafes führen. Die inkompletten Arousals treten meist im ersten Drittel der Hauptschlafperiode auf und sind typischerweise kurz, mit einer Dauer von einer bis zehn Minuten, können aber auch langanhaltend bis zu einer Stunde dauern. Die maximale Dauer eines Ereignisses ist unbekannt. Die Augen der betroffenen Personen sind während dieser Ereignisse meist offen. Viele Betroffene zeigen mehrere Formen von Arousalstörungen in unterschiedlichen Situationen, was auf die gemeinsame pathophysiologische Grundlage hinweist. Die Subtypen stellen unterschiedliche Ausprägungen gleichzeitigen Auftretens von Wachheit und non-REM-Schlaf dar, wodurch komplexe, aus dem Schlaf entstehende Verhaltensmuster auftreten, die eine unterschiedliche Ausprägung der Bewusstheit sowie der motorischen und autonomen Aktivierung verursachen.

Diagnostische Kriterien

Non-REM-Schlaf-Arousal-Störungen können aus jedem non-REM-Schlafstadium heraus auftreten, kommen aber meist aus dem tiefen non-REM-Schlaf (Schlafstadium N3). Sie treten oft im ersten Nachtdrittel auf und üblicherweise nicht während Tagschlafepisoden. Die videokontrollierte Polysomnographie dient der Dokumentation von Episoden des Schlafwandelns. Schlafdeprivation kann die Wahrscheinlichkeit, eine Episode zu dokumentieren, erhöhen. Schlafwandler zeigen generell eine Instabilität des tiefen non-REM-Schlafes, ohne dies als diagnostischen Indikator auszuweisen.

Um die Diagnose einer non-REM-Schlaf-Arousal-Störung zu stellen, müssen die Betroffenen eine klinisch bedeutsame Belastung oder Einschränkung erleben. Die Bestimmung des Schweregrades erfolgt anhand der Ausprägung oder Konsequenzen des Verhaltens, weniger auf der Grundlage der Häufigkeit. Es ist ungewöhnlich, aber möglich, dass die non-REM-Schlaf-Arousal-Störung zu schweren Verletzungen der Betroffenen oder von jemandem, der die Betroffenen zu beruhigen versucht, führt. Typischerweise ist Schlafwandeln bei Kindern und Erwachsenen nicht mit bedeutsamen psychischen Störungen vergesellschaftet.

Die allgemeinen diagnostischen Kriterien nach ICDS-3 sind im Folgenden zusammengefasst.

a. Wiederholte Episoden unvollständigen Erwachens aus dem Schlaf, meist im ersten Drittel der Hauptschlafphase.
b. Unangemessene oder keine Reaktion auf Interventionsversuche während der Episode.
c. Es wird entweder keine oder eine begrenzte (einzige) visuelle Szene erinnert.
d. Für die Episoden besteht eine teilweise oder komplette Amnesie. Ergänzend kann die betroffene Person im Anschluss an das Ereignis für mehrere Minuten oder länger konfus und desorientiert erscheinen.
e. Die jeweilige Störung kann nicht durch andere Störungen besser erklärt werden.

Subtypen

Neben den allgemeinen Kriterien der Arousal-Störung wurden spezifische Kennzeichen und Symptome für die folgenden Subtypen definiert:

Verwirrtes Erwachen (confusional arousals)

Bei diesen Ereignissen wird das Bett nicht verlassen, die Betroffenen sind verwirrt oder weisen konfuses Verhalten auf. Es können relativ einfache motorische Verhaltensweisen wie das kurze Aufrichten im Bett auftreten. Während der Episode besteht typischerweise keine Angstsymptomatik und kein autonomes Arousal wie eine Mydriasis, Tachykardie oder Tachypnoe.

Eine spezielle Unterform des confusional arousals ist das *abnorme schlafbezogene sexuelle Verhalten* (Sexsomnie). In diesen Episoden bestehen unterschiedliche Ausprägungen sexueller Aktivität als Ausdruck komplexen, aus dem Schlaf generierten Verhaltens ohne bewusste Wahrnehmung. Diese Störung tritt häufiger bei Männern auf und kann erhebliche zwischenmenschliche Probleme und möglicherweise auch juristische Konsequenzen nach sich ziehen.

Schlafwandeln

Das Kernsymptom des Schlafwandelns besteht aus wiederholten Episoden komplexen motorischen Verhaltens, die im Schlaf beginnen und von Aufstehen und Umherlaufen begleitet sein können. Es kann eine große Vielzahl von Verhaltensweisen auftreten. Die Episoden können mit Verwirrtheit beginnen, wobei die Betroffen zunächst im Bett sitzen, umherschauen oder an der Bettdecke zupfen. Im weiteren Verlauf kann das Verhalten komplexer werden: Die Betroffenen können u. a. das Bett verlassen, in Schränke, aus dem Zimmer oder aus der Wohnung gehen. Die meisten Verhaltensweisen während der Schlafwandelepisoden entsprechen Routinehandlungen. Dennoch wurden Fälle von Aufschließen von Türen, Autofahren, das Spielen eines Musikinstrumentes oder andere komplexe motorische Aktivitäten berichtet. Die meisten Episoden dauern mehrere Minuten bis zu einer halben Stunde, können aber auch länger anhalten. Wegen einer hohen Schmerztoleranzgrenze können schmerzhafte Verletzungen während des Schlafwandelns erst nach dem Erwachen wahrgenommen werden.

Während der Episoden bestehen bei den Betroffenen eine verminderte Aufmerksamkeit und Teilnahmslosigkeit, ein starrer Blick und eine verminderte oder fehlende Responsivität auf Bemühungen anderer, den Betroffenen zu wecken. Wenn ein Wecken aus der Episode heraus gelingt oder wenn der Betroffene am nächsten Morgen erwacht, besteht häufig eine verminderte Erinnerung für die Episode. Im Anschluss an das Ereignis kann initial eine kurze Verwirrtheit bzw. Schwierigkeit, sich zu orientieren, auftreten, die aber meist von einer vollen Wiederherstellung der kognitiven Funktionen und eines angemessenen Verhaltens abgelöst wird. Klinische Kennzeichen von Schlafwandeln:

- Der Patient verlässt aus dem Schlaf heraus das Bett.
- Der Schlaf – bzw. der veränderte Bewusstseinszustand dauert weiter an, es besteht
    - schwere Erweckbarkeit
    - Verwirrt- bzw. Desorientiertheit
    - keine oder unangemessene Reaktion auf Ansprache
    - verlangsamte, schwer verständliche Sprache
    - eingeschränktes Urteilsvermögen bzw. fehlende Einsicht
    - partielle oder komplette Amnesie für das Ereignis
    - Fehlwahrnehmungen, Gefühl des Bedrohtseins, ängstlich-agitierter Affekt
    - einfache, stereotype Bewegungen bis hin zu komplexen, automatischen Routinehandlungen: Ankleiden, Kochen, Autofahren, Spielen eines Musikinstrumentes
    - potenziell selbst-/fremdgefährdendes Verhalten
- Die Störung kann nicht durch eine andere Schlafstörung oder eine andere Erkrankung oder Medikamente/Drogen erklärt werden.

Pavor nocturnus (Schlafterror, Nachtschreck)

Die Symptomatik des Schlafterrors besteht im wiederholten Auftreten von plötzlichem Aufschrecken, das typischerweise mit einem angstvollen Schrei oder Ruf beginnt. Schlafterror tritt meist im ersten Drittel der Hauptschlafphase auf und dauert ein bis zehn Minuten, aber die Episoden können auch – besonders bei Kindern – beträchtlich länger dauern. Die Episoden gehen mit einem ausgeprägten autonomen Arousal und der Verhaltensmanifestation intensiver Angst einher. Während der Episoden sind die Betroffenen nur schwer zu wecken oder zu beruhigen oder sie verhalten sich teilnahmslos. Wenn die Betroffenen nach dem Schlafterror erwachen, können sie nur wenige oder keine bzw. nur fragmentarische Einzelbilder erinnern.

Schlafbezogene Essstörung

Bei dieser Störung tritt wiederholtes, ungewolltes, dysfunktionales Essen nach einer unvollständigen Weckreaktion während der Hauptschlafperiode auf, wobei entweder

- die Nahrung auf ungewöhnliche Weise zubereitet oder kombiniert wird oder ungenießbare (z. B. tiefgefrorene) Nahrung oder giftige Substanzen verzehrt werden
- oder es bei der Vorbereitung oder beim Kochen der Nahrung zu Verletzungen oder potenziell verletzendem Verhalten kommt
- oder das wiederholte Essen zu negativen Folgen für die Gesundheit (z. B. Diabetes, Karies, Adipositas usw.) führt.

Für die Essepisoden besteht ein teilweiser oder vollständiger Verlust der bewussten Wahrnehmung, gefolgt von einer partiellen Amnesie. So können Betroffene am nächsten Morgen feststellen, dass sie nachts Lebensmittel zu sich genommen haben, ohne eine Erinnerung daran zu haben (▶ Kap. 11).

Prävalenz

Bei den Arousalstörungen gibt es keinen Geschlechtsunterschied. Isolierte oder seltene non-REM-Schlaf-Arousal-Störungen kommen in der Bevölkerung häufig vor, insbesondere bei Kindern und jungen Erwachsenen. Die Prävalenz verwirrten Erwachens bei Kindern von 3 bis 13 Jahren beträgt 17,3 %, bei Erwachsenen älter als 15 Jahren zwischen 2,9 bis 4,2 %. Die Lebenszeitprävalenz von Schlafwandeln wird mit 18,3 % angegeben. Etwa 10 bis 30 % aller Kinder haben mindestens eine Schlafwandel-Episode und 2 bis 3 % schlafwandeln häufig. Die Prävalenz von Schlafwandel-Episoden im Erwachsenenalter wird bei 0,5 bis 0,7 % mit wöchentlichen bis monatlichen Episoden angegeben, die Jahres-Prävalenz für Schlafwandeln liegt bei 3,6 % (Zadra et al. 2013). Die Prävalenz des Schlafterrors in der Bevölkerung ist weniger gut bekannt.

Verlauf

Non-REM-Schlaf-Arousal-Störungen treten meist in der Kindheit auf und nehmen mit zunehmendem Alter an Häufigkeit ab. Beginnendes Schlafwandeln bei Erwachsenen, die keine Vorgeschichte von Schlafwandeln im Kindesalter aufweisen, sollte Anlass zur Untersuchung auf spezifische Ursachen wie beispielsweise ein obstruktives Schlafapnoe-Syndrom, nächtliche Anfallsereignisse oder medikamentös-induzierte Formen geben.

Exogene und genetische Faktoren

Einnahme von Psychopharmaka, Schlafdeprivation, Störungen des Schlaf-Wach-Rhythmus mit Schlafmangel, Erschöpfung und körperlicher oder emotionaler Stress erhöhen die Wahrscheinlichkeit für das Auftreten von Arousal-Störungen. Fieber- und Schlafentzug können eine Zunahme der Häufigkeit von Arousal-Störungen bewirken. Psychopharmaka mit potenzieller Induktion oder Verstärkung von Arousalstörungen (Cartwright 2010):

- Zolpidem (Schlafwandeln, schlafbezogene Essstörung)
- Lithium (in Kombination mit anderen Psychopharmaka)
- Chlorprothixen
- Olanzapin
- Paroxetin
- Perphenazin
- Sertralin
- Thioridazin
- Trizyklische Antidepressiva

Etwa 80 % aller Schlafwandler weisen eine positive Familienanamnese mit Schlafwandeln und Schlafterror auf. Das Risiko für Schlafwandeln erhöht sich zusätzlich um bis zu 60 %, wenn beiden Eltern schlafwandeln. Schlafterror tritt häufiger bei monozygoten als bei dizygoten Zwillingen auf (Zadra et al. 2013).

Differenzialdiagnosen

Albträume

Im Gegensatz zu Patienten mit non-REM-Schlaf-Arousal-Störungen erwachen Personen mit Albträumen einfach und komplett auf und berichten von beängstigenden und bedrohlichen Träumen, die mit dieser Episode einhergehen. Typischerweise treten diese Episoden später in der Nacht auf. non-REM-Schlaf-Arousal-Störungen treten während des non-REM-Schlafes auf, während Albträume meistens im REM-Schlaf beginnen. Eltern, deren Kinder eine non-REM-Schlaf-Arousal-Störung haben, können die Berichte von fragmentarischen Bildern als Albträume fehldeuten.

Schlafbezogene Atmungsstörungen

Nächtliche Atmungsstörungen können auch zu ausgeprägten confusional arousals mit nachfolgender Amnesie führen. Atmungsbezogene Schlafstörungen sind allerdings auch gekennzeichnet durch charakteristische Symptome wie Schnarchen, Apnoen und Tagesschläfrigkeit. Bei einigen Personen kann eine atmungsbezogene Schlafstörung Schlafwandel-Episoden hervorrufen.

REM-Schlaf-Verhaltensstörung

Es kann schwierig sein, die REM-Schlaf-Verhaltensstörung von der non-REM-Schlaf-Arousal-Störung zu unterscheiden. Erstere ist gekennzeichnet durch Episoden von vorwiegend komplexen Bewegungsstörungen, die zu Verletzungen im Schlaf führen können. Personen mit REM-Schlaf-Verhaltensstörung berichten detailliertere und lebhaftere Trauminhalte als Personen mit non-REM-Schlaf-Arousal-Störungen.

Parasomnie-Overlap-Syndrom

Das Parasomnie-Overlap-Syndrom besteht aus klinischen und polysomnographischen Anteilen von Schlafwandeln und REM-Schlaf-Verhaltensstörung.

Schlafbezogene Epilepsie

Einige Anfallstypen können Episoden mit sehr ungewöhnlichen Verhaltensweisen hervorrufen, die vorwiegend oder auch ausschließlich im Schlaf auftreten. Die Gruppe der nächtlichen Frontallappenepilepsien (NFLE) ist durch komplexe, stereotyp auftretende motorische Aktivitäten aus dem non-REM-Schlaf heraus gekennzeichnet (Provini et al. 1999). Die Behandlung erfolgt mit Antiepileptika (Carbamazepin). Nächtliche Frontallappenepilepsien können gegenüber den Parasomnien differenzialdiagnostische Schwierigkeiten verursachen, wichtige klinische Unterscheidungsmerkmale sind in Tabelle 19.1 zusammengefasst.

Tab. 19.1: Differenzialdiagnostische Charakteristika von Parasomnien und nächtlichen Frontallappenanfällen (NFLE) (Tinuper et al. 2007)

Merkmal	Aufwachstörungen	Albträume	REM-Schlaf-Verhaltensstörung	NFLE
Typisches Alter bei Erstmanifestation (Jahre)	3–8	3–6	> 50	Jedes Alter
Geschlecht	Beide	Beide	Männer > Frauen	Männer > Frauen
Familienanamnese	+	+	-	+
Spontaner Verlauf	Besserung mit zunehmendem Alter	Besserung mit zunehmendem Alter	Selten spontane Remissionen	Progredienz?
Ereignisse/ Monat	Sporadisch	Sporadisch	Fast jede Nacht	Fast jede Nacht
Auftreten im Verlauf der Nacht	Erstes Nachtdrittel	Letztes Nachtdrittel	Mindestens 90 min. nach dem Einschlafen	Unbestimmt
Bevorzugtes Schlafstadium	non-REM-Schlaf (Tiefschlaf)	REM-Schlaf	REM-Schlaf	non-REM-Schlaf (bevorzugt Stadium 2)
Triggernde Faktoren	++ (Schlafentzug, Fieber)	++ (traumatische Ereignisse)	-	-

Tab. 19.1: Differenzialdiagnostische Charakteristika von Parasomnien und nächtlichen Frontallappenanfällen (NFLE) (Tinuper et al. 2007) – Fortsetzung

Merkmal	Aufwachstörungen	Albträume	REM-Schlaf-Verhaltensstörung	NFLE
Episoden/Nacht	Gewöhnlich 1	Gewöhnlich 1	1 bis mehrere	Mehrere
Dauer der Ereignisse	1–10 min.	3–30 min.	1–2 min.	Sek. bis 3 min.
Stereotypes motorisches Muster	-	-	-	++
Autonome Veränderungen	+++	+	-	++
Orientierung nach dem Erwachen	Beeinträchtigt	Normal	Normal	Normal
Erinnerung der Episode nach dem Erwachen	Beeinträchtigt	Ja	Ja	Inkonstant

Hilfreich kann die Verwendung der *Frontal Lobe Epilepsy and Parasomnia Scale* sein, welche die Dauer der Ereignisse, Zeitpunkt des Auftretens, Clustertendenz, Stereotypie, Erinnerungsvermögen und Vokalisation abfragt (Derry et al. 2006). Eine deutsche Version liegt bisher allerdings nicht vor. Erlaubt das klinische Bild und die Video-PSG keine eindeutige Zuordnung, ist bei Verdacht auf eine NFLE eine umfassende neurologische Abklärung inklusive Video-EEG-Monitoring in einem spezialisierten Zentrum indiziert. Das Vorhandensein von schlafbezogenen Anfällen schließt die Existenz von non-REM- Schlaf-Arousal-Störungen nicht aus.

Dissoziative Amnesie mit dissoziativer Fugue

Die dissoziative Fugue ist schwer vom Schlafwandeln zu unterscheiden. Anders als alle andere Parasomnien entspringt die dissoziative Fugue aus einer Wachperiode im Schlaf, statt plötzlich aus dem Schlaf heraus aufzutreten, ohne dass eine Wach-Unterbrechung stattgefunden hätte. Anamnestisch kann körperlicher oder sexueller Missbrauch in der Kindheit vorhanden sein.

Panikstörung

Panikattacken können ebenfalls zu abrupten Weckreaktionen aus dem tiefen non-REM-Schlaf herausführen und werden von Ängstlichkeit begleitet, aber die Episoden verursachen ein komplettes Erwachen ohne Verwirrtheit, Amnesie oder motorische Aktivität.

Medikamentös induzierte komplexe Verhaltensweisen

Sie können durch Einnahme oder Entzug von Substanzen oder Medikamenten (u. a. Benzodiazepinrezeptor-Agonisten, Opioide, Kokain, Antipsychotika, trizyklische Antidepressiva, Chloralhydrat) ähnliche Verhaltensweisen wie die non-REM-Schlaf-Arousal-Störungen induzieren. Solche Verhaltensweisen können aus dem Schlaf heraus auftreten und sehr komplex sein. In der Vergangenheit wurden einige Fallberichte über Zolpidem-induzierte Schlafwandel-Episoden, teilweise mit selbstverletzendem Verhalten, veröffentlicht. Bei älteren Patienten sollte die Dosis auf 5 mg beschränkt sein, amerikanische Gesundheitsbehörden empfehlen diese Dosis auch für Frauen.

Drogeninduzierte komplexe motorische Verhaltensweisen

Drogeninduzierte nächtliche Störungen können mit ausgeprägt komplex-motorischen Verhaltensweisen in Zusammenhang stehen, auch wenn keine Intoxikationszeichen vorliegen.

Therapie

Wenn Schlafwandeln nur sporadisch auftritt, ist keine pharmakologische Therapie erforderlich. Im Vordergrund stehen Aufklärung, Beratung und Maßnahmen zur Sicherheit des Patienten. Weitere nicht-medikamentöse Therapieoptionen bei Schlafwandeln:

- Information und Beratung, auch der Bettpartner bzw. der Angehörigen
- Sicherung der Schlafumgebung
- Auf ausreichende Schlafmenge und regelmäßigen Schlaf-Wach-Rhythmus achten
- Beseitigung prädisponierender bzw. auslösender Faktoren: Alkohol, Medikamente, schlafbezogene Atmungsstörung, PLM
- Stressreduktionsmaßnahmen (Entspannungstechniken, KVT)
- Vorsätze einüben
- Antizipatorisches Wecken

Bei häufigem Schlafwandeln im Erwachsenenalter kann eine Kombination aus Psychotherapie (z. B. Gesprächs- oder Verhaltenstherapie) und Pharmakotherapie hilfreich sein sowie in Einzelfällen auch hypnotherapeutische Verfahren. Bei Schlafwandeln mit selbst- oder fremdgefährdendem Verhalten können tiefschlafreduzierende Benzodiazepine, insbesondere Clonazepam in niedriger Dosierung, angewendet werden. Alternativ werden auch Alprazolam, Diazepam, Imipramin und Paroxetin eingesetzt. In einem Review der Behandlungsansätze beim Schlafwandeln kommen Harris und Grunstein (2009) zum Schluss, dass es sowohl für die pharmakologische als auch für nichtmedikamentöse Therapiestrategien aufgrund der wenigen Studien eine nur sehr geringe Evidenz für die therapeutische Wirksamkeit der aktuellen Behandlungskonzepte gibt.

Durch den mitunter dramatischen Ablauf eines Pavor nocturnus sind Bettpartner oder Mitbewohner mehr beunruhigt als die Betroffenen selbst, Aufklärung ist daher notwendig. In der Folge ist das Beruhigen des Betroffenen ein wesentlicher erster Schritt im Rahmen eines verhaltenstherapeutischen Behandlungskonzeptes. Weiterführende therapeutische Maßnahmen (z. B. Psychotherapie, autogenes Training) sind meist nur bei Erwachsenen notwendig. In Einzelfällen hat sich bei Kindern und Jugendlichen ein vorsorgliches Wecken etwa eineinhalb Stunden nach Schlafbeginn bewährt. Bei ausgeprägten Formen des Pavor nocturnus mit selbst- oder fremdgefährdendem Verhalten können tiefschlafreduzierende Benzodiazepine, insbesondere Clonazepam in niedriger Dosierung angewendet werden. Alternativ werden auch Alprazolam, Diazepam, Imipramin und Paroxetin eingesetzt.

19.2 REM-Schlaf-assoziierte Parasomnien

Diese Gruppe der Parasomnien tritt typischerweise im Schlafstadium REM auf.

REM-Schlaf-Verhaltensstörung

Klinik

Kernsymptome der REM-Schlaf-Verhaltensstörung sind wiederholte Vokalisationen und/oder einfaches oder komplexes motorisches Verhalten aus dem REM-Schlaf heraus. Die Verhaltensweisen sind motorische Entäußerungen, die den Inhalten von Träumen mit Attackiert-Werden oder dem Versuch, einer bedrohlichen Situation zu entfliehen, entsprechen. Die Vokalisationen sind oft laut und emotionsgeladen. Die Verhaltensweisen können für die Betroffenen und die Bettpartner störend sein und zu erheblichen Verletzungen führen (z. B. aus dem Bett fallen, springen oder auffahren, rennen, boxen, stoßen, schlagen oder treten). Beim Erwachen sind die Betroffenen sofort wach und orientiert und oft in der Lage, die Trauminhalte zu erinnern. Die Augen bleiben während dieser Ereignisse typischerweise geschlossen.

Polysomnographisch lässt sich eine erhöhte tonische und/oder phasische elektromyographische Aktivität im REM-Schlaf feststellen, der normalerweise durch eine Muskelatonie gekennzeichnet ist. Der erhöhte Muskeltonus betrifft verschiedene Muskelgruppen in unterschiedlichem Ausmaß und macht umfangreichere elektromyographische Ableitungen notwendig, als dies in konventionellen Schlafuntersuchungen erforderlich ist. Deshalb sollten für das Monitoring der M. submentalis, die Mm. extensores digitorum und Mm. tibiales anteriores beidseitig abgeleitet werden. Eine kontinuierliche Videoüberwachung ist ebenfalls erforderlich. Dieser polysomnographische Befund wird als REM-Schlaf ohne Atonie bezeichnet und ist in fast allen Fällen der REM-Schlaf-Verhaltensstörung nachzuweisen. Andere polysomnographische Befunde können sehr häufige periodische und aperiodische elektromyographische Aktivität der Extremitäten im non-REM-Schlaf beinhalten. Traum-assoziierte Verhaltensweisen mit dem Befund eines REM-Schlafes ohne Atonie sind für die Diagnosestellung einer REM-Schlaf-Verhaltensstörung erforderlich. REM-Schlaf ohne Atonie und ohne eine klinische Symptomatik stellt eine asymptomatische Beobachtung dar. Es ist unbekannt, ob isolierter REM-Schlaf ohne Atonie ein frühes Symptom einer REM-Schlaf-Verhaltensstörung ist.

Diagnostische Kriterien der REM-Schlaf-Verhaltensstörung nach ICSD-3 (Kriterien a-d müssen erfüllt sein):

a. Wiederholte Episoden von schlaf-bezogenen Vokalisationen und/oder komplexen motorischen Vehaltensweisen.
b. Es wird polysomnographisch nachgewiesen, dass diese Verhaltensweisen im REM-Schlaf auftreten oder, basierend auf einer Anamnese des Ausagierens von Trauminhalten, vermutlich während des REM-Schlafes auftreten.
c. Eine polysomnographische Ableitung weist REM-Schlaf ohne Atonie nach.
d. Die Störung kann nicht durch andere Störungen besser erklärt werden.

Eine Verdachtsdiagnose kann bei entsprechender Vorgeschichte auch klinisch gestellt werden, wenn eine Video-Polysomnographie nicht verfügbar ist oder typisches Verhalten im REM-Schlaf auftritt. Es sind keine Kriterien hinsichtlich Dauer oder Häufigkeit festgelegt.

Mit dem Erwachen aus diesen Episoden sind die Betroffenen bewusstseinsklar, nicht verwirrt oder desorientiert. Eine ausgeprägte autonome Aktivierung wie z. B. Tachykardie ist während der Muskelaktivitäten ungewöhnlich und unterscheidet die REM-Schlaf-

Verhaltensstörung von den non-REM-Arousal-Störungen. Bei etwa 70–80 % der Betroffenen treten periodische Beinbewegungen im non-REM-Schlaf auf, allerdings seltener mit begleitenden Arousals.

Prävalenz

Die Prävalenz der REM-Schlaf-Verhaltensstörung wird von 0,3 bis 0,5 % in der Bevölkerung angegeben. Bei Patienten mit psychischen Störungen kann sie höher sein, vermutlich ist sie auch abhängig von der Medikation für die psychische Störung.

Klassifikation und Verlauf

Die REM-Schlaf-Verhaltensstörung kann allmählich oder akut beginnen, der Verlauf ist üblicherweise progredient. Es wird eine idiopathische und sekundäre (Läsionen, Pharmaka) Form unterschieden (▶ Abb. 19.1). Die idiopathische Form betrifft ganz überwiegend Männer über 60 Jahre, wird aber auch bei Frauen und jüngeren Personen gefunden. Symptome bei jüngeren Personen (insbesondere bei jüngeren Frauen) sollten an die Möglichkeit einer Narkolepsie oder einer medikamenten-induzierten REM-Schlaf-Verhaltensstörung denken lassen. Schlafwandeln, Pavor nocturnus, die nächtliche Frontallappenepilepsie, ein obstruktives Schlafapnoe-Syndrom oder die posttraumatische Belastungsstörung können den Symptomen einer REM-Schlaf-Verhaltensstörung ähnlich sein und sollten daher polysomnographisch ausgeschlossen werden. Aufgrund des relativ hohen Risikos für ein späteres Auftreten einer neurodegenerativen Erkrankung, insbesondere einer Synucleinopathie (Parkinson-Erkrankung, Lewy-Körperchen-Demenz oder seltener Multisystematrophie), sollte der neurologische Status der Patienten mit REM-Schlaf-Verhaltensstörung regelmäßig überwacht werden (Übersicht in Howell & Schenck 2015). Prospektive Studien zeigen, dass die meisten Patienten mit der Diagnose einer »idiopathischen« (bzw. kryptogenen) REM-Schlaf-Verhaltensstörung im Verlauf von mehreren Jahren eine neurodegenerative Erkrankung entwickeln. Aktuelle Forschungen konzentrieren

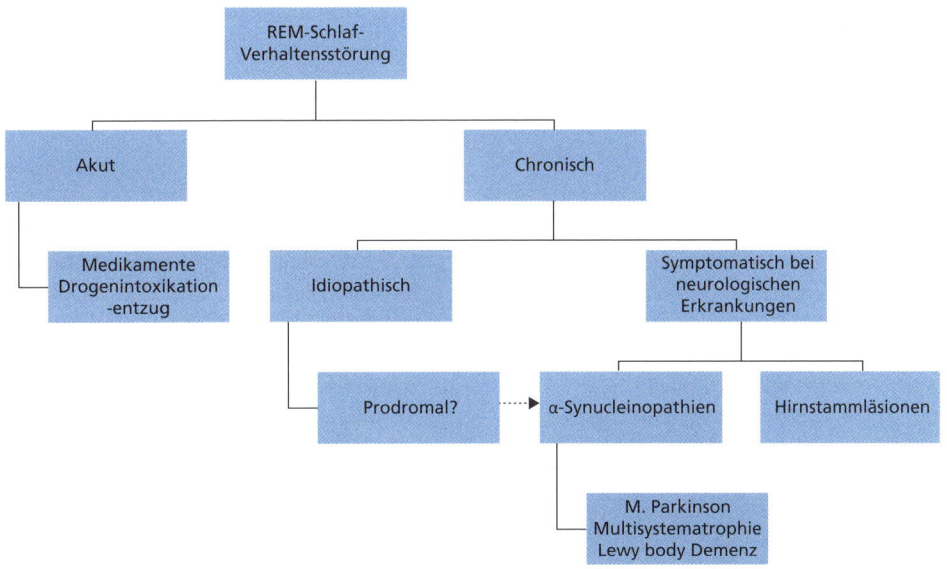

Abb. 19.1: Formen der REM-Schlaf-Verhaltensstörung.

sich daher auch auf die Entwicklung neuroprotektiver Maßnahmen bzw. um Behandlungsmöglichkeiten, den neurodegenerativen Prozess zu verlangsamen (Iranzo et al. 2016).

Therapie

Eine effektive medikamentöse Behandlung besteht in der Gabe von Clonazepam in niedriger Dosierung (beginnend bei älteren Patienten mit 0,25 mg). Wichtig sind auch Maßnahmen, um potenzielle Verletzungen des Patienten oder des Bettpartners zu vermeiden. Ist Clonazepam nicht ausreichend wirksam bzw. besteht aufgrund einer gleichzeitig vorhandenen schlafbezogenen Atmungsstörung eine Kontraindikation, ist alternativ eine Behandlung mit Melatonin oder Pramipexol möglich. Systematische Studien liegen für keine medikamentöse Behandlungsoption vor. Acetylcholinesterasehemmer scheinen wenig effektiv zu sein. MAO-Hemmer, trizyklische Antidepressiva, SSRIs und noradrenerge Antagonisten können die Symptomatik auslösen oder verstärken (Teman et al. 2009).

Rezidivierende isolierte Schlaflähmung

Bei dieser REM-Schlaf-Störung sind die Betroffenen wiederholt unfähig, Rumpf und alle Extremitäten bewegen zu können (beim Einschlafen: hypnagog, beim Erwachen: hypnopomp) Die Dauer variiert zwischen wenigen Sekunden bis einigen Minuten. Die Schlaflähmung führt zu nächtlicher Angst oder Angst vor dem Schlafen. Differenzialdiagnostisch muss eine Narkolepsie ausgeschlossen werden. Das Bewusstsein ist erhalten, die Atmung ist funktionsfähig. Schlaflähmungen können von akustischen, visuellen oder taktilen Halluzinationen begleitet sein.

Albträume

Albträume sind typischerweise langanhaltende, häufig elaborierte Traumbilder, die einer realen Geschichte ähnlich sind und die Angst, Furcht und andere negative Gefühle hervorrufen können. Die Träume beinhalten oft Versuche, unmittelbare Gefahr zu vermeiden oder mit ihr umzugehen. Albträume, die nach traumatischen Erlebnissen auftreten, können die bedrohliche Situation wiederholen. Beim Erwachen können Albträume gut erinnert und detailliert beschrieben werden. Sie entstehen fast immer aus dem REM-Schlaf heraus und können somit während der gesamten Schlafzeit auftreten, meistens aber in der zweiten Hälfte der Hauptschlafphase, wenn die Träume länger und intensiver sind. Umstände wie Schlaffragmentierung oder Deprivation, Jetlag und Medikamente, die die REM-Schlaf-Intensität der frühen Nacht verstärken, können ein vorzeitiges Auftreten auch zu Beginn der Nacht verursachen. Albträume hören meist beim Erwachen auf; die negativen Gefühle können allerdings bis in den Wachzustand anhalten und zu Einschlafschwierigkeiten und Belastungen am Tage beitragen. Einige Albträume führen gelegentlich nicht zum Erwachen und können später erinnert werden.
Diagnostische Kriterien der Albtraumstörung (ICSD-3):

a. Wiederholtes Auftreten von ausgedehnten, extrem dysphorischen und gut erinnerten Träumen, die üblicherweise Bemühungen enthalten, Bedrohungen des Überlebens, der Sicherheit oder der körperlichen Integrität zu vermeiden, und die meist in der zweiten Hälfte der Schlafperiode stattfinden.
b. Beim Erwachen aus den dysphorischen Träumen sind die Betroffenen schnell orientiert und alert.
c. Die Trauminhalte oder das Erwachen aus den Albträumen verursachen eine klinisch relevante Belastung oder Beeinträchtigungen in mindestens einem der nachfolgenden Bereiche:

- Stimmung (z. B. durch anhaltende Albtraum-Affekte, Angst, Dysphorie)
- Widerstand gegen das Schlafen (z. B. Angst vor dem Zubettgehen, Angst vor dem Schlaf/Albträumen)
- Kognition (z. B. einschießende Albtraumbilder, Konzentrations- oder Gedächtniseinbußen), Beeinträchtigung der Familie oder der Betreuenden (z. B. gestörte Nachtruhe)
- Verhalten (z. B. Vermeidung des Zubettgehens, Dunkelangst)
- Tagesschläfrigkeit
- Erschöpfung (Fatigue) oder Energieverlust
- Beruf oder Ausbildung
- interpersonelle soziale Funktionen

Die Definition beinhaltet keine Kriterien für die Dauer. Bei Kindern darf die Diagnose erst gestellt werden, wenn es zu einer anhaltenden Belastung kommt oder sich diese verschlimmert.

Die autonome Reaktion fällt im Vergleich zum Pavor nocturnus deutlich geringer aus. Die Orientierung ist rasch vorhanden und der Trauminhalt kann sofort erinnert werden. Albträume treten ohne auffallende motorische Unruhe auf, jedoch ist das Wiedereinschlafen häufig verzögert. Wiederkehrende Albträume kommen häufig im Rahmen einer posttraumatischen Belastungsstörung vor und können dadurch auch zu einer nachhaltigen Beeinträchtigung der Schlafquantität und -qualität führen.

Komorbiditäten

Albträume können bei unterschiedlichen medizinischen Erkrankungen wie beispielsweise einer koronaren Herzerkrankung, Krebs, Parkinson-Erkrankung und Schmerz sowie bei Entzügen von Medikamenten oder Substanzen mit Missbrauchspotenzial auftreten. Sie stellen sich häufig bei anderen psychischen Erkrankungen, insbesondere einer posttraumatischen Belastungsstörung, schizophrenen Psychosen, Angst-, Anpassungs- und Persönlichkeitsstörungen sowie bei Trauer ein. Eine gleichzeitig zu stellende Albtraum-Diagnose sollte nur dann in Betracht gezogen werden, wenn eine eigenständige klinische Beachtung dafür gerechtfertigt ist (z. B. diagnostische Kriterien a bis c sind erfüllt).

Therapie

Eine effektive und relativ einfach anzuwendende kognitiv-verhaltenstherapeutische Methode bei der Bewältigung von Alb- und Angstträumen ist ein Vorstellungstraining (*Imagery Rehearsal Treatment*), dessen wesentliche Komponenten aus der Konfrontation, der Bewältigung der Albtraumsituation und dem Trainieren der Bewältigungsstrategie bestehen (Krakow et al. 1995) (▶ Kapitel 10 Trauma- und belastungsbezogene Störungen). Ein weiterer Ansatz ist das Erlernen des Klarträumens (oder luziden Träumens). Mithilfe verschiedener Techniken (z. B. autosuggestiven Methoden) erlernt der Träumer, sich bewusst zu sein, dass er träumt, und so den Trauminhalt aktiv zu beeinflussen. Dadurch lässt sich die Albtraumfrequenz reduzieren und die beängstigenden Inhalte des Traumes langfristig verändern (Spoormaker et al. 2006).

Albträume können nur begrenzt medikamentös behandelt werden. Darüber hinaus sollte bedacht werden, dass Psychopharmaka Albträume induzieren oder verstärken können (Tribl et al. 2013). Kontrollierte Studien zur Behandlung von Albträumen im Rahmen der posttraumatischen Belastungsstörung zeigten eine Wirksamkeit für Prazosin (▶ Kap. 10 Trauma- und belastungsbezogene Störungen). Fallberichte haben einen positiven Effekt von Mirtazapin, Trazodon, Clonidin, Quetiapin und Olanzapin beschrieben, umfassendere Studien fehlen jedoch.

19.3 Andere Parasomnien

Exploding-Head-Syndrom

Betroffene berichten, beim Einschlafen oder Erwachen ein lautes Geräusch, begleitet von einem Explosionsgefühl im Kopf wahrzunehmen. Autonome Symptome wie Herzrasen oder Schwitzen können vorhanden sein, Schmerzen treten typischerweise nicht auf. Die Frequenz der Ereignisse kann von einem Auftreten mit monatelangen Abständen bis hin zu mehrfachen Ereignissen in einer Nacht reichen. Die Störung kann in jedem Alter auftreten, bevorzugt bei älteren Menschen. Frauen scheinen etwas häufiger betroffen zu sein. Therapieversuche mit trizyklischen Antidepressiva sollen in Einzelfällen hilfreich sein.

Schlafbezogene Halluzinationen

Schlafgebundene Halluzinationen sind überwiegend visuelle, selten akustische oder taktile Wahrnehmungsstörungen, die zu Schlafbeginn (hypnagog) oder beim Erwachen aus dem Schlaf heraus (hypnopomp) auftreten. Meistens treten sie als isoliertes Phänomen in Form kurzer Episoden mit traumähnlichen Bildern kurz nach dem Erwachen in der zweiten Nachthälfte oder nahe dem endgültigen Erwachen auf. Oft kommen sie assoziiert mit Schlaflähmungen vor. Differentialdiagnostisch sind andere Erkrankungen auszuschließen, die komplexe, auch nächtliche visuelle Halluzinationen bedingen können, wie eine Narkolepsie, dopaminerge Behandlung der Parkinson-Krankheit, Lewy-Body-Demenz, Charles-Bonnet-Syndrom (visuelle Halluzinationen nach Erblindung), Schizophrenie oder fokale Epilepsien. Übliche Empfehlungen zur Optimierung der Schlafhygiene sollten ebenso berücksichtigt werden wie verhaltenstherapeutische Maßnahmen, beispielsweise das Schlafen bei gedimmtem Licht.

Enuresis nocturna

Enuresis nocturna bezeichnet einen unwillkürlichen Harnabgang während des Schlafes. Jungen sind etwa 2,5-mal häufiger betroffen als Mädchen. Die Häufigkeit beträgt etwa 10–15 % bei 5-Jährigen und 5–7 % bei 10-Jährigen. Organische Grunderkrankungen wie Epilepsie, neurologische Inkontinenz, strukturelle Veränderungen des Harntraktes und medizinische Erkrankungen, hierbei insbesondere Störungen der Volumenregulation, müssen ausgeschlossen werden. Primäre und sekundäre Formen der Enuresis nocturna werden gleich behandelt, dabei ist die höhere psychiatrische Komorbidität letzterer zu berücksichtigen. Vor Beginn einer spezifischen Therapie sollten Beratung mit positiver Verstärkung, Entlastung und Kalenderführung stehen. Die apparative Verhaltenstherapie (AVT) mittels Weckapparaten ist Mittel der ersten Wahl bei der Therapie der Enuresis nocturna.

Parasomnien durch Medikamente, Drogen oder Substanzen

Das wesentliche Merkmal einer Parasomnie bei Medikamenten- bzw. Drogengebrauch besteht in dem engen zeitlichen Zusammenhang zwischen der Einnahme der Substanzen und dem Auftreten der parasomnischen Ereignisse. Dabei können die parasomnischen Episoden erstmalig auftreten, es kann sich aber auch um die Verstärkung einer bereits chronischen, intermittierend verlaufenden Parasomnie oder eine Reaktivierung einer bereits früher vorhandenen Parasomnie handeln. Parasomnien, die am häufigsten mit dem Gebrauch von Medikamenten oder Drogen in Zusammenhang stehen, sind vor allem die Aufwachstörungen, schlafbezogene Essstörungen, die Verhaltensstörungen im REM-Schlaf bzw. die Parasomnie-Overlap-

Störung. Medikamenten- und Drogenanamnese sowie Drogen- bzw. Medikamentenscreening im Blut bzw. Urin ergeben die wichtigsten diagnostischen Hinweise.

Die Behandlung besteht in dem Absetzen oder Ausschleichen der als Trigger identifizierten Medikamente, Drogen oder anderen Substanzen. Sollten die Maßnahmen die Beschwerden nicht ausreichend reduzieren, ist im Einzelfall eine medikamentöse Behandlung erforderlich. Je nach zugrundeliegender Parasomnie kann auf die hierfür empfohlenen Therapiemöglichkeiten zurückgegriffen werden. Kontrollierte Studien zur Behandlung von Parasomnien durch Medikamente, Drogen oder Substanzen liegen bislang nicht vor.

19.4 Isolierte Symptome und Normvarianten

Sprechen im Schlaf

Das Kernsymptom ist ein mehr oder weniger verständliches Sprechen im non-REM- oder REM-Schlaf. Es kann idiopathisch auftreten oder sekundär (komorbid) mit anderen Parasomnien, insbesondere der Verhaltensstörung im REM-Schlaf oder beim verwirrten Erwachen. Die Symptomatik kann kurzen Weckreaktionen aus dem Schlaf folgen oder – allerdings seltener – zu Arousals führen. Sprechen im Schlaf kommt häufig vor: Die Lebenszeit-Prävalenz soll bei etwa 65 % liegen, die aktuelle Prävalenz bezogen auf die letzten drei Monate bei ca. 17 %. Geschlechtsunterschiede sind nicht beschrieben, über den Verlauf ist wenig bekannt. Komplikationen können dann auftreten, wenn das Sprechen sehr laut ist und häufig auftritt oder für den Betroffenen bzw. für Andere unangenehme Inhalte geäußert werden.

Dem Betroffenen selbst ist das nächtliche Sprechen häufig nicht bewusst. Üblicherweise wird es von dem Bettpartner berichtet, dessen Schlafqualität dadurch beeinträchtigt sein kann. Der Inhalt des Sprechens scheint in keinem Zusammenhang mit vorangegangenen Beschäftigungen im Wachzustand zu stehen.

20 Schlafbezogene Bewegungsstörungen

Schlafbezogene Bewegungsstörungen sind in der Regel einfache, stereotyp auftretende Bewegungsstörungen und umfassen nach ICSD-3 eine Reihe unterschiedlicher Störungsbilder. Trotz seiner komplexeren klinischen Symptomatik wird auch das Restless-legs-Syndrom (RLS) dieser Gruppe zugeordnet.
Klassifikation schlafbezogener Bewegungsstörungen nach ICSD-3:

- Restless-legs-Syndrom
- Periodische Gliedmaßenbewegungsstörung
- Schlafbezogene Beinmuskelkrämpfe
- Schlafbezogener Bruxismus
- Schlafbezogene rhythmische Bewegungsstörung
- Propriospinaler Myoklonus beim Einschlafen
- Unspezifische schlafbezogene Bewegungsstörung
- Bewegungsstörungen durch Medikamente, Drogen oder Substanzen
- Bewegungsstörungen durch körperliche Erkrankungen
- Gutartiger Schlafmyoklonus bei Säuglingen
- Isolierte Symptome und Normvarianten
  – Exzessiver fragmentarischer Myoklonus
  – Hypnagoger Fußtremor
  – Alternierende Muskelaktivierung des Beines im Schlaf
  – Einschlafmyoklonien

Die Merkmale nächtlicher motorischer Störungen umfassen ein breites Spektrum von Bewegungsmustern ohne Krankheitswert (Normvarianten) über repetitive, stereotyp auftretende Bewegungen bis hin zu komplexen nächtlichen Verhaltensweisen mit potenziell selbst- oder den Bettpartner gefährdendem Verhalten (Wetter und Fulda 2009). Auch wenn die aus dem Schlaf heraus auftretenden motorischen Störungen häufig im Vordergrund der Beschwerden stehen, können Symptome eines nichterholsamen Schlafes bzw. Schläfrigkeit am Tage vorhanden sein. Eine Beeinträchtigung der Erholungsfunktion des Schlafes ist bei bestimmten schlafbezogenen motorischen Störungen eine notwendige Voraussetzung, um überhaupt eine Diagnose stellen zu können. Bezüglich der Grundlagen der Diagnostik und des differenzialdiagnostischen Prozesses wird auf das Kapitel 19 Parasomnien verwiesen. Wissen über schlafbezogene Bewegungsstörungen ist insofern von Bedeutung, als – ähnlich wie bei den Parasomnien – zahlreiche Psychopharmaka, v. a. Antidepressiva und Antipsychotika, diese Störungsbilder auslösen oder verstärken können. Dies betrifft insbesondere das Restless-legs-Syndrom und die periodische Gliedmaßenbewegungsstörung, aber auch andere Formen erhöhter nächtlicher motorischer Aktivität.

20.1 Restless-legs-Syndrom

Klinik

Das Restless-legs-Syndrom (RLS), auch als Willis-Ekbom-Erkrankung bezeichnet, ist eine schlafbezogene Bewegungsstörung, die vornehmlich durch einen Bewegungsdrang der Beine charakterisiert ist. Diese beinbezogene Unruhe wird zumeist von Missempfindungen begleitet, welche typischerweise als »extrem unangenehm« beschrieben werden. Die Symptome treten auf oder verstärken sich, wenn der Patient in Ruhe ist (im Sitzen oder Liegen). Die Beine werden in Bewegung gehalten (v. a. durch ein Umherlaufen), um die Missempfindungen zu lindern; bei sehr ausgeprägten Beschwerden wird ruhiges Sitzen, Liegen oder Schlafen fast unmöglich. Die Symptome treten anfangs typischerweise nur am Abend und in der Nacht auf, unabhängig vom Schlafen oder Wachen. Bei längeren und schweren Krankheitsverläufen lässt sich diese zirkadiane Komponente oftmals nicht mehr eindeutig identifizieren und eine Ausbreitung der RLS-Beschwerden auf bisher nicht betroffene Körperteile beobachten.

Diagnostik

Um klinisch die Diagnose stellen zu können, müssen alle fünf Kriterien der International RLS Study Group erfüllt sein (▶ Tab. 20.1).

Tab. 20.1: Diagnostische Kriterien des RLS (Allen et al. 2014; Trenkwalder et al. 2012)

Essenzielle Kriterien	Detailbeschreibung
1. Bewegungsdrang der Beine (ggf. auch der Arme), meist in Verbindung mit unangenehmen Missempfindungen der betroffenen Extremität(en).	Die Art der Bewegung gilt als willkürlich und wird im Sinne einer »coping-Strategie« angewendet. Die Initiierung der Bewegung ist unwillkürlich, um Erleichterung zu erreichen.
2. Auftreten bzw. Verstärkungen dieser Beschwerden in Ruhesituationen.	Meist in stillsitzenden und/oder liegenden Positionen; Ruhesituation beinhaltet auch jede Form von Immobilisation. Bei konzentrierter, angespannter, sitzender Tätigkeit wird der Bewegungsdrang als weniger belastend empfunden.
3. Besserung bzw. Beseitigung der Beschwerden durch Bewegung.	Erleichterung bringt vor allem Bewegung, insbesondere das Aufstehen und Umhergehen sowie Massagen, kalte Duschen, Bürsten und Reiben.
4. Zunahme der Beschwerden abends oder nachts.	Die zirkadiane Komponente ist diagnostisch entscheidend in der Differenzialdiagnose zur Polyneuropathie oder medikamentös-induzierten Akathisie. Liegende Position und Müdigkeit/Schlafdruck gelten als RLS-Verstärker:
5. Die genannten Kennzeichen sind nicht nur Symptome einer anderen medizinischen Erkrankung oder Verhaltensweise.	Beinmuskelkrämpfe, lagerungsbedingte Missempfindungen, Myalgie, venöse Insuffizienz, Beinödeme, Arthritis und andere Erkrankungen oder Beschwerden müssen vom RLS unterschieden werden.

Die Anwendung der Kriterien kann in der klinischen Praxis problematisch sein: Die Symptome sind in erster Linie subjektiv und beruhen fast ausschließlich auf den Angaben der Patienten. Betroffene können Schwierigkeiten haben, die unangenehmen Empfindungen sowie den Bewegungsdrang angemessen zu beschreiben. Die Beschwerden sind kaum mit anderen Qualitäten vergleichbar, somit fehlen den Patienten meist auch beschreibende Analogien. Ein Charakteristikum ist zudem, dass die Patienten ihre Beschwerden nicht als Symptome einer Erkrankung wahrnehmen. Patienten beschreiben eher die Konsequenzen, also in erster Linie Schlafstörungen. Beinmuskelkrämpfe oder Schmerzen in den Beinen sind häufig Anlass für Fehlinterpretationen im Sinne eines RLS, insbesondere wenn sie in Ruhe oder nachts auftreten. Hierfür wurde der Begriff »RLS mimics« eingeführt. Werden nur die vier essenziellen Kriterien erfragt, kommt es in 16 % zu einer falsch positiven Diagnose (Benes et al. 2007).

Ein Zusatz der revidierten Kriterien zu den früher gültigen ist die Unterscheidung des klinischen Verlaufs der Erkrankung. Es wird nun zwischen »chronisch persistierendem RLS« (Auftreten von Beschwerden zumindest 2-mal/Woche innerhalb des letzten Jahres) und »intermittierendem RLS« (Auftreten der Beschwerden weniger als 2-mal/Woche im letzten Jahr und zumindest fünf Episoden insgesamt) unterschieden.

Ein RLS kann bereits bei Kindern und Jugendlichen auftreten, wobei die RLS-Symptomatik in dieser Altersgruppe auch als »Hyperaktivitätssyndrom« oder »Wachstumsschmerzen« verkannt werden kann. Die Diagnose kann schwierig zu stellen sein, weil die Kriterien für Erwachsene und Kinder davon ausgehen, dass die Beschreibung des »Bewegungsdrangs« vom Betroffenen selbst stammt. Deshalb ist für die pädiatrische Diagnose auch die Beschreibung in den eigenen Worten des Kindes erforderlich, nicht nur in denen der Eltern. Aus diesen Gründen kann es auch schwierig sein, ein RLS bei Patienten mit einer Demenz zu diagnostizieren.

In Ergänzung zu den essenziellen Kriterien wurden von der Internationalen RLS Study Group unterstützende Kriterien formuliert. Dazu gehören:

- periodische Beinbewegungen
- das Ansprechen auf dopaminerge Therapie
- eine positive Familienanamnese
- das Fehlen von Tagesschläfrigkeit

Periodische Beinbewegungen im Schlaf (periodic leg movements in sleep, PLMS) oder im Wachen (PLM in wakefulness, PLMW) können polysomnographisch oder aktigraphisch festgestellt werden und sind ein unterstützender Hinweis auf ein RLS. Über 90 % der Patienten, bei denen ein RLS diagnostiziert wird, zeigen PLMS, wenn mehrere Nächte aufgezeichnet werden. PLMW können insbesondere bei schweren Formen nachgewiesen werden. Tagesschläfrigkeit wird trotz subjektiver und objektiver Beeinträchtigungen des Schlafes kaum von den Betroffenen beklagt. Erhöhte Werte in der Epworth Sleepiness Scale sollten daher an komorbide Schlafstörungen (z. B. schlafbezogene Atmungsstörungen) denken lassen.

Der neurologische Befund ist beim primären (idiopathischen) RLS in der Regel unauffällig. Im Hinblick auf die komorbiden RLS-Formen bzw. aus differenzialdiagnostischen Überlegungen sollten Nierenfunktionsstörungen oder Polyneuro- und Radikulopathien durch klinische und ggf. auch neurophysiologische Untersuchungen ausgeschlossen werden. Labortests sollten Nierenretentionswerte, TSH (und ggf. Schilddrüsenhormon) sowie Parameter des Eisenstoffwechsels einschließen.

Polysomnographie

In der Polysomnographie zeigen sich signifikante Auffälligkeiten beim RLS. Abgesehen von den regelhaft auftretenden periodischen Beinbewegungen im Schlaf ist typischerweise die Einschlaflatenz verlängert und der EEG-

Arousal-Index erhöht, oft in Assoziation mit PLMS.

Häufig finden sich zusätzlich eine Verminderung von Schlafeffizienz und Gesamtschlafzeit sowie eine Veränderung der Schlafarchitektur im Sinne einer Abnahme von Schlafstadium 2 und REM-Schlaf. Das RLS ist eine klinische Diagnose, so dass auf eine Schlafableitung bei eindeutigem Krankheitsbild verzichtet werden kann.

Mögliche Indikationen für eine Polysomnographie (Hornyak et al. 2001):

- »atypisches« RLS
- anhaltende RLS-Beschwerden bzw. schwere Schlafstörungen unter Therapie
- Tagesschläfrigkeit als Leitsymptom (bei gering ausgeprägter RLS-Symptomatik)
- junge Patienten mit schwerem RLS vor Beginn einer Therapie mit dopaminergen Substanzen oder Opioiden
- bei zusätzlichen schlafbezogenen Atmungsstörungen
- gutachterliche Stellungnahme

Epidemiologie

Das RLS ist eine häufige schlafbezogene Erkrankung. Die Prävalenz variiert abhängig von der untersuchten Population und den angewendeten Kriterien. Werden ausschließlich die diagnostischen Kriterien herangezogen, lassen sich bei bis zu 10 % der kaukasischen Bevölkerung RLS-Beschwerden erfassen. Wird zusätzlich die Häufigkeit erhoben, zeigt sich, dass der Anteil sogenannter »RLS sufferers« (zumindest 2-mal/Woche Beschwerden) bzw. behandlungsbedürftiger RLS-Patienten zwischen 1,5 und 2,7 % liegt.

Die Erkrankung betrifft vor allem Personen im mittleren und höheren Alter. Frauen sind deutlich häufiger betroffen als Männer (Verhältnis zwischen 1:1,5–1:2,0). Dafür ausschlaggebend scheint vor allem die Parität zu sein, wobei das Risiko, an RLS zu erkranken, mit zunehmender Anzahl von Geburten steigt.

Entwicklung und Verlauf

Der Erkrankungsbeginn reicht vom Kindesalter bis ins höhere Lebensalter, mit familiärer Häufung der Erkrankung bei früherem Krankheitsbeginn. Bei familiärem RLS wurde ein autosomal dominanter Erbgang mit inkompletter Penetranz beschrieben.

Das RLS ist in der Regel eine chronische Erkrankung, jedoch mit variablem Verlauf. Nach neueren Untersuchungen persistieren die Beschwerden bei knapp 50 % in Follow-up Zeiträumen von 2 bis 5,2 Jahren (Szentkirályi et al. 2011). Eine mögliche Erklärung hierfür stellt die Fluktuation der Beschwerden dar.

Der Verlauf der Erkrankung wird auch vom Alter der Erstmanifestation bestimmt. Während bei Patienten mit einem frühen Beginn (early onset RLS) vor dem 45. Lebensjahr die Erkrankung schleichend und häufig auch mit längeren Phasen der Remission verläuft, sind bei Patienten mit einem Beginn nach dem 45. Lebensjahr (late onset RLS) ungünstigere Verläufe beschrieben worden.

RLS und Lebensqualität

Die Auswirkungen eines RLS auf die Lebensqualität der Betroffenen sind weitreichend. Darunter können verminderte Konzentrationsfähigkeit, psychomotorische Unruhe und Erschöpfungszustände sein. Komorbide Angststörungen und depressive Erkrankungen stellen hier wesentliche beeinträchtigende Faktoren der Lebensqualität dar. Es konnte gezeigt werden, dass bereits leicht betroffene Patienten eine reduzierte Lebensqualität erfahren. Bei einem behandlungsbedürftigen RLS ist die Lebensqualität vergleichbar mit anderen chronischen Erkrankungen (z. B. Diabetes mellitus, Polyneuropathie) oder sogar als schlechter einzustufen.

Pathophysiologische Aspekte

Die Pathophysiologie des RLS ist bis heute nicht vollständig geklärt. Am besten untersucht sind Veränderungen im Eisenstoffwechsel und dem dopaminergen System sowie genetische Assoziationen der Erkrankung. Darüber hinaus werden auch periphere Mechanismen als mögliche pathogenetische Faktoren diskutiert.

In genomweiten Assoziationsstudien wurden Single Nucleotide Polymorphisms (SNPs) in bisher sechs verschiedenen Genen gefunden, die mit einem erhöhten Risiko, an RLS zu erkranken, assoziiert sind (MEIS1, BTBD9, MAP2K5, PTPRD, LBXCOR1, TOX3). Die Funktion dieser Gene ist vielfach noch nicht geklärt, sie scheinen aber eine Rolle in der embryonalen Entwicklung zu spielen (Übersicht in Rye 2015). Für MEIS1 konnte eine Assoziation mit dem Eisenstoffwechsel im Sinne einer vermehrten Expression bei niedrigen Eisenspiegeln gezeigt werden. Zudem wurde für MEIS1 eine Beteiligung in der Entwicklung der Basalganglien beschrieben (Spieler et al. 2014).

Bildgebende Untersuchungen mittels funktioneller SPECT, PET und MRT ermöglichen neue Einblicke in die Neurobiologie des RLS. SPECT- und PET-Untersuchungen der striatalen prä- und postsynaptischen dopaminergen Rezeptorsysteme ergaben Hinweise für eine vermehrte zentrale Dopaminsynthese, aber auch für eine verminderte Expression des Dopamin-Transporters an der präsynaptischen Membran und kamen damit zu teilweise diskrepanten Ergebnissen. Faktoren wie Rezeptordichte, Rezeptoraffinität und intrasynaptische Dopaminkonzentration sowie methodische Aspekte haben einen wesentlichen Einfluss auf die Ergebnisse. Es wird postuliert, dass der Pathophysiologie des RLS eine subtile Rezeptordysfunktion des zentralen dopaminergen Systems zugrunde liegt (Übersicht in Wetter & Klösch 2013).

Veränderungen im Eisenstoffwechsel zeigen sich bei RLS-Patienten im Sinne eines zentralen Eisenmangels. Sowohl im Liquor als auch in Autopsiepräparaten (hier v. a. in der Substantia nigra) wurden dazu passende Veränderungen gefunden (erniedrigtes Ferritin, erhöhtes Transferrin). Gestützt werden diese Ergebnisse auch durch bildgebende Studien, wobei die Datenlage aus methodischen Gründen auch hier noch nicht eindeutig ist. Es gibt Hinweise, dass Eisen nicht nur eine wichtige Rolle als Kofaktor bei der Tyrosinhydroxylase und als geschwindigkeitslimitierendes Enzym in der Dopaminsynthese spielt, sondern auch wesentlich für die postsynaptische Aktivierung von D2-Rezeptoren ist. Veränderungen der Funktionsfähigkeit dopaminerger Systeme könnten somit auch durch Störungen im Eisenstoffwechsel bedingt sein.

Einen neuen Ansatz in Überlegungen zur Pathophysiologie stellen periphere hypoxische Mechanismen dar, deren neurobiologische Grundlage in zukünftigen Studien noch nachgewiesen werden muss.

Differenzialdiagnosen und »RLS mimics«

Die häufigsten Differenzialdiagnosen des RLS sind Beinmuskelkrämpfe, lagerungsbedingte Missempfindungen, periphere Neuropathie, Radikulopathie, Gelenkschmerzen/Arthritis und Myalgien (▶ Tab. 20.2).

Tab. 20.2: Differenzialdiagnosen des RLS

Häufigere Störungen	Seltenere Störungen
Beinmuskelkrämpfe	Myelopathie
Lagerungsbedingte Missempfindungen	Myopathie
Umschriebene Beinverletzungen	Arterielle Verschlusskrankheit
Arthritis	Orthostatischer Tremor

Tab. 20.2: Differenzialdiagnosen des RLS – Fortsetzung

Häufigere Störungen	Seltenere Störungen
Beinödeme	Medikamentös-induzierte Akathisie
Venöse Insuffizienz	Painful legs and moving toes-Syndrom
Periphere Neuropathie	
Radikulopathie	
Myalgie	
Angststörungen	
Gewohnheitsmäßiges Fußwippen	

Besserung durch eine einfache Positionsänderung, Begrenzung der Beschwerden auf die Gelenke, Berührungsempfindlichkeit der Muskeln und andere Auffälligkeiten bei der körperlichen Untersuchung sind nicht typisch für das RLS. Im Gegensatz zum RLS sind nächtliche Beinmuskelkrämpfe normalerweise nicht mit einem Bewegungsdrang bzw. häufigen Bewegungen der Extremitäten verbunden. Eine insbesondere in der psychiatrischen Behandlung wichtige Differenzialdiagnose ist die Neuroleptika-induzierte Akathisie. Diese unerwünschte Wirkung konventioneller Antipsychotika kann eine RLS-ähnliche Symptomatik aufweisen, zeigt aber auch ganz typische Unterschiede (▶ Tab. 20.3).

Tab. 20.3: Unterscheidende Merkmale zwischen Akathisie und RLS

	Akathisie	RLS
Bewegungsdrang	Ja	Ja
Umhergehen	Ja	Ja
Missempfindungen an den Beinen	Nein	Ja
Tagesschwankung der Beschwerden	Nein	Abend/nachts
Schlafstörung	Nicht typisch	Ja
PLMS in der Polysomnographie	Nein	Ja

Andere Störungen, die zu differenzialdiagnostischen Überlegungen führen, sind eine Myelopathie, die symptomatische venöse Insuffizienz, eine periphere arterielle Verschlusskrankheit, orthopädische Erkrankungen und eine angstinduzierte Unruhe bzw. agitierte Depression. Eine Verschlechterung in der Nacht und periodische Beinbewegungen kommen bei diesen Störungen nicht vor. Wenn die Diagnose des RLS unsicher ist, kann die Beurteilung der unterstützenden Merkmale des RLS, insbesondere von PLMS oder ein familiäres Auftreten, hilfreich sein, ebenso die klinische Reaktion auf eine Behandlung mit dopaminergen Substanzen.

Komorbiditäten

Krankheitsbilder, die mit einer erhöhten Inzidenz eines RLS einhergehen, sind in Tabelle 20.4 zusammengefasst.

Der Zusammenhang zwischen Eisenmangel und dem Auftreten eines RLS ist ausreichend belegt. So wurde gezeigt, dass bei Vorliegen einer Eisenmangelanämie die Prävalenz des RLS ca. 6-fach höher liegt als in der Allgemeinbevölkerung. Als Indikator für den zerebralen Eisenspeicher wird der Ferritinspiegel im Serum verwendet. Bereits niedrig normale Ferritin-Werte (<50 µg/l) können mit stärkeren RLS-Beschwerden assoziiert sein. Ferritin ist auch ein Akute-Phase-Protein, d.h. es steigt bei Entzündungen an und kann dann falsch hohe Werte anzeigen. Daher wird häufig die Transferrinsättigung als zusätzlicher Parameter mit erhoben. Eine ca. 2–3-fach erhöhte Prävalenz besteht auch bei Patienten mit einer chronischen Niereninsuffizienz, wobei hier neben der Urämie auch Veränderungen im Eisenstoffwechsel eine Rolle spielen. Bei Dialysepatienten mit RLS remittieren die Symptome zumeist nach erfolgreicher Nierentransplantation.

Tab. 20.4: Komorbiditäten des RLS (Trenkwalder et al. 2012)

Komorbidität	Anmerkungen
Eisenmangel	RLS-Patienten weisen häufig niedrigere Serum-Ferritinwerte auf, insbesondere bei frühem Erkrankungsbeginn, bei Frauen und in der Schwangerschaft
Nierenerkrankung, Urämie	Abhängig von Kreatininwerten bzw. glomerulärer Filtrationsrate
Polyneuropathie	Erhöhte Inzidenz von RLS bei verschiedenen Formen der PNP, insbesondere bei Small-Fiber-Neuropathie
Zöliakie	Assoziation zu RLS möglicherweise durch Eisenmangel bedingt
Rheumatische Erkrankungen/ onkologische Erkrankungen	Assoziation zu RLS möglicherweise durch Eisenmangel bedingt
Schwangerschaft (hier eingeordnet, wenn auch keine Komorbidität i.e.S.)	Relativ häufige Ursache von Schlafstörungen in der Schwangerschaft, vor allem im letzten Trimenon

Weitere komorbide internistische Erkrankungen sind Hypertonie und andere kardiovaskuläre Erkrankungen, Diabetes mellitus, Fibromyalgie und Schilddrüsenerkrankungen. Periphere Neuropathien können ebenfalls mit einem RLS-Syndrom assoziiert sein. Für die Narkolepsie, Migräne, Parkinson-Erkrankung und Multiple Sklerose wurde eine erhöhte RLS-Inzidenz beschrieben. Nach neueren Studienergebnissen dürfte eher die Anzahl der Komorbiditäten als die Komorbidität an sich mit einem erhöhten Risiko, an RLS zu erkranken, einhergehen (Szentkirályi et al. 2014).

Eine Schwangerschaft ist mit einem erhöhten Risiko eines transienten RLS verbunden, das seinerseits mit einer erhöhten Wahrscheinlichkeit einhergeht, post partum chronische Beschwerden zu entwickeln. Der Gipfel der Erstmanifestation liegt im 3. Trimenon und die Symptome können bis wenige Monate nach der Geburt persistieren. Als Ursache für das gehäufte Auftreten eines RLS in der Schwangerschaft wurden eine familiäre

Prädisposition, Folsäuremangel, Östrogenstatus und Veränderungen im Eisenstatus postuliert (Übersicht in Picchietti et al. 2015).

Komorbide Angststörungen und/oder depressive Erkrankungen führen zu komplexen Interaktionen mit einem RLS. Im Hinblick auf das therapeutische Vorgehen ist es wichtig zu unterscheiden, ob sich eine psychische Symptomatik in der Folge des RLS entwickelt hat, annähernd zeitgleich aufgetreten ist oder ob die Depression dem RLS vorangegangen ist. In diesem Fall kann auch eine antidepressive Behandlung Ursache für ein RLS sein. Psychopharmaka, die ein RLS induzieren oder verstärken können, sind in Tabelle 20.5 aufgelistet.

Tab. 20.5: Psychopharmaka mit potenzieller Induktion oder Verstärkung des RLS

Antidepressiva	Antipsychotika	Antikonvulsiva	Andere
SSRI Citalopram Escitalopram Fluoxetin Paroxetin Sertralin	**Antipsychotika der 1. Generation** Haloperidol Chlorpromazin Pimozide	Mesuximid Phenytoin Zonisamid	Lithium
SNRI Venlafaxin Duloxetin	**Antipsychotika der 2. Generation** Quetiapin Olanzapin Risperidon Clozapin		
Andere Antidepressiva Mirtazapin Amitriptylin Mianserin			

In einer prospektiven Studie zur Erfassung des RLS-Risikos im Rahmen einer Therapie mit Antidepressiva der zweiten Generation wurde Mirtazapin als das Antidepressivum mit dem höchsten Risiko identifiziert (Rottach et al. 2008).

Therapie

Bei der medikamentösen Therapie handelt es sich um eine rein symptomatische Behandlung. Die Indikation stellt sich aus dem subjektiven Leidensdruck, insbesondere dem Ausmaß des Bewegungsdrangs und der Schlafstörungen. Dopaminerge und opioiderge Substanzen sind bislang am besten untersucht und in der Therapie des RLS zugelassen. Andere Präparate können in speziellen Indikationen hilfreich sein (▶ Tab. 20.6).

Die Auswahl der Medikamente sollte nach dem Schweregrad, der Häufigkeit des Auftretens und den zu erwartenden unerwünschten Wirkungen getroffen werden. Der RLS-Schweregrad kann anhand einer von der International Restless legs Syndrome Study Group validierten Schweregradskala (IRLS) quantifiziert werden (1–10 = gering, 11–20 = mittelgradig, 21–30 = stark, 31–40 = sehr stark). Die IRLS-Skala ist in der »Leitlinie zur Diagnose und Therapie des Restless legs Syndroms« (Trenkwalder et al. 2012) der Deutschen Gesellschaft für Neurologie einsehbar (http://www.dgn.org/leitlinien/). Erfahrungsgemäß kann davon ausgegangen werden, dass bei einem Patienten mit fast täglich auftretenden, beeinträchtigenden RLS-Beschwerden zumindest ein mittelgradiges RLS (≥ 15 Punkte in der IRLS-Skala) vorliegt.

Tab. 20.6: Medikamentöse Therapie des RLS (Wetter & Mitterling 2016)

Substanz	Dosisbeginn	Üblicherweise wirksame tägliche Dosis	Unerwünschte Wirkungen
Dopaminerge Substanzen			
L-Dopa/Carbidopa oder L-Dopa/Benserazid*	50/12,5 mg	100/25–200/50 mg	Übelkeit, Erbrechen, orthostatische Hypotension, Augmentation
Pramipexol*	0,088 mg	0,125–0,75 mg	Übelkeit, Insomnie, Schläfrigkeit tagsüber, Einschlafattacken, Impulskontrollstörung, Augmentation (seltener als L-Dopa)
Ropinirol*	0,25 mg	0,5–4,0 mg	Ähnlich wie Pramipexol
Rotigotin*	1 mg/24 h	1–3 mg/24 h	Hautirritationen, sonst ähnlich wie Pramipexol
Antikonvulsiva (Alpha-2-Delta-Liganden)			
Pregabalin	25 mg	150–300 mg	Schwindel, Schläfrigkeit, Ataxie
Gabapentin	300 mg	300–1.800 mg	Ähnlich wie Pregabalin
Benzodiazepine			
Clonazepam	0,25 mg	0,25–2,0 mg	Schläfrigkeit, Hang-over-Effekt, Zunahme schlafbezogener Atmungsstörungen
Opioide			
Oxycodon/Naloxon*	5/2,5 mg	10/5–20/10 mg	Obstipation, Übelkeit, Kopfschmerz, Somnolenz, Zunahme schlafbezogener Atmungsstörungen, Abhängigkeit
Tilidin/Naloxon	50/4 mg	50/4–100/8 mg	Ähnlich wie Oxycodon/Naloxon

* Zugelassen zur Behandlung des Restless-legs-Syndroms

Bei intermittierenden Beschwerden oder leichtem RLS (IRLS < 15) ist eine bedarfsgerechte Therapie mit L-Dopa/Benserazid – ausschließlich bei entsprechendem Leidensdruck des Patienten – möglich. Für diese Gruppe von RLS-Patienten liegen keine extra ausgewiesenen Therapiestudien vor. Die Tagesdosis von L-Dopa sollte 200–300 mg nicht überschreiten, da sonst ein höheres Risiko für eine Augmentation besteht. Bei mittelgradig bis schwerer Ausprägung und kontinuierlichem Auftreten von RLS-Beschwerden (IRLS ≥ 15) sind die Non-Ergot Dopaminagonisten (Pramipexol, Ropinirol, Rotigotin-Pflaster) zugelassen und die Medikamente der ersten Wahl. Abgesehen von einer individuellen Dosisanpassung kann ggf. auch ein zeitliches Splitting der Dosis notwendig sein, um eine optimale Besserung der Beschwerden zu erreichen. Wegen spezifischer Nebenwirkungen wie Herzklappenfibrosen und pleuraler Fibrosen sollten Ergot-Agonisten (Cabergolin, Pergolid) nur nach sorgfältiger Nutzen-Risiko-Abwägung eingesetzt werden; für diese Präparate besteht keine Zulassung in der Behandlung des RLS. Bei unzureichendem Ansprechen auf Dopaminergika bzw. sehr stark ausgeprägter Symptomatik ist das Opioid Oxycodon/Naloxon als Behandlung der zweiten Wahl zugelassen. Insbesondere bei schmerzhaften RLS-Beschwerden sind Gabapentin oder Pregabalin (Alpha-2-Delta-Liganden) mögliche Behandlungsalternativen. Clonazepam ist weniger gut untersucht und scheint weniger effektiv zu sein. Für beide Substanzgruppen gibt es in Deutschland ebenfalls keine Zulassung für eine Behandlung des RLS. Eine komorbide schlafbezogene Atmungsstörung muss vor der Behandlung mit Opioiden bzw. Benzodiazepinen wegen der Gefahr einer Atemdepression ausgeschlossen sein.

Die wichtigste Komplikation der Therapie besteht in der Gefahr der Entwicklung einer Zunahme der RLS-Beschwerden (Augmentation), die unter L-Dopa und auch Dopaminagonisten beschrieben wurde. Die Augmentation bezeichnet eine Verstärkung der Beschwerden i. S. einer paradoxen Reaktion auf die Behandlung, die sich in einer kürzeren Zeitspanne bis zum Auftreten der Beschwerden in Ruhesituationen, einer Symptomausbreitung auf die Arme sowie einer höheren Intensität der Symptome äußern kann. Ein Algorithmus zur Therapie des klinisch relevanten RLS (▶ Abb. 20.1) und das Vorgehen bei Augmentation findet sich bei Trenkwalder et al. 2015.

Beim sekundären bzw. komorbiden RLS steht zunächst die Behandlung bzw. Beseitigung der zugrundeliegenden Störung im Vordergrund, insbesondere das Absetzen von RLS-induzierenden Medikamenten. Die intravenöse oder orale Eisensubstitution stellt eine Therapieoption bei Eisen- bzw. Ferritinmangel (< 50 µg/l) dar. Es wird empfohlen, das Ferritin bis in einen hochnormalen Bereich zu substituieren. Die Wirksamkeit von Zink, Vitamin B_1, Vitamin B_{12}, Vitamin C, Vitamin E, Dextran und Propranolol konnte bisher nicht durch methodisch fundierte Studien belegt werden. Nicht-pharmakologische Behandlungsformen bei leichteren RLS-Beschwerden umfassen schlafhygienische und verhaltenstherapeutische Maßnahmen sowie das Meiden von abendlichem Koffein-, Nikotin- und Alkoholgenuss.

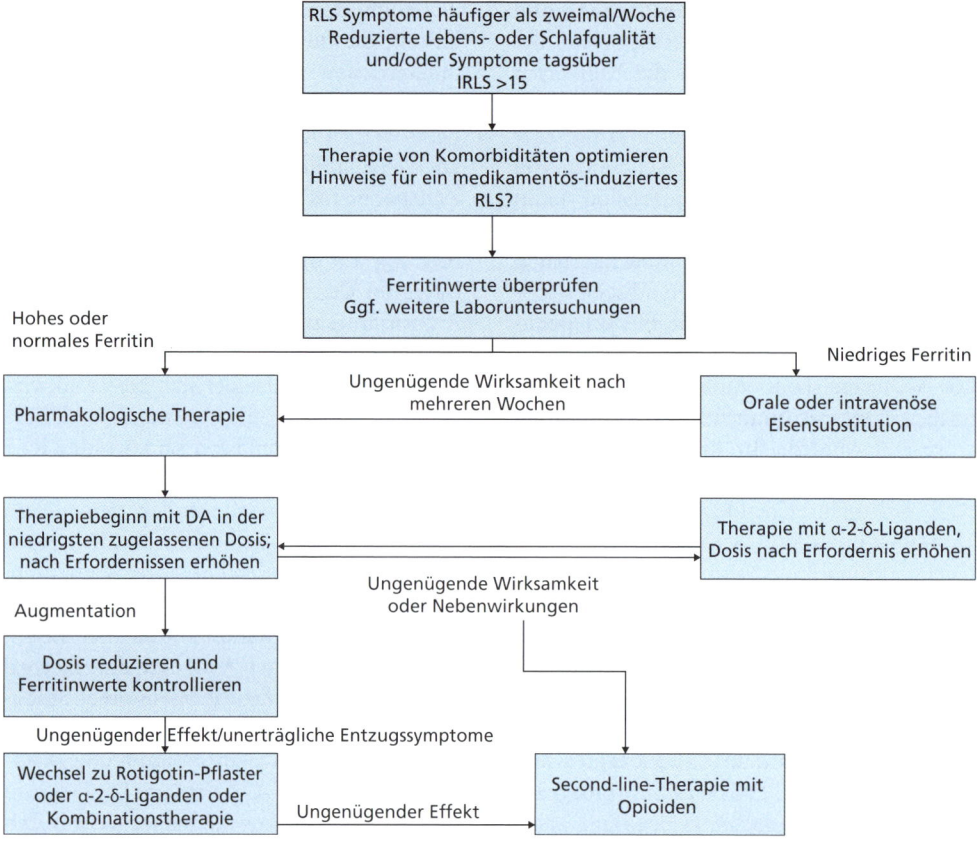

Abb. 20.1: Algorithmus zur medikamentösen Therapie des RLS (Wetter und Mitterling 2016, adaptiert nach Trenkwalder et al. 2015).

20.2 Periodische Gliedmaßenbewegungsstörung

Periodische Bewegungen der Extremitäten im Schlaf sind durch regelmäßig auftretende Episoden von stereotypen Bewegungen der Extremitäten, meistens der Beine, während des Schlafes (seltener auch im Wachzustand) gekennzeichnet. Typisch sind eine Extension der großen Zehe sowie eine Flexion von Sprunggelenk, Knie und Hüfte. Der Begriff »periodische Gliedmaßenbewegungen im Schlaf« (*periodic limb movements in sleep*, PLMS) muss unterschieden werden von der »periodischen Gliedmaßenbewegungsstörung« (*periodic limb movement disorder*, PLMD).

Diagnostische Kriterien der periodischen Gliedmaßenbewegungsstörung (ICSD-3). Kriterien A-D müssen erfüllt sein.

a. Polysomnographisch werden periodische Bewegungen der Gliedmaßen nachgewie-

sen. Die Definition dieser Bewegungen richtet sich nach den Kriterien der American Academy of Sleep Medicine (AASM).
b. Die Häufigkeit beträgt > 5/Stunde für Kinder und > 15/Stunde für Erwachsene.
c. Die periodischen Bewegungen verursachen klinisch relevante Schlafstörungen oder Beeinträchtigungen in psychischen, körperlichen, sozialen, schulischen, beruflichen oder anderen wichtigen Funktionsbereichen.
d. Die periodischen Beinbewegungen und die Symptome können nicht besser durch eine andere gleichzeitige Schlafstörung, psychische, neurologische oder andere medizinische Störung erklärt werden (z. B. sollten PLMS in Zusammenhang mit Apnoen oder Hypopnoen nicht gewertet werden).

Nach den Kriterien der American Academy of Sleep Medicine (2007) ist die einzelne Beinbewegung durch eine Dauer von mindestens 0,5 bis maximal 10 Sekunden definiert. Von einer PLM-Serie spricht man, wenn mindestens vier Beinbewegungen in einem Abstand von 5 bis 90 Sekunden aufeinander folgen (▶ Abb. 20.2). Die motorische Symptomatik führt aber nur dann zu einer Diagnose einer periodischen Gliedmaßenbewegungsstörung, wenn die repetitiven Beinbewegungen polysomnographisch nachgewiesen wurden und die betroffene Person gleichzeitig über einen nicht-erholsamen Schlaf bzw. Tagesmüdigkeit klagt. Bestehen keine klinischen Beschwerden, werden die Beinbewegungen als motorische Aktivität ohne Krankheitswert betrachtet. Periodische Beinbewegungen können daher isoliert beobachtet werden, treten aber auch bei einer Vielzahl anderer Erkrankungen wie der REM-Schlaf-Verhaltensstörung, einem Schlafapnoe-Syndrom oder zahlreicher anderer neurologischer Erkrankungen auf. Nahezu alle Patienten mit einem RLS weisen nächtliche periodische Beinbewegungen auf.

PLMS-bedingte Ein- oder Durchschlafschwierigkeiten sind zur Diagnosestellung notwendig, da hierdurch die Diagnose »periodische Gliedmaßenbewegungsstörung, PLMD« von den symptomlosen PLMS unterschieden werden. Umgekehrt muss zwischen den PLMS und einer Insomnie bzw. Hypersomnie eine nachvollziehbare ursächliche Beziehung bestehen. Die Diagnose PLMD kann daher nicht gleichzeitig bei vorhandenem RLS, Narkolepsie, unbehandeltem Schlafapnoe-Syndrom oder einer REM-Schlaf-Verhaltensstörung gestellt werden.

Für eine medikamentöse (insbesondere dopaminerge) Behandlung der reinen PLMD (ohne RLS-Symptomatik) ist die Evidenz bisher nicht ausreichend. Dopaminerge Substanzen können jedoch zu einer wesentlichen Reduktion von Beinbewegungen und assoziierten Arousals führen und dadurch die Schlafqualität und Tagesbeeinträchtigungen bessern.

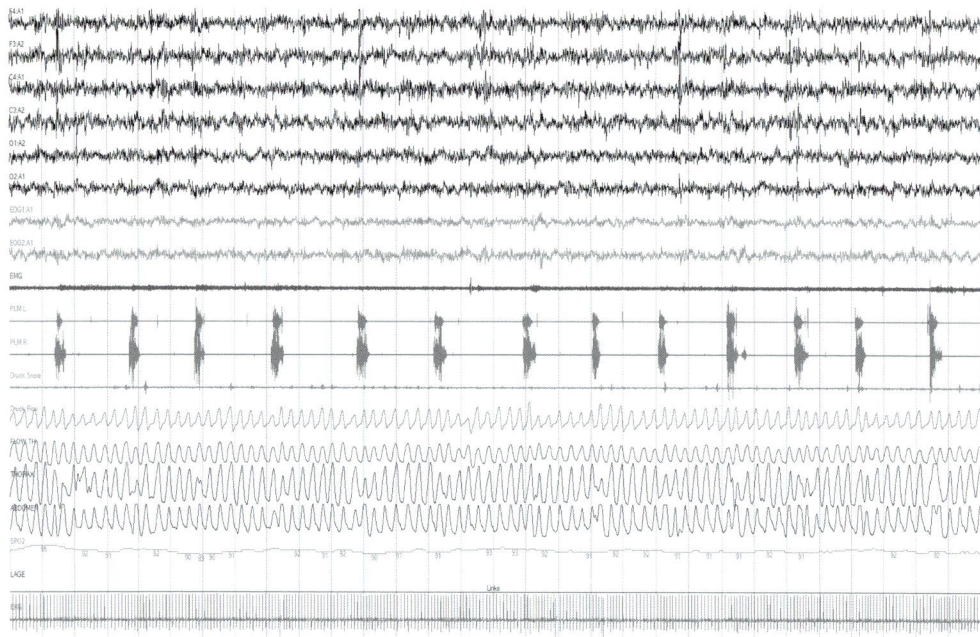

Abb. 20.2: Polysomnographische Ableitung mit periodischen Beinbewegungen (Wetter & Mitterling, 2016).

20.3 Schlafbezogene Beinmuskelkrämpfe

Bei dieser Bewegungsstörung handelt es sich um schmerzhafte, plötzlich auftretende unwillkürliche Kontraktionen überwiegend der Wadenmuskulatur, die mitunter mehrere Minuten andauern können und in der Regel spontan remittieren. Üblicherweise beginnen sie abrupt, können aber auch mit weniger schmerzhaften Empfindungen eingeleitet werden. Die Häufigkeit variiert sehr stark von wenigen Krämpfen pro Jahr bis hin zu mehreren Episoden in jeder Nacht.

Schlafbezogene Beinmuskelkrämpfe treten häufig auf, beinahe jede Person älter als 50 Jahre ist zumindest einmal davon betroffen gewesen. Prävalenz und Häufigkeit nehmen in höherem Alter zu. Es wird angenommen, dass etwa 7 % der Kinder und Jugendlichen und 33 % der Erwachsenen über 60 Jahre und 50 % über 80 Jahre betroffen sind, letztere mit einer Frequenz von einem Ereignis alle zwei Monate. In der Schwangerschaft sind etwa 40 % der Frauen betroffen.

Die Symptomatik kann entweder idiopathisch oder sekundär zu anderen Erkrankungen auftreten. Unterschiede hinsichtlich klinischer Erscheinungsformen finden sich nicht. Komorbide Erkrankungen bzw. Laborveränderungen sind der Diabetes mellitus, metabolische Erkrankungen und periphere Gefäßerkrankungen sowie Hypokaliämie, Hypokalzämie, Hypomagnesämie und Hämodialyse. Prädisponierende Faktoren umfassen exzessiver Sport, langes Stehen am Arbeitsplatz, wenig Bewegungsmöglichkeiten, Dehydrierung und bestimmte Medikamente wie z. B. orale Kontrazeptiva, Diuretika, ß-Agonisten oder Statine.

Die Pathophysiologie ist häufig nicht bekannt. Da es sich nicht um gleichzeitige Kontraktionen von Agonisten und Antagonisten handelt, werden sie nicht als Dystonien klassifiziert, auch wenn sie diesen ähnlich sein können.

In polysomnographischen Ableitungen zeigt sich eine nicht-periodische Tonuserhöhung der EMG Aktivität im M. gastrocnemius. Diese Episoden entstehen ohne vorangehende physiologische Auffälligkeiten aus dem Schlaf heraus.

Differenzialdiagnostisch sollten abgesehen von einem Restless-legs-Syndrom und periodischer Beinbewegungen eine chronische Myelopathie, eine periphere Neuropathie, schmerzhafte Muskelfaszikulationen und Erkrankungen des Mineralstoffwechsels ausgeschlossen werden. Gelegentlich können nächtliche Beinmuskelkrämpfe und ein RLS bzw. periodische Beinbewegungen aufgrund ihrer Häufigkeit auch gemeinsam auftreten.

Linderung wird durch das Strecken der betroffenen Muskulatur, Massage oder Wärme erreicht. Wenn möglich, sollte eine Behandlung der zugrundeliegenden Ursache durchgeführt werden. Systematische Untersuchungen zur Wirksamkeit einer medikamentösen Behandlung liegen nicht vor. Nicht-systematische Studien zeigen, dass eine Behandlung mit Magnesium, Vitamin E oder Gabapentin hilfreich sein kann. Chininsulfat sollte aufgrund möglicher schwerwiegender Nebenwirkungen nur unter entsprechenden Vorsichtsmaßnahmen verordnet werden.

20.4 Schlafbezogenes Zähneknirschen

Das nächtliche Zähneknirschen (Bruxismus) ist durch eine rhythmische Aktivität der Kaumuskulatur vor allem im non-REM-Schlaf gekennzeichnet. Hierbei kann es sich um tonische Kontraktionen oder um eine Serie von repetitiven phasischen Kontraktionen der Kaumuskulatur handeln, die zu Schädigungen der Zähne, des Zahnhalteapparates und des Kiefergelenkes führen kann. Bruxismus wird daher am häufigsten von Zahnärzten und seltener aufgrund eines gestörten Schlafes diagnostiziert. Bei schweren Formen kann der Schlaf aber unterbrochen werden und aufgrund der lauten Geräusche auch den Schlaf des Bettpartners beeinträchtigen. Ein häufiges Symptom sind morgendliche Spannungskopfschmerzen der Temporalregion. Es gibt eine hohe interindividuelle Variabilität in der Intensität und Häufigkeit der Kontraktionen mit bis zu Hunderten Ereignissen in einer Nacht. Eine einfache Korrelation zwischen Ausprägung und Schweregrad der klinischen Symptomatik besteht nicht. Betroffene mit relativ wenigen Episoden (2–4/Stunde Schlaf) scheinen sogar stärker unter Kieferschmerzen zu leiden als diejenigen mit häufigen Kontraktionen. Zähneknirschen kann auch im Wachzustand auftreten. Hierbei scheint es sich aber um ein vom schlafbezogenen Bruxismus unterschiedliches Krankheitsbild zu handeln.

Die Prävalenz ist bei Kindern mit 15–20 % hoch und nimmt über die Lebensspanne ab. Etwa 10–15 % der Jugendlichen und zwischen 3–10 % der Erwachsenen sind betroffen. Ein familiäres Auftreten wird bei 20–50 % beobachtet. Es wird angenommen, dass ein größerer Teil der Betroffenen asymptomatisch bleiben und der Verlauf günstig ist.

Bruxismus kann primär oder sekundär im Rahmen anderer psychiatrischer, neurologischer oder schlafmedizinischer Erkrankungen (z. B. einer obstruktiven Schlafapnoe) auftreten. Eine wichtige iatrogene Form ist der medikamentös-induzierte Bruxismus, v. a. durch psychoaktive Substanzen. Es bleibt ungeklärt, ob eine genetische Prädisposition besteht. Prädisponierende Faktoren können psychische (z. B. Angst, Stress) und körperliche Faktoren (u. a. Fehlstellungen der Zähne) sein.

Polysomnographische Ableitungen weisen einen erhöhten Tonus der Mm. masseter und Mm. temporales im Schlaf auf, häufig assoziiert mit knirschenden Geräuschen. Eine rhythmische Aktivität kann in allen Schlafstadien auftreten, am häufigsten in den Schlafstadien 1 und 2, seltener im REM-Schlaf. Häufig sind die Bruxismus-Episoden mit EEG-Arousals und autonomer/kardialer Aktivität assoziiert. Eine PSG wird nicht routinemäßig durchgeführt, kann aber bei besonders schweren Formen oder zum Ausschluss anderer motorischer Störungen oder schlafbezogener Apnoen indiziert sein.

Die Therapie besteht in erster Linie aus kieferorthopädischen Maßnahmen (Aufbissschiene zum Schutz gegen Zahnschmelzabreibungen). An weiteren nicht-medikamentösen Behandlungsansätzen haben sich verschiedene Methoden der Stressreduktion, Hypnotherapie sowie Muskelentspannungstechniken wie die progressive Muskelrelaxation, das autogene Training oder Biofeedback-Techniken teilweise bewährt. Bei stark ausgeprägten Beschwerden, die anderweitig nicht behandelbar sind, kann eine medikamentöse Behandlung mit muskelrelaxierenden Substanzen (Diazepam), Antidepressiva, dopaminergen Substanzen oder Clonidin in Erwägung gezogen werden. Kontrollierte Studien liegen jedoch kaum vor.

20.5 Schlafbezogene rhythmische Bewegungsstörungen

Charakteristisch für schlafbezogene rhythmische Bewegungsstörungen sind repetitive Aktivitäten großer Muskelgruppen, die den Kopf oder den ganzen Körper betreffen und überwiegend beim Wach-Schlaf-Übergang auftreten. Die Dauer variiert zwischen wenigen Minuten bis zu einer halben Stunde. Manchmal werden sie auch bewusst als Einschlafritual durchgeführt. Die Episoden können aber letztlich zu jeder Zeit im Verlauf der Nacht auftreten. Sie können auf eine äußere Störung hin oder ein Ansprechen sistieren. Die Diagnose sollte nur dann gestellt werden, wenn die nächtliche Aktivität die Erholungsfunktion des Schlafes beeinträchtigt oder es zu selbstverletzendem Verhalten kommt. Eine Fremdanamnese kann wichtige ergänzende Informationen für die Diagnose liefern.

Rhythmische Bewegungsstörungen können verschiedene phänomenologische Formen von Körperbewegungen (*body rolling* oder *body rocking*) oder rhythmischen Bewegungen des Kopfes (*head rolling* oder *head banging*) aufweisen. Sie sind im sehr frühen Kindesalter am häufigsten (Prävalenz bis 30 % bei Kindern < 3 Jahren) und nehmen mit zunehmendem Alter deutlich ab. Im Alter von 5 Jahren wird eine Prävalenz von 5 % angegeben. Hinweise für eine unterschiedliche Häufung bei beiden Geschlechtern bestehen nicht.

Die allermeisten Kinder mit dieser Symptomatik weisen eine normale intellektuelle und körperliche Entwicklung auf. Bei älteren Kindern oder Erwachsenen können stereotype Bewegungsmuster mit intellektuellen Beeinträchtigungen oder Autismus-Spektrums-Störungen auftreten. In den meisten Fällen sind die Bewegungen nicht an den Schlaf gebunden, so dass eine zusätzliche Diagnose nicht notwendig ist.

Video-polysomnographische Ableitungen zeigen rhythmische Bewegungen, die zu ca. 50 % im leichten non-REM-Schlaf, zu etwa 20 % im REM-Schlaf und in 30 % der Fälle in beiden Schlafstadien auftreten. Ausschließlich im REM-Schlaf auftretende rhythmische Bewegungen treten deutlich häufiger bei Erwachsenen auf. Eine wichtige Differenzialdiagnose ist in diesem Fall die Verhaltensstörung im REM-Schlaf.

Eine Therapie ist im frühen Kindesalter selten notwendig. Treten rhythmische Bewegungsstörungen im Erwachsenenalter auf, so werden sie meist nur von den Bettpartnern als störend wahrgenommen. Lediglich wenn die Symptomatik im Zusammenhang mit anderen Verhaltensauffälligkeiten auftritt (z. B. Autismus), ist eine weiterführende klinische Abklärung und ggf. eine psychotherapeutische Behandlung indiziert. Bei ausgeprägten Formen mit Beeinträchtigung der Schlafqualität und Tagessymptomatik kann ein Behandlungsversuch mit Clonazepam, anderen Benzodiazepinen oder trizyklischen Antidepressiva durchgeführt werden. Auch für diese Störung gilt, dass bislang keine systematischen Studien zur pharmakologischen Behandlung vorliegen.

20.6 Propriospinaler Myoklonus beim Einschlafen

Diese Bewegungsstörung besteht aus plötzlich auftretenden, myoklonischen Bewegungen beim Übergang vom Wachen in den Schlaf. Sie treten auf, wenn der Betroffene entspannt ist und versucht einzuschlafen, selten auch beim morgendlichen Aufwachen. Betroffen ist v. a. die axiale Muskulatur mit einer rostralen und kaudalen Weiterleitung. Die Bauch- und Stamm-Muskulatur ist daher als erstes betroffen mit einer Ausbreitung auf die proximale Muskulatur der Gliedmaßen und des Halses. Häufig handelt es sich um eine Bewegung der Flexoren, im Stammbereich auch der Extensoren. Die Intensität ist sehr unterschiedlich ausgeprägt, das Auftreten kann isoliert sein, aber auch cluster-artig mit variablen Intervallen oder quasi-periodisch mit sehr kurzen freien Abschnitten. Letztendlich sistieren die unwillkürlichen Bewegungen und treten auch im weiteren Verlauf der Nacht meistens nicht mehr auf.

Es handelt sich um eine seltene Bewegungsstörung, Daten zur Häufigkeit sind nicht bekannt. Die Prävalenz ist bei Männern höher; Kinder scheinen nicht betroffen zu sein.

Die Pathophysiologie ist nicht bekannt. Es wird vermutet, dass der Myoklonus aus einem fokalen, spinalen Generator bei Abnahme supraspinaler, inhibierender Mechanismen im entspannten Wachzustand entsteht. Über propriospinale Bahnen erfolgt dann eine caudale und rostrale langsame Ausbreitung. Das spinale MRT ist häufig unauffällig; in etwa 20 % der Patienten lässt sich jedoch eine fokale Läsion nachweisen.

In der Schlaf-EEG-Ableitung lassen sich kurze, sich wiederholende mykloniforme EMG Bursts im Zusammenhang mit Alpha-EEG-Wellen nachweisen. Epileptische Aktivität besteht nicht. Aufgrund der repetitiven Bewegungen können ausgeprägte Einschlafstörungen resultieren, da der Trigger gerade in der sensiblen Übergangsphase in den Schlaf liegt. Zu den Differenzialdiagnosen zählen der epileptische Myoklonus, der nicht auf das entspannte Wachsein beschränkt ist, der fragmentarische Myoklonus, das RLS und PLMS sowie der psychogene Myoklonus. Eine kausale Therapie ist nicht bekannt; eine medikamentöse Behandlung mit Clonazepam kann probatorisch versucht werden.

Bewegungsstörungen durch Medikamente, Drogen oder Substanzen werden in Kapitel 14 Substanzinduzierte Schlafstörungen dargestellt.

20.7 Isolierte Symptome und Normvarianten

Hierunter werden der exzessive fragmentarische Myoklonus, der hypnagoge Fußtremor, die alternierende Muskelaktivierung des Beines im Schlaf und die Einschlafmyoklonien klassifiziert.

Der **exzessive fragmentarische Myoklonus** ist fast immer ein inzidenteller polysomnographischer EMG-Befund, der durch kaum oder nicht wahrnehmbare Bewegungen der Finger oder Zehen gekennzeichnet ist. Diese Myoklonusform tritt nur im non-REM-Schlaf auf (und ähnelt somit den physiologischen REM-Schlaf »twitches«). Er kann isoliert vorhanden sein oder häufiger noch mit anderen spezifischen Schlafstörungen gemeinsam vorkommen, ohne dass er zur Symptomatik eines gestörten Schlafes beiträgt. In der polysomnographischen Ableitung zeigen sich isolierte, sehr kurze (75–150 msek), asymmetrische und asynchrone EMG-Potenziale sehr unterschiedlicher Muskelgruppen ohne schlafstörenden Effekt. Das Phänomen ist für die Betroffenen meist nicht bemerkbar, es hat keine klinische Bedeutung und führt daher auch zu keinen therapeutischen Konsequenzen.

Der **hypnagoge Fußtremor** und die **alternierende Muskelaktivierung des Beines im Schlaf** sind durch rhythmische Bewegungen der Füße oder Zehen gekennzeichnet, die beim Übergang zwischen Wachen und Schlafen oder während des leichten non-REM-Schlafes auftreten. Der hypnagoge Fußtremor ist relativ häufig und ein normales Phänomen. Betroffene bewegen die Füße rhythmisch für einige Sekunden bis Minuten im Einschlafprozess. Die alternierende Muskelaktivierung des Beines besteht aus kurzen Aktivierungen des M. anterior tibialis des einen Beines im Wechsel mit einer ähnlichen Aktivierung im anderen Bein während des Schlafes oder im Anschluss an eine Arousalreaktion. In der Regel sind mit diesen Phänomenen keine Schlafstörungen verbunden. Nur bei sehr ausgeprägten Formen können insomnische Beschwerden resultieren; Verlaufsuntersuchungen dazu sind bisher nicht bekannt.

Einschlafmyoklonien sind plötzlich auftretende, kurze, simultane Kontraktionen der Muskulatur überwiegend der unteren Extremitäten. Häufig handelt es sich um einzeln auftretende abrupte Bewegungen beim Einschlafen, die mit einem Gefühl des Fallens oder seltener mit sensorischen Missempfindungen oder auditorischen Eindrücken einhergehen. Einschlafmyoklonien sind bei beiden Geschlechtern weit verbreitet (Prävalenz zwischen 60 und 70 %) und treten sehr häufig sporadisch auf. Nur wenn diese Myoklonien sehr heftig und mehrfach hintereinander auftreten, können sie zu Einschlafschwierigkeiten führen (Wetter und Klösch 2014).

21 Schlaf und Schlafstörungen im Verlauf des Lebens

Viele Aspekte des normalen Schlafverhaltens erfahren im Verlauf des Lebens grundlegende Veränderungen. Wie Abb. 21.1 zeigt, verändern sich die Gesamtschlafdauer und das Verhältnis von REM zu nonREM Schlaf erheblich. Die durchschnittliche Schlafdauer am Beginn des Lebens beträgt um die 16 Stunden pro Tag. Sie vermindert sich schon in den ersten beiden Lebensjahren um ein Viertel auf 12 Stunden. Die weitere Abnahme auf die typischen 8 Stunden Schlaf pro Tag im Erwachsenenalter erfolgt langsam und kontinuierlich. Entgegen der weitverbreiteten Ansicht, dass ältere Menschen deutlich weniger Schlaf bräuchten, sinkt die durchschnittliche Gesamtschlafdauer auch im hohen Alter nicht wesentlich unter 7–8 Stunden. Was sich hingegen in höherem Alter zunehmend einstellt, ist eine Verschlechterung der nächtlichen Schlafkontinuität, so dass der Nachtschlaf tatsächlich in seiner Dauer deutlich unter 8 Stunden liegen kann, was aber typischerweise durch Tagschlafepisoden kompensiert wird.

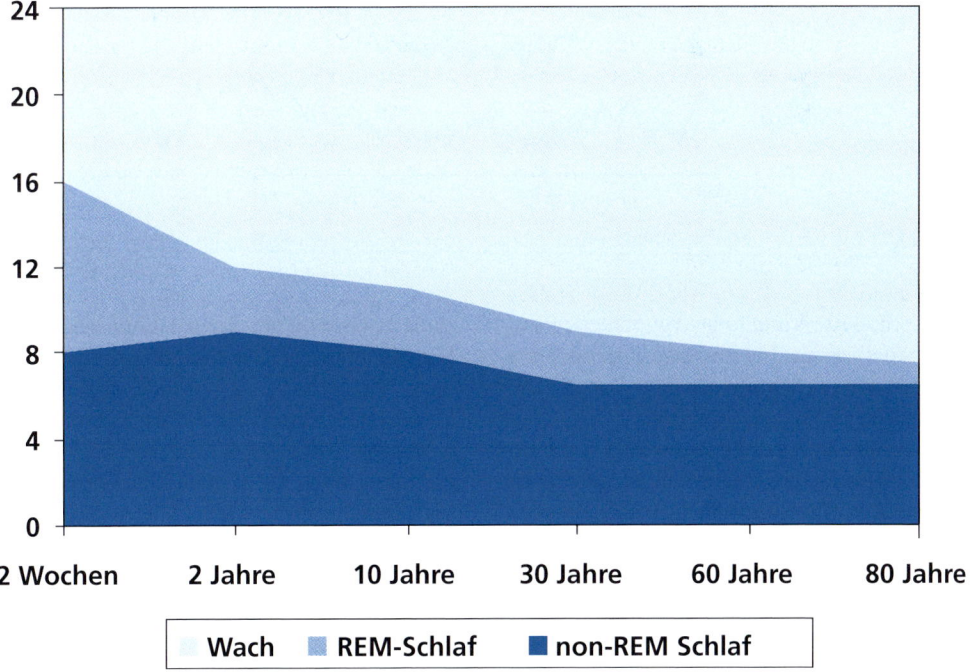

Abb. 21.1: Verlauf von Schlafdauer und REM bzw. non-REM Schlafanteilen vom Neugeborenen bis ins hohe Lebensalter (nach Williams et al. 1974).

Das zumindest für die industrialisierten Länder der nördlichen Breiten typische monophasische Schlaf-Wach-Muster mit nur einer einzigen Schlafepisode pro 24 Stunden bildet sich typischerweise erst im Schulalter heraus (▶ Abb. 21.2).

Bei Neugeborenen verteilen sich Schlafphasen gleicher Länge (etwa 2 Stunden) regelmäßig über die 24 Stunden des Tages, sodass es noch keinen Nachtschlaf im engeren Sinne gibt. Nach Vollendung des ersten Lebensjahres ist vielstündiger Nachtschlaf dann typischerweise erkennbar, bei vielen Kindern persistieren aber noch über Jahre hinweg z. T. auch mehrere Tagschlafepisoden. Der monophasische (oder in südlichen Ländern durch eine »siesta« oft biphasische) Schlafverlauf wird dann in der späten Kindheit erreicht und hält sich bei vielen Menschen bis ins hohe Lebensalter, obwohl bei älteren Menschen eben doch eine deutliche Tendenz zum Wiederauftreten eines polyphasischen Schlafmusters besteht.

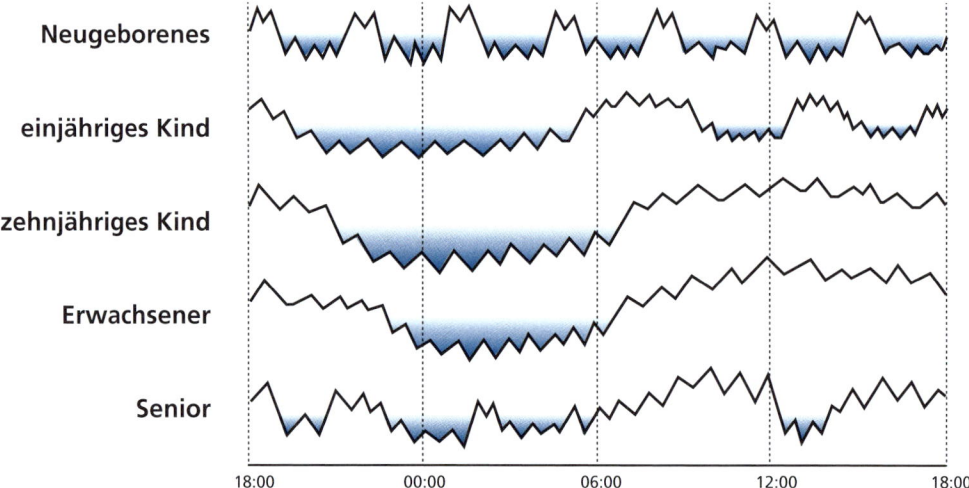

Abb. 21.2: Die Verteilung von Schlafen und Wachen über den 24-Stunden-Tag im Verlauf des Lebens.

Die veränderte Verteilung von Schlafen und Wachen über den Tag hinweg im Verlauf des Lebens dürfte mehrere Gründe haben. Die nahezu gleichmäßige Verteilung beim Säugling ist dem sehr kurzfristigen und regelmäßigen Nahrungsbedarf geschuldet, zusätzlich ist aber beim Säugling auch noch kein prominenter zirkadianer Rhythmus etabliert (Sumova et al. 2012). Dessen Etablierung im Verlauf des Erwachsen-Werdens, zusammen mit dem zunehmenden Einfluss sozialer Zeitgeber (schulische und später berufliche Verpflichtungen), führt dann zum monophasischen Schlaf-Wach-Muster. Die Veränderungen zum Senium hin dürften dann umgekehrt der Abnahme äußerer Einflüsse geschuldet sein, welche die Amplitude zirkadianer Rhythmen stärken und ihre Synchronisation bewirken. Gleichzeitig kommen sie dadurch zustande, dass tatsächlich der Output des zentralen Taktgebers schwächer wird (Hood and Amir 2017).

Nicht nur die Gesamtschlafzeit in 24 Stunden und die Schlafverteilung über den Tag hinweg verändern sich im Lauf des Lebens, sondern auch die Anteile von REM- und non-REM-Schlaf. Der REM-Schlafanteil beträgt bei der Geburt ca. 50 %, vorgeburtlich wahrscheinlich noch mehr, und nimmt bis zum Ende des zweiten Lebensjahres auf im Mittel 25 % ab, um dann auf diesem Niveau für den Rest des Lebens konstant zu bleiben. Der hohe REM-Schlaf-Anteil zu Beginn des Lebens dürfte mit der besonderen Notwendigkeit der Stabilisierung neuer Gedächtnisinhalte im sich entwickelnden Gehirn in Zusammenhang stehen (Rasch und Born 2013).

Auch Schlafstörungen zeigen über die Lebensspanne hinweg erhebliche Variationen. Für das Kinder- und Jugendalter muss hierzu weitgehend auf die entsprechende Speziallitteratur verwiesen werden (z. B. Wiater und Lehmkuhl 2011), da auch in diesem Bereich gilt, dass Kinder nicht einfach kleine Erwachsene sind. Nur als ein Beispiel sei erwähnt, dass die nächtlichen Atmungsstörungen im Kindesalter sowohl bezüglich der Ursachen als auch des diagnostischen und therapeutischen Vorgehens von den entsprechenden Erkrankungen im Erwachsenenalter deutlich abweichen.

Während einige wenige Schlafstörungen, zum Beispiel die nonREM-Parasomnien Schlafwandeln und Pavor nocturnus, beim Erwachsenen deutlich seltener vorkommen als im Kindes- und Jugendalter, nimmt die Häufigkeit der meisten Schlafstörungen im Verlauf des Lebens zu. Bezüglich des Auftretens von Ein- und Durchschlafstörungen hat dies ursächlich sicher wesentlich mit der Zunahme der Auftretenswahrscheinlichkeit psychiatrischer Erkrankungen zu tun, hinsichtlich der mit zunehmendem Alter ebenfalls häufiger auftretenden Tagesschläfrigkeit wohl vor allem mit der höheren Prävalenz nächtlicher Atmungsstörungen.

Unter den Schlafstörungen im höheren Lebensalter sind für den Bereich von Psychiatrie und Psychotherapie besonders solche bedeutsam, die *im Zusammenhang mit Demenzen* auftreten. Sie sind häufig, kausal komplex und therapeutisch oft schwierig anzugehen. Darüber hinaus mehren sich die Hinweise, dass Schlafstörungen den kognitiven Symptomen vorausgehen können und möglicherweise sogar ursächlich an der Entstehung von Demenzen beteiligt sind (Busche et al. 2017) oder im Falle des obstruktiven Schlafapnoe-Syndroms zumindest den kognitiven Abbau beschleunigen (Burrati et al. 2016). Zusätzlich gehören Schlafstörungen aus Sicht der betreuenden Angehörigen zu den am meisten belastenden Symptomen von Demenzpatienten, sodass sie insgesamt ein wirklich herausragendes klinisches Problem darstellen.

Schlafstörungen sind bei allen Demenzformen häufig, wenngleich es Hinweise darauf gibt, dass sie bei Patienten mit vaskulärer Pathologie etwas häufiger auftreten als bei Alzheimer-Demenz (Anor et al. 2017). Oft proportional zum Ausmaß der nächtlichen Ein- und Durchschlafstörungen findet sich Tagesschläfrigkeit mit zum Teil auch langen Tagschlafepisoden bis hin zu einer Umkehr des Tag-Nacht-Rhythmus. Tagesschläfrigkeit ist besonders häufig bei Patienten mit einer Lewy-Körperchen-Demenz. Typisch, wenngleich nicht absolut spezifisch, für Patienten mit dieser Demenzform ist das Auftreten einer REM-Schlaf-Verhaltensstörung (Howell und Schenck 2015; ▶ Kap. 19.3 REM-Schlaf-Verhaltensstörung).

In weiten Teilen der entsprechenden Forschungsliteratur werden die Schlafstörungen dementer Patienten als Folge der neurodegenerativen Veränderungen gesehen. Genannt werden der nucleus suprachiasmaticus (SCN) und andere hypothalamische Gebiete, soweit es sich um quantitative und zirkadiane Veränderungen handelt (Coogan et al. 2013), der Hirnstamm, was die REM-Schlaf-Verhaltensstörung angeht (Jennum et al. 2016), und Schädigungen des Hypothalamus als Ursachen für erhöhte Tagesmüdigkeit.

Allerdings gibt es über direkte Effekt neurodegenerativer Prozesse hinaus eine Vielzahl von Ursachen für Schlafstörungen und Tagesmüdigkeit bei dementen Patienten. Entsprechend vielfältig und komplex sind auch die diagnostischen und therapeutischen Ansätze.

Ursachen von Schlafstörungen bei dementen Patienten:

- Neurodegeneration
  - SCN
  - Hirnstamm
  - Hypothalamus
- Psychiatrische Komorbidität
  - Depressive Syndrome
  - Psychotisches Erleben
- Somatische Komorbidität
  - Herzinsuffizienz
  - COPD
  - Urologische/gynäkologische Erkrankungen
  - Schlafapnoesyndrome
- Medikation
- Umgebungsbedingungen und Verhalten
  - Reduzierte Stimulation durch Licht
  - Reduzierte soziale Stimulation
  - Geringe Tagesstrukturierung

Falls ein depressives Syndrom oder eine floride psychotische Symptomatik vorliegt, ist zunächst an eine spezifische pharmakologische Intervention zu denken. Bei deutlich kognitiv eingeschränkten Patienten kommen psychotherapeutische Interventionen im engeren Sinne in aller Regel nicht in Frage, und selbst die Vermittlung einfacher schlafhygienischer Maßnahmen gelingt meist nicht oder nur in sehr begrenztem Umfang.

Essenziell ist immer die Optimierung der Therapie begleitender somatischer Erkrankungen, insbesondere im kardio-pulmonalen Bereich, da eine nicht kompensierte Herzinsuffizienz, eine relevante COPD oder ein unbehandeltes Schlafapnoesyndrom sich natürlich äußerst negativ auf das Schlaf-Wach Verhalten auswirken. Insbesondere die Diagnostik eines Schlafapnoesyndroms ist allerdings bei dementen Patienten, wenngleich sehr wünschenswert, so doch zumindest bei fortgeschrittenen kognitiven Einbußen schwer umzusetzen. Da aber möglicherweise eine nächtliche Atmungsstörung das Fortschreiten der kognitiven Störungen begünstigt (Burrati et al. 2016), empfiehlt sich eine entsprechende Diagnostik und Therapie schon in den Frühstadien jeder demenziellen Erkrankung. Nächtliche Pollakisurie und Harninkontinenz können ganz erheblich zu einer Durchschlafstörung beitragen, entsprechend sollten Ursachen diagnostisch aufgedeckt und behandelt werden.

Der mögliche negative Einfluss von Medikamenten auf den Schlaf ist schon an anderer Stelle dieses Buches ausführlich behandelt worden (▶ Kap. 14 Substanzinduzierte Schlafstörungen). Da Menschen mit Demenz in aller Regel älter und multimorbid sind, sollte ein Management von Schlaf- und Vigilanzstörungen immer eine Optimierung der Medikation beinhalten. Oft trägt schon eine Verringerung der Zahl rezeptierter Substanzen zu einer Verbesserung bei. Auch einige speziell bei dementen Patienten häufig verschriebene Medikamente können mit dem Schlaf-Wach Verhalten negativ interagieren. So können bestimmte Antidementiva, insbesondere Acetylcholinesterasehemmer, Ein- und Durchschlafstörungen verursachen; dopaminerge Medikation kann Tagesmüdigkeit auslösen oder verstärken. Sehr viele Substanzen, die primär tagsüber zur Behandlung von Agitation, Aggression, Unruhe, Angst und psychotischen Symptomen eingesetzt werden, haben erhebliche sedierende Effekte, die zu Tagesmüdigkeit und konsekutiven nächtlichen Schlafstörungen führen können, was bei der Indikationsstellung oft nicht bedacht wird.

Gezielte pharmakotherapeutische Ansätze zur Verbesserung von Schlaf und Vigilanz bei Patienten mit einer Demenz sind weit verbreitet, verlässliche empirische Evidenz für die Anwendung bestimmter Substanzen gibt es aber nahezu nicht (McCleery et al. 2016). Dies ist deshalb nicht verwunderlich, weil die mögliche Zahl der Einflussfaktoren hinsichtlich der Ursachen der Schlafstörung bei jedem einzelnen betroffenen Patienten nahezu unbegrenzt ist, sodass die Indikation und die Abwägung der Vor- und Nachteile der verschiedenen zur Verfügung stehenden, sedierenden Psychopharmaka sehr individuell erfolgen muss. Entsprechend können an dieser Stelle nur einige Grundprinzipien der Pharmakotherapie von Ein- und Durchschlafstörungen bei Demenz formuliert werden.

1. Vermeiden Sie die Gabe sedierender und schlafstörender Medikamente tagsüber.
2. Vermeiden Sie die Gabe von Medikamenten mit langer Halbwertszeit (Überhang!).
3. Beginnen Sie mit einer sehr geringen Dosis und steigern Sie diese nur langsam.
4. Erwägen Sie den Einsatz eines sedierenden Antidepressivums, wenn ein depressives Syndrom besteht.
5. Vermeiden Sie Antidepressiva und andere Psychopharmaka mit anticholinergen Wirkungen (v. a. klassische Trizyklika) wegen der Gefahr deliranter Syndrome und einer Verschlechterung der Kognition.
6. Erwägen Sie den Einsatz eines niederpotenten Antipsychotikums, wenn Unruhe und Ängstlichkeit prominent sind.
7. Erwägen sie den Einsatz eines hochpotenten Antipsychotikums, wenn psychotische Symptome eine mögliche Ursache der Schlafstörung sind.
8. Beachten Sie die teilweise extreme Empfindlichkeit von dementen Patienten, was extrapyramidalmotorische Nebenwirkungen angeht.
9. Setzen Sie eine vorbestehende Medikation mit Benzodiazepinen oder Z-drugs nicht abrupt ab, um Entzugssymptome zu vermeiden.
10. Beachten Sie beim Einsatz von Benzodiazepinen und Z-drugs die erhöhte Sturzgefahr und die Möglichkeit von Gewöhnung und Abhängigkeit.

Unabhängig von und möglichst vor dem Einsatz pharmakologischer Strategien sollten Umgebungsbedingungen und Verhaltensweisen korrigiert werden, die einem normalen Schlaf-Wach Muster entgegenstehen. Reduzierte körperliche Aktivität, fehlende oder reduzierte Exposition gegenüber hellem (Tages)Licht, verminderte soziale Interaktion und eine fehlende Tagesstrukturierung sind häufige Ursachen von Schlafstörungen bei Patienten mit Demenz. Auch wenn diese Faktoren aus einer Reihe von Gründen bei dementen Patienten nicht immer komplett zu beseitigen sind, sollte insbesondere eine aktivierende Tagesstruktur, die neben intensiver sozialer Interaktion ein Mindestmaß an Bewegung, wenn möglich den regelmäßigen Aufenthalt im Freien oder zumindest die regelmäßige Exposition gegenüber hellem Licht (van Maanen et al. 2016) einschließt, stets Teil eine Therapie von Schlafstörungen bei dieser Patientengruppe sein.

22 Sozialmedizinische Aspekte von Schlafstörungen

Insbesondere Tagesmüdigkeit ist, egal welche Ursache den Beschwerden zugrunde liegt, häufig von sozialmedizinischer und forensischer Bedeutung. Hier steht im Vordergrund die Beeinträchtigung des Patienten durch die verminderte Vigilanz, sowohl bezüglich der subjektiven Befindlichkeit und psychosozialen Funktionsfähigkeit als auch bezüglich der Befähigung zum Führen von Kraftfahrzeugen und Bedienen von Maschinen im privaten wie im beruflichen Kontext.

Wie an anderer Stelle schon ausführlich dargelegt, sind echte Vigilanzminderungen und Einschlafneigung als direkte Folge psychiatrischer Erkrankungen selten und es sind eher komorbide Störungen wie das obstruktive Schlafapnoe-Syndrom oder Medikamenteneffekte, die tatsächlich für eine relevante Vigilanzminderung verantwortlich sind. Arbeits- und Verkehrsunfälle, die durch Schläfrigkeit bedingt sind, sind häufig und verursachen hohe Kosten. Studien aus den 90er Jahren lassen vermuten, dass mehr als 50 Mrd. Dollar in den Vereinigten Staaten als Gesamtkosten für müdigkeitsbedingte Unfälle zu veranschlagen sind. Zu echten Funktionseinschränkungen führt Schläfrigkeit meist vor allem dann, wenn Tätigkeiten unter Monotoniebedingungen durchzuführen sind. Unter Bedingungen erhöhter Anforderungen lässt sich Schläfrigkeit häufig noch kompensieren, weshalb mit Unfällen vor allem nachts und dann zu rechnen ist, wenn Patienten allein und ohne weitere äußere Stimulation Fahrzeuge führen oder Maschinen bedienen. Selbstverständlich kann aber Schläfrigkeit ein so hohes Ausmaß annehmen, dass sich eine Einschlafneigung auch ohne Monotonie manifestiert.

Stellt sich die Frage einer relevanten Beeinträchtigung durch Tagesmüdigkeit im klinischen Umfeld, wird man stets relativ aufwendige, auch apparative Untersuchungen durchführen. Häufig wird auch eine Polysomnographie oder ein multipler Schlaflatenztest notwendig sein.

Zur Beurteilung der subjektiven Tagesschläfrigkeit empfiehlt sich die in Kapitel 4 Schlafmedizinische Diagnostik erwähnte Epworth Sleepiness Scale, sowohl im Querschnitt wie auch im Verlauf. Apparative Tests adressieren typischerweise neben der Ambulanz vier wesentliche Aufmerksamkeitskomponenten, die in Tabelle 22.1 aufgelistet sind.

Die zentral-nervöse Aktivierung oder auch »Alertness« entspricht dem Aktivitätsniveau des Gesamtorganismus, der durch vegetative Einflüsse und physiologische Tagesschwankungen moduliert wird. Es werden tonische und phasische Komponenten unterschieden, wobei die tonische Aktivierung der Fähigkeit entspricht, über einen längeren Zeitraum Aufmerksamkeit zu halten. Sie unterliegt nicht der bewussten Kontrolle und kann mit der in Tab. 22.1 genannten Methoden erfasst werden. Die Fähigkeit, kurzfristig das Aktivierungsniveau zu erhöhen, oder die Fähigkeit, z. B. auf einen Warnreiz hin rasch zu reagieren, wird als phasische Aktivierung bezeichnet.

Tab. 22.1: Vorgeschlagene Testverfahren zur Beurteilung unterschiedlicher Aufmerksamkeitskomponenten (modifiziert nach Koterba et al. 2008)

Aufmerksamkeitskomponente	Empfohlene Testverfahren
tonische Aktivierung	Multipler-Schlaf-Latenz-Test (MSLT)
	Maintenance of Wakefulness Test (MWT)
	LZ-EEG
	Pupillographie
	Reaktionszeitsmessung
phasische Aktivierung	Reaktionszeitmessung mit Warnreiz (z. B. Zimmermann Testbatterie – TAP)
	ereigniskorrelierte Potenziale
selektive Aufmerksamkeit	Reaktionszeitmessung mit hoher zeitlicher Anforderung
	Arbeitsleistungsserie (Wiener Testsystem)
	Test »Selektive Aufmerksamkeit« (TAP)
geteilte Aufmerksamkeit	Test »Geteilte Aufmerksamkeit« (TAP)
	Wiener Determinationsgerät
Vigilanz	Vigilanztest nach Quatember und Maly
	Test »Vigilanz« (TAP)
	Vigimar

Für eine adäquate Reaktion ist aber nicht nur die phasische Aktivierung notwendig, sondern es muss auch möglich sein, bestimmte Reize selektiv wahrzunehmen und im Sinne einer fokussierten Aufmerksamkeit zu reagieren. Noch etwas komplexer ist die Fähigkeit, im Sinne geteilter Aufmerksamkeit mehrere Informationen parallel zu verarbeiten. Entsprechende Tests nutzen immer zumindest zwei Reizquellen.

Insbesondere beim Autofahren sind längere Aufmerksamkeitskomponenten von Bedeutung, die häufig als Daueraufmerksamkeit oder Vigilanz bezeichnet werden. Dabei bezeichnet die Daueraufmerksamkeit die Fähigkeit, viele Reize in hoher Frequenz auch über längere Zeit zu beantworten, während Vigilanz die Fähigkeit bezeichnet, Reize auch unter monotonen Bedingungen zu erkennen. Für komplexe Fragestellungen speziell bezüglich der Fahrtüchtigkeit eignen sich Fahrsimulatoren, die aber meist nicht zur Verfügung stehen.

Fahrtauglichkeit

Sowohl Medikamente als auch schlafmedizinische Erkrankungen wie das obstruktive Schlafapnoe-Syndrom oder die Narkolepsie gehen mit einer deutlich erhöhten Häufigkeit von Unfällen einher, wobei das relative Risiko mindestens um den Faktor 4 erhöht ist. Nach der Fahrerlaubnisverordnung sind grundsätzlich Patienten und andere Verkehrsteilnehmer selbst dafür verantwortlich, ihre Fahreignung einzuschätzen (§ 2 Abs. 1). Als

Erkrankungen, die die Fahrtüchtigkeit einschränken können, werden speziell Schlafstörungen mit Tagesschläfrigkeit erwähnt.

Besonders komplex sind Beeinträchtigungen der Fahrtauglichkeit unter Therapie mit Psychopharmaka, die die Vigilanz beeinträchtigen können. Grundsätzlich gehören hierzu fast alle klinisch verwendeten Substanzen, insbesondere in Phasen der Dosisanpassung sowohl nach oben als auch nach unten. Darüber hinaus kann eine psychiatrische Erkrankung schon ohne einen direkten Effekt auf die messbare Vigilanz durch die Veränderungen der Konzentration und Aufmerksamkeit die Fahrtauglichkeit beeinträchtigen, so dass therapeutische Interventionen oft keine Verschlechterung, sondern im Gegenteil eine Verbesserung erzeugen. In dieser komplexen Situation empfiehlt es sich in den allermeisten Fällen, objektive Tests wie oben beschrieben einzusetzen (Brunnauer und Laux, 2008).

23 Schlafstörungen im Konsiliar- und Liäsondienst

Zu den Fragestellungen, die an Fachärzte für Psychiatrie und Psychotherapie häufig konsiliarisch herangetragen werden, gehören solche nach der akuten Behandlung von Ein- und Durchschlafstörungen bei stationären Patienten somatischer Kliniken und Abteilungen. Grundsätzlich gelten in diesem Zusammenhang alle in den spezifischen Kapiteln dargestellten Regeln für das diagnostische und therapeutische Vorgehen und doch gibt es einige Besonderheiten. Im Konsiliar- und Liäsondienst sind Entscheidungen typischerweise rasch und auf dem Boden inhaltlich begrenzter Informationen zu treffen. Der Konsiliararzt hat zu entscheiden, ob er eine konkrete akute Behandlung oder eine aufwändigere Diagnostik empfiehlt, die bei den immer kürzer werdenden Krankenhausaufenthalten dann meist erst nach dem aktuellen Krankenhausaufenthalt erfolgen kann.

Differenzialdiagnostische Erwägungen

Im Folgenden werden einige typische Ursachen von Schlafstörungen im Allgemeinkrankenhaus aufgelistet, die z. T. leicht erkennbar und z. T. auch leicht behebbar sind. Die Umgebungsbedingungen sind besonders schlafstörend in Mehrbettzimmern und auf Intensivstationen ohne Einzelboxen. Einfluss nehmen kann man hierauf in aller Regel natürlich nur sehr begrenzt.

- Umgebungsbedingungen (Lärm, Licht, Zimmernachbarn etc.)
- Abflachung der zirkadianen Amplitude (Bettlägerigkeit)
- Kardiale und pulmonale Erkrankungen
- Anpassungsstörungen und andere psychiatrische Erkrankungen
- Schmerzen
- Medikamente
- Entzugssymptome

Bettruhe hat einen klar abflachenden Effekt auf die Amplitude zirkadianer Rhythmen. Dies ist einerseits durch die reduzierte motorische Aktivität zu erklären und andererseits dadurch, dass bettlägerige Patienten nur Licht mit relativ geringer Stärke ausgesetzt sind (Fan et al. 2017). Diese Attenuierung der Amplitude zirkadianer Rhythmen führt zu einer Verminderung der nächtlichen Schlafkontinuität und andererseits zu einer Zunahme der Wahrscheinlichkeit von Tagschlafepisoden. Frühzeitige Mobilisation der Patienten und eine Verbesserung der Beleuchtungsbedingungen, wie sie mittlerweile nicht nur auf gerontopsychiatrischen, sondern auch auf geriatrischen Abteilungen schon gelegentlich praktiziert wird (Kobayashi et al. 2001), kann hier Abhilfe schaffen.

Unter den kardiologischen Erkrankungen ist es insbesondere die symptomatische Herzinsuffizienz, die von erheblichen Ein- und Durchschlafstörungen begleitet wird, unter den pulmologischen Erkrankungen sind es vor allem diejenigen, die mit Husten oder einer erheblichen bronchialen Obstruktion einhergehen. Stets ist auch zu bedenken, dass die Prävalenz nächtlicher Atmungsstörungen bei stationären Patienten bis zu einem Drittel betragen kann.

Der Einfluss von Schmerzen auf den Schlaf ist erheblich (Cheastle et al. 2016). Bei

Schlafstörungen im Zusammenhang mit akuten traumatischen oder post-operativen Schmerzen empfiehlt sich zunächst immer ein Optimierung des Schmerzbehandlungsregimes.

Aus dem Spektrum psychiatrischer Erkrankungen sind Anpassungsstörungen häufige Ursache von Schlafstörungen, die zur konsiliarischen Befragung eines Psychiaters führen. Ursache dieser Anpassungsstörungen sind in aller Regel schwere somatische Erkrankungen, aber natürlich kann jede Form einer Anpassungsstörung im Allgemeinkrankenhaus auffallen. Darüber hinaus sind depressive Syndrome, Demenzen und Verwirrtheitszustände sehr häufige Krankheitsbilder, bei denen Patienten im Allgemeinkrankenhaus mit Schlafstörungen auffallen.

Verschiedenste Medikamente haben schlafstörende oder vigilanzmindernde Effekte (▶ Tab. 14.1, Kapitel Substanzinduzierte Schlafstörungen). Insbesondere bei multimorbiden Patienten, die oft mit einer Vielzahl von Medikamenten behandelt sind, ist es häufig schwer, einen konkreten Zusammenhang zwischen Ein- und Durchschlafstörungen und einer spezifischen Medikation herzustellen.

Schlafstörungen im Allgemeinkrankenhaus sind auch nicht selten Symptome akuter Entzugssyndrome. Während eine Vielzahl von Substanzen grundsätzlich in Frage kommt, wird man im klinischen Alltag vor allem Patienten begegnen, die zuvor Alkohol, Opiate, andere Morphinderivate oder Benzodiazepine eingenommen haben. Tabelle 23.1 stellt die unterschiedlichen Symptome und möglichen Komplikationen dar, die es relativ einfach machen, die Entzugssyndrome zu unterscheiden.

Tab. 23.1: Differenzialdiagnose häufiger mit Schlafstörungen einhergehender Entzugssyndrome und mögliche Komplikationen (Pollmächer 2006)

Substanz bzw. Substanzgruppe	Differenzialdiagnostisch relevante Symptome	Komplikationen
Alkohol	Grobschlägiger Tremor, Schwitzen, Hypertonus, Unruhe, **Schlafstörungen**	Vegetative Entgleisung, Bewusstseinstrübung, Wahrnehmungsstörungen, Krampfanfälle, Wernicke-Encephalopathie, Korsakow-Syndrom
Benzodiazepine/andere agonistische Modulatoren des BDZ Rezeptors	Feinschlägiger Tremor, Unruhe, Angst, **Schlafstörungen**, sensible Missempfindungen, Derealisationserleben.	Krampfanfälle, delirante Zustände
Morphinderivate	Unruhe, **Schlafstörungen**, Mydriasis, Rhinorhoe, Bauchkrämpfe, Durchfall	Krampfanfälle (sehr selten)

Nicht selten übersehen werden Benzodiazepinentzugssyndrome, die natürlich auch nach längerfristiger Einnahme von anderen agonistischen Modulatoren des Benzodiazepinrezeptors vorkommen, wie den Z-Substanzen. Auch bei langfristiger Einnahme selbst kleiner Mengen dieser Substanzen kommen Entzugssymptome vor, gelegentlich durchaus in schwerer Form. Hypnotika werden insbesondere von älteren Menschen oft regelmäßig und langfristig eingenommen. Entzugssymptome werden im Krankenhaus entweder deshalb offenbar, weil die Patienten im Rahmen der zur Einweisung führenden

Erkrankung die Hypnotika nicht mehr einnehmen können oder aber weil bei Aufnahme schlicht die notwendige (Fremd)anamnese nicht erhoben wurde.

Viele Schlafstörungen, die zufällig im Rahmen der stationären Behandlung einer somatischen Erkrankung auffallen, können nicht mit einfachen diagnostischen Mitteln abgeklärt werden. Hierzu sind ausführliche Untersuchungen notwendig, deren Durchführung man im Anschluss an den stationären Aufenthalt empfehlen sollte.

Behandlungsempfehlungen bei Schlafstörungen im Konsiliar- und Liäsondienst

Im Konsiliar- und Liäsondienst kann es zunächst nur um Behandlungsempfehlungen gehen, die kurzfristig umzusetzen sind. Bei leichten Ein- und Durchschlafstörungen kann gelegentlich schon eine kurze schlafhygienische Beratung des Patienten, die schlicht die umgebungsbedingten Ursachen der Schlafbeeinträchtigung im Krankenhaus thematisiert, Erleichterung bringen. Um der Abflachung der zirkadianen Rhythmik entgegenzuwirken, ist, sofern möglich, immer eine frühzeitige Mobilisierung des Patienten zu empfehlen und die regelmäßige, vor allem morgendliche Exposition gegenüber hellem Licht im Freien.

Auf mögliche kardiale oder pulmonale Ursachen der Schlafstörung oder auf eine evtl. nächtliche Atmungsstörung kann der Konsiliarpsychiater die somatischen Kollegen nur hinweisen, ebenso wie auf medikamentöse Ursachen, die durch eine Umstellung des Behandlungsregimes zu bessern wären, und auf eine Optimierung der Schmerztherapie.

Bei behandlungsbedürftigen Anpassungsstörungen, depressiven Syndromen, Angststörungen etc. wird man in der Akutsituation supportive Gespräche anbieten, bei Bedarf und Verfügbarkeit auch spezifischere, zum Beispiel psychoonkologische Interventionen, die dazu beitragen können, dass sich die Ein- oder Durchschlafstörungen bessern. Ob während eines stationären Aufenthaltes eine längerfristige psychopharmakologische Therapie initiiert werden soll, muss im Einzelfall entschieden werden.

Bei den im Krankenhaus sehr häufigen Verwirrtheitszuständen mit Schlafstörungen wird nach sorgfältiger Diagnostik vor allem die Ursache der Verwirrheit im Fokus der therapeutischen Empfehlung stehen, sofern sie spezifisch therapierbar ist.

Zur symptomatisch medikamentösen Akutbehandlung von Schlafstörungen im Allgemeinkrankenhaus gibt es nahezu keine systematische empirische Evidenz. Dennoch sind in Tabelle 23.2 einige grundlegende Empfehlungen zusammengestellt. Eine solche Behandlung sollte immer zurückhaltend erfolgen und mit dem Hinweis versehen werden, dass der Einsatz der entsprechenden Medikation vorübergehend erfolgen soll. Denn nicht selten berichten ältere Patienten, die von Hypnotika abhängig sind, dass der Beginn der langjährigen Therapie während eines kurzen Krankenhausaufenthaltes stattgefunden hat.

Tab. 23.2: Klinische Empfehlungen für die symptomatische Akutbehandlung von Schlafstörungen im Allgemeinkrankenhaus. Multimorbidität und bestehende Polypharmazie machen u. U. ein anderes Vorgehen notwendig.

Patientenklientel bzw. klinische Situation	Empfehlung
Jüngere Patienten ohne aktuelle psychiatrische Erkrankung und ohne Suchtanamnese	Zolpidem (5–10 mg) Zopiclon (3,75–7,5 mg)
Jüngere Patienten mit Suchtanamnese, aber ohne Entzugssymptomatik	Dipiperon (20–80 mg) Melperon (25–100 mg)
Patienten mit depressiver Symptomatik, ohne Verwirrtheit	Mirtazapin (7,5–15 mg) Doxepin (1–10 mg, evtl in Tropfenform)
Ältere Patienten ohne Verwirrtheit	Mirtazapin (7,5–15 mg) Doxepin (1–10 mg, evtl in Tropfenform)
Ältere verwirrte Patienten ohne Hypnotika in der Vorgeschichte	Dipiperon (20–80 mg) Melperon (25–100 mg) Haloperidol (0,5–2 mg) Risperdon (0,5–2 mg) Alles Substanzen mit anticholinerger Wirkung (z. B. Trizyklika) und klassische Hypnotika sind bei diesen Patienten zu vermeiden. Antipsychotika müssen sehr vorsichtig eindosiert werden, wegen der Gefahr extrapyramidaler Nebenwirkungen. Haloperidol und Risperdal empfehlen sich vor allem dann, wenn Wahn oder Halluzinationen bestehen.
Alkoholentzug	Leitliniengerechte Behandlung der Entzugssymptomatik. Zusätzlich evtl. klassische Hypnotika
Entzug von Benzodiazepinen oder Z-Drugs	Behandlung mit der zuvor eingenommenen Substanz oder einem länger wirksamen Benzodiazepin wie Diazepam unter Beachtung der Kumulationsgefahr und evtl. problematischer Begleitumstände, wie z. B. einer Leberinsuffizienz
Entzug von Opiaten	Leitliniengerechte Behandlung der Entzugssymptomatik. Ggf. Substitutionsbehandlung. Zur speziellen Behandlung von Schlafstörungen u. U. zusätzlich Doxepin bis 75 mg (Dosierungen ab 1 mg können wirksam sein).

Literaturverzeichnis

Akerstedt T, Gillberg M (1981) The circadian variation of experimentally displaced sleep. Sleep 1981;4:159–69.

Allen RP, Picchietti DL, Garcia-Borreguero D, Ondo WG, Walters AS, Winkelman JW, Zucconi M, Ferri R, Trenkwalder C, Lee HB; International Restless legs Syndrome Study Group (2014) Restless legs syndrome/Willis-Ekbom disease diagnostic criteria: updated International Restless legs Syndrome Study Group (IRLSSG) consensus criteria–history, rationale, description, and significance. Sleep Med 15:860–873.

American Academy of Sleep Medicine (2007) The AASM Manual for the Scoring of Sleep and Associated Events: Rules, Terminology and Technical Specifiacations. 1st edition, Westchester, Illinois.

American Academy of Sleep Medicine (2014) The International Classification of Sleep Disorders (ICSD-3): Diagnostic and Coding Manual, 3rd edition, Darien, Illinois.

Anor CJ, O'Connor S, Saund A, Tang-Wai DF, Keren R, Tartaglia MC (2017) Neuropsychiatric Symptoms in Alzheimer Disease, Vascular Dementia, and Mixed Dementia. Neurodegener Dis 2017;17:127–34.

Arendt J (2009) Managing jet lag: Some of the problems and possible new solutions. Sleep Med Rev 13:249–256.

Arnardottir ES, Bjornsdottir E, Olafsdottir KA, Benediktsdottir B, Gislason T (2016) Obstructive sleep apnoea in the general population: highly prevalent but minimal symptoms. Eur Respir J;47:194–202.

Arnedt JT, Conroy DA, Brower KJ (2012) Sleep and substance use disorders. In: Morin CM, Espie CA (Eds.) The Oxford Handbook of Sleep and Sleep Disorders. Oxford: Oxford University Press, p. 525–554.

Arnulf I (2015) Kleine-Levin Syndrome. Sleep Med Clin 2015;10:151–61.

Aurora RN, Zak RS, Auerbach SH, Casey KR, Chowdhuri S, Karippot A, Maganti RK, Ramar K, Kristo DA, Bista SR, Lamm CI, Morgenthaler TI (2010) Best practice guide for the treatment of nightmare disorder in adults. J Clin Sleep Med 6:389–401.

Baglioni C, Battagliese G, Feige B, Spiegelhalder K, Nissen C, Voderholzer U, Lombardo C, Riemann D (2011) Insomnia as a predictor of depression: A meta-analytic evaluation of lontitudinal epidemiological studies. J Affective Disord 135:10–19.

Baglioni C, Nanovska S, Regen W, Spiegelhalder K, Feige B, Nissen C, Reynolds CF, Riemann D (2016) Sleep and mental disorders: A meta-analysis of polysomnographic research. Psychol Bull 142:969–990.

Baglioni C, Regen W, Teghen A, et al. (2014) Sleep changes in the disorder of insomnia: a meta-analysis of polysomnographic studies. Sleep Med Rev 2014;18:195–213.

Barateau L, Lopez R, Dauvilliers Y (2016) Management of Narcolepsy. Curr Treat Options Neurol 2016;18:43.

Beitinger M, Fulda S (2010) Long-term effects of antidepressants on sleep. In: Pandi-Permual SR, Kramer M (Eds.) Sleep and mental disorders. Cambridge: Cambridge University Press, S. 183–201.

Beitinger PA, Fulda S, Dalal MA, et al (2012) Glucose tolerance in patients with narcolepsy. Sleep 2012;35:231–6.

Belanger L, Morin CM, Langlois F, Ladouceur R (2004) Insomnia and generalized anxiety disorder: effects of cognitive behavior therapy for GAD on insomnia symptoms. J Anxiety Disord 18:561–571.

Benca RM, Obermeyer WH, Thisted RA, Gillin JC (1992) Sleep and psychiatric disorders. A meta-analysis. Arch Gen Psychiatry 49: 651–668.

Benedetti F, Barbini B, Colombo C, Smeraldi E (2007) Chronotherapeutics in a psychiatric ward. Sleep Med Rev 11:509–522.

Benes H, Walters AS, Allen RP, Hening WA, Kohnen R (2007) Definition of restless legs syndrome, how to diagnose it, and how to differentiate it from RLS mimics. Mov Disord 22 Suppl 18:401–408.

Benson KL (2015) Sleep in Schizophrenia: Pathology and Treatment. Sleep Med Clin 10:49–55.

Literaturverzeichnis

Berger M, Riemann D, Höchli D, Spiegel D (1989) The cholinergic rapid eye movement sleep induction test with RS-86. State or trait marker of depression? Arch Gen Psychiatry 46:421–428.

Berger M, van Calker D, Riemann D (2003) Sleep and manipulations of the sleep-wake rhythm in depression. Acta Psychiatr Scand Suppl 418:83–91.

Billiard M, Bassetti C, Dauvilliers Y, et al (2006) EFNS guidelines on management of narcolepsy. Eur J Neurol 2006;13:1035–48.

Bjorvatn B, Pallesen S (2009) A practical approach to circadian rhythm sleep disorders. Sleep Med Rev 13:47–60.

Borbély A (2004) Schlaf. Frankfurt am Main: Fischer.

Brower KJ (2003) Insomnia, alcoholism and relapse. Sleep Med Rev 7:523–539.

Brownlow JA, Harb GC, Ross RJ (2015) Treatment of sleep disturbances in post-traumatic stress disorder: A review of the literature. Curr Psychiatry Rep 17:41–49.

Brunnauer A, Laux G (2008) Fahrsicherheit und Psychopharmaka [Effects of psychoactive drugs on car driving ability]. Dtsch Med Wochenschr 133 Suppl 2:S38–40.

Buratti L, Luzzi S, Petrelli C, et al (2016) Obstructive Sleep Apnea Syndrome: An Emerging Risk Factor for Dementia. CNS Neurol Disord Drug Targets;15:678–82.

Burgess FHJ, Sharkey KM, Eastman CI (2002) Bright light, dark and melatonin can promote circadian adaptation in night shift workers. Sleep Med Rev 6:407–420.

Busche MA, Kekus M, Forstl H (2017) Wie Schlaf und Alzheimer-Krankheit zusammenhängen: Insomnie, Amnesie und Amyloid [Connections between sleep and Alzheimer's disease: Insomnia, amnesia and amyloid]. Nervenarzt; 88:215–21.

Buysse DJ, Reynolds CF3, Monk TH, Berman SR, Kupfer DJ (1989) The Pittsburgh Sleep Quality Index: a new instrument for psychiatric practice and research. Psychiatry Research; 28:193–213.

Cartwright RD (2010) Parasomnias due to medications or substances. In: Thorpy MJ, Plazzi G (Eds.) The parasomnias and other sleep-related movement disorders, Cambridge University Press.

Casement MD, Swanson LM (2012) A meta-analysis of Imagery Rehearsal for post-trauma nightmares: Effects on nightmare frequency, sleep quality, and posttraumatic stress. Clin Psychol Rev 32:566–574.

Cellini N. Memory consolidation in sleep disorders. Sleep Med Rev 2016.

Chan MS, Chung KF, Yung KP, Yeung WF (2017) Sleep in schizophrenia: a systematic review and meta-analysis of polysomnographic findings in case-control studies. Sleep Med Rev 32:69–84.

Cheatle MD, Foster S, Pinkett A, Lesneski M, Qu D, Dhingra L (2016) Assessing and Managing Sleep Disturbance in Patients with Chronic Pain. Sleep Med Clin;11:531–41.

Chouinard S, Poulin J, Stip E, Godbout R (2004) Sleep in untreated patients with schizophrenia: a meta-analysis. Schizophr Bulletin 30:957–967.

Cinosi E, Di Iorio G, Acciavatti T, Cornelio M, Vellante F, De Risio L, Martinotti G (2011) Sleep disturbances in eating disorders: a review. Clin Ther 162:195–202.

Cohrs S (2008) Sleep disturbances in patients with schizophrenia – impact and effect of antipsychotics. CNS Drugs 22:939–962.

Conroy DA, Brower KJ (2011) Alcohol, toxins, and medications as a cause of sleep dysfunction. Handb Clin Neurol 98:587–612.

Coogan AN, Schutova B, Husung S et al. (2013) The circadian system in Alzheimer's disease: disturbances, mechanisms, and opportunities. Biol Psychiatry;74:333–9.

Craske MG, Tsao JCI (2005) Assessment and treatment of nocturnal panic attacks. Sleep Med Rev 9:173–184.

Czisch M, Wehrle R, Kaufmann C et al. (2004) Functional MRI during sleep: BOLD signal decreases and their electrophysiological correlates. Eur J Neurosci;20:566–74.

Darien, IL, American Academiy of Sleep Medicine, ed.(2014) International classification of sleep disorders 3rd edition. Westchester: American Academy of Sleep Medicine.

Dauvilliers Y, Maret S, Tafti M (2005) Genetics of normal and pathological sleep in humans. Sleep Med Rev;9:91–100.

Davies G, Haddock G, Yung AR, Mulligan LD, Kyle SD (2017) A systematic review of the nature and correlates of sleep disturbance in early psychosis. Sleep Med Rev 31:25–38.

Derry CP, Davey M, Johns M, Kron K, Glencross D, Marini C, Scheffer IE, Berkovic SF (2006) Distinguishing sleep disorders from seizures: diagnosing bumps in the night. Arch Neurol 63:705–709.

Deutsches Institut für Medizinische Dokumentation und Information (DIMDI) (Hrsg) (2017) Systematisches Verzeichnis, Internationale statistische Klassifikation der Krankheiten und verwandter Gesundheitsprobleme: 10. Revision – German Modification. (ICD-10-GM; vol. internationale statistische Klassifikation der Krankheiten und verwandter Gesundheitsprobleme; 10. Revision; German modification). Köln: Deutscher Ärzte-Verlag.

Díaz-Román A, Perestelo-Pérez L, Buela-Casal G (2015) Sleep in obsessive-compulsive disorder: A systematic review and meta-analysis. Sleep Med 16:1049–1055.

Dijk DJ, Beersma DG, Daan S (1987) EEG power density during nap sleep: reflection of an hourglass measuring the duration of prior wakefulness. J Biol Rhythms;2:207–19.

Dinges DF, Pack F, Williams K, et al. (1997) Cumulative sleepiness, mood disturbance, and psychomotor vigilance performance decrements during a week of sleep restricted to 4–5 hours per night. Sleep;20:267–77.

Dundar Y, Dodd S, Strobl J, Boland A, Dickson R, Walley T (2004) Comparative efficacy of newer hypnotic drugs for the short-term management of insomnia: a systematic review and meta-analysis. Hum Psychopharmacol;19:305–22.

Dzaja A, Arber S, Hislop J et al. (2005) Women's sleep in health and disease. J Psychiatr Res;39:55–76.

Falkai P, ed. (2015) Diagnostisches und Statistisches Manual Psychischer Störungen DSM-5. Göttingen, Wien u. a.: Hogrefe.

Fan EP, Abbott SM, Reid KJ, Zee PC, Maas MB (2017) Abnormal environmental light exposure in the intensive care environment. J Crit Care;40:11–4.

Faraut B, Bayon V, Léger D (2013) Neuroendocrine, immune and oxidative stress in shift workers. Sleep Med Rev 17:433–444.

Feige B, Baglioni C, Spiegelhalder K, Hirscher V, Nissen C, Riemann D (2013) The microstructure of sleep in primary insomnia: an overview and extension. Int J Psychophysiol;89:171–80.

Fitze I, Nissen C, Erler T, Young P (2016) Non-24: eine unterschätzte zirkadiane Schlafstörung bei Blinden. Somnologie 20:119–124.

Frauenknecht S (2016) Posttraumatische Belastungsstörung. In: Lieb K, Frauenknecht S, Brunnhuber S (Hrsg.). Intensivkurs Psychiatrie und Psychotherapie, 8. Auflage. München: Urban & Fischer, S. 281–290.

Fulda S, Hornyak M, Müller K, Cerny L, Beitinger PA, Wetter TC (2008) Development and validation of the Munich Parasomnia Screening (MUPS). Somnologie;12:56–65.

Garcia AN, Salloum IM (2015) Polysomnographic sleep disturbances in nicotine, caffeine, alcohol, cocaine, opioid, and cannabis use: A focused review. Am J Addict 24:590–598.

Gates PJ, Albertella L, Copeland J (2014) The effects of cannabinoid administration on sleep: A systematic review of human studies. Sleep Med Rev 18:477–487.

Germain A, Buysse DJ, Nofzinger E (2008) Sleep-specific mechanisms underlying posttraumatic stress disorder: Integrative review and neurobiological hypotheses. Sleep Med Rev 12:185–195.

Giedke H, Schwärzler F (2002) Therapeutic use of sleep deprivation in depression. Sleep Med Rev 6:361–377.

Glass J, Lanctot KL, Herrmann N, Sproule BA, Busto UE (2005) Sedative hypnotics in older people with insomnia: meta-analysis of risks and benefits. BMJ 2005;331:1169.

Gold AR (2011) Functional somatic syndromes, anxiety disorders and the upper airway: A matter of paradigms. Sleep Med Rev 15:389–401.

Goldstein AN, Walker MP (2014) The role of sleep in emotional brain function. Annu Rev Clin Psychol 10:679-708.

Gupta MA, Simpson FC, Lyons DC (2016) The effect of treating obstructive sleep apnea with positive airway pressure on depression and other subjective symptoms: A systematic review and meta-analysis. Sleep Med Rev 28:55–68.

Gupta MA, Simpson FC (2015) Obstructive sleep apnea and psychiatric disorders: a systematic review. J Clin Sleep Med;11:165–75.

Haag A, Kundermann B, Cabanel N, Olschinski C, Müller MM (2016) Die Bedeutung des Chronotyps für depressive Störungen. Neurotransmitter 27:44–54.

Hafizi S (2013) Sleep and borderline personality disorder: a review. Asian J Psychiatr 6:452–459.

Hajak G, Rodenbeck A (2010) Medikamentöse Therapie des Schichtarbeitersyndroms. Somnologie 14:111–122.

Harris M, Grunstein R (2009) Treatment for somnambulism in adults: Assessing the evidence. Sleep Med Rev 13:295–297.

Harvey AG (2011) Sleep and circadian functioning: critical mechanisms in the mood disorders? Annu Rev Clin Psychol 7:297–319.

Harvey AG, Kaplan KA, Soehner AM (2015) Interventions for sleep disturbances in bipolar disorder. Sleep Med Clin 10:101–105.

Harvey CJ, Gehrman P, Espie CA (2014) Who is predisposed to insomnia: A review of familial aggregation, stress-reactivity, personality and coping style. Sleep Med Rev 18:237–247.

Hasler BP, Smith LJ, Cousins JC, Bootzin RR (2012) Circadian rhythms, sleep, and substance abuse. Sleep Med Rev 16:67–81.

Hatzinger M, Holsboer-Trachsler E (2012) Schlafentzugstherapie. In: Gründer G, Benkert O (Hrsg.) Handbuch der Psychopharmakotherapie. Heidelberg: Springer, S. 817–821.

Ho FY, Chan CS, Tang KN (2016) Cognitive-behavioral therapy for sleep disturbances in treating posttraumatic stress disorder symptoms: A meta-analysis of randomized controlled trials. Clin Psychol Rev 43:90–102.

Hobson JA, McCarley RW, Wyzinski PW (1975) Sleep cycle oscillation: reciprocal discharge by two brainstem neuronal groups. Science; 189:55–8.

Hood S, Amir S (2017) The aging clock: circadian rhythms and later life. J Clin Invest;127:437–46.

Hoque R, Chesson AL (2009) Zolpidem-induced sleepwalking, sleep related eating disorder, and sleep-driving: Fluorine-18-Fluorodeoxyglucose positron emission tomography analysis, and a literature review of other unexpected clinical effects of zolpidem. J Clin Sleep Med 5:471–476.

Hornyak M, Kotterba S, Trenkwalder C, and Members of the Study Group »Motor Disorders« of the German Sleep Society (2001) Indications for performing polysomnography in the diagnosis and treatment ofrRestless legs syndrome. Somnologie 5:159–162.

Howell MJ, Schenck C (2015) Rapid eye movement sleep behavior disorder and neurodegenerative disease. JAMA Neurol 72:707–712.

Howell MJ, Schenck CH, Crow SJ (2009) A review of nighttime eating disorders. Sleep Med Rev 13:23–34.

Huber M, Sherwood K (2014) Zolpidem im Zusammenhang mit eingeschränkter Fahrtüchtigkeit, Verkehrsunfällen und Schlafwandeln - Europäisches Risikobewertungsverfahren. BfArM 2:7–11.

Iber C, Ancoli-Israel S, Chesson A, Quan SF (2007) The AASM manual for the scoring of sleep and associated events: rules, terminology and technical specifications. Westchester: American Academy of Sleep Medicine.

Insel TR, Gillin JC, Moore A, Mendelson WB, Loewenstein RJ, Murphy DL (1982) The sleep of patients with obsessive-compulsive disorder. Arch Gen Psychiatry 39:1372–1377.

ICD-11 beta draft: http://apps.who.int/classifications/icd11/browse/f/en (Zugriff am 08.06.2017)

Iranzo A, Santamaría J, Tolosa E (2016) Idiopathic rapid eye movement sleep behaviour disorder: diagnosis, management, and the need for neuroprotective interventions. Lancet Neurol 15:405–419.

Jacobson LH, Chen S, Mir S, Hoyer D (2016) Orexin OX2 Receptor Antagonists as Sleep Aids. Curr Top Behav Neurosci.

Jaehne A, Loessl B, Bárkai Z, Riemann D, Hornyak M (2009) Effects of nicotine on sleep during consumption, withdrawal and replacement therapy. Sleep Med Rev 13:363–377.

Jansson-Frojmark M, Norell-Clarke A (2016) Cognitive Behavioural Therapy for Insomnia in Psychiatric Disorders. Curr Sleep Med Rep;2:233–40.

Johns MW (1994) Sleepiness in different situations measured by the Epworth Sleepiness Scale. Sleep;17:703–10.

Kalucy MJ, Grunstein R, Lambert T, Glozier N (2013) Obstructive sleep apnea and schizophrenia – a research agenda. Sleep Med Rev 17:357–365.

Karimi M, Hedner J, Lombardi C, et al. (2014) Driving habits and risk factors for traffic accidents among sleep apnea patients–a European multi-centre cohort study. J Sleep Res;23:689–99.

Keckeis M, Lattova Z, Maurovich-Horvat E et al. (2010) Impaired glucose tolerance in sleep disorders. PLoS ONE;5:e9444.

Kirov R, Brand S (2014) Sleep problems and their effect in ADHD. Expert Rev Neurother 14:287–299.

Kluge M, Schüssler P, Dresler M, Yassouridis A, Steiger A (2007) Sleep onset REM periods in obsessive-compulsive disorder. Psychiatry Res. 152:29–35.

Koffel E, Khawaja IS, Germain A (2016) Sleep disturbances in posttraumatic stress disorder: Updated review and implications for treatment. Psychiatr Ann 46:173–176.

Konofal E, Lecendreux M, Cortese S (2010) Sleep and ADHD. Sleep Med 11:652–658.

Kornum BR, Knudsen S, Ollila HM, et al. (2017) Narcolepsy. Nat Rev Dis Primers;3:16100.

Kotterba S, Orth M, Happe S, Mayer G (2007) Begutachtung der Tagesschläfrigkeit bei neurologischen Erkrankungen und dem obstruktiven Schlafapnoesyndrom (OSAS) [Expert opinions regarding daytime sleepiness in neurological diseases and obstructive sleep apnea syndrome]. Nervenarzt;78:861–70.

Krakow B, Kellner R, Patheak D, Lambert L (1995) Imagery rehearsal treatment for chronic nightmares. Behav Res Ther 33:837–843.

Krakow BJ, Ulibarri VA, Moore BA, McIver ND (2015) Posttraumatic stress disorder and sleep-disordered breathing: a review of comorbidity research. Sleep Med Rev 24:37–45.

Kryger MH (2010) Atlas of clinical sleep medicine. Philadelphia: Saunders Elsevier, S. 258.

Krystal AD, Goforth HW, Roth T (2008) Effects of antipsychotic medications on sleep in schizophrenia. Int Clin Psychopharmacol 23:150–60.

Kung S, Espinel Z, Lapid MI (2012) Treatment of nightmares with prazosin: A systematic review. Mayo Clin Proc 87:890–900.

Landolt HP, Rétey JV, Tönz K, Gottselig JM, Khatami R, Buckelmüller I, Achermann P (2004) Caffein attenuates waking and sleep electroencephalographic markers of sleep homeostasis in humans. Neuropsychopharmacology 29:1933–1939.

Lange T, Dimitrov S, Born J (2010) Effects of sleep and circadian rhythm on the human immune system. Ann N Y Acad Sci;1193:48–59.

Lauer CJ, Krieg JC (2004) Sleep in eating disorders. Sleep Med Rev 8:109–118.

Lauer CJ, Schreiber W, Pollmächer T, Holsboer F, Krieg JC (1997) Sleep in schizophrenia: a polysomnographic study on drug naïve patients. Neuropsychopharmacology 16: 51–60

Lee-Iannotti JK, Parish JM (2016) Suvorexant: a promising, novel treatment for insomnia. Neuropsychiatr Dis Treat; 12:491–5.

Lepola U, Koponen H, Leinonen E (1994) Sleep in panic disorders. J Psychosom Res 38 Suppl 1:105–111.

Leu-Semenescu S, Le Corvec T, Groos E, Lavault S, Golmard J, Arnulf I (2015) Lithium therapy in Kleine-Levin syndrome: An open-label, controlled study in 130 patients. Neurology; 85:1655–62.

Lind MJ, Gehrman PR (2016) Genetic Pathways to Insomnia. Brain Sci;6.

Luca G, Haba Rubio J, Andries D, et al. (2015) Age and gender variations of sleep in subjects without sleep disorders. Ann Med; 47:482–91.

Lustberg L, Reynolds CF (2000) Depression and insomnia: questions of cause and effect. Sleep Med Rev 4:253–262.

Malik S, Kanwar A, Sim LA, Prokop LJ, Wang Z, Benkhadra K, Murad MH (2014) The association between sleep disturbances and suicidal behaviors in patients with psychiatric diagnoses: a systematic review and meta-analysis. Syst Rev 25:3–18.

Manoach DS, Demanuele C, Wamsley EJ, Vangel M, Montrose DM, Miewald J, Kupfer D, Buysse D, Stickgold R, Keshavan MS (2014) Sleep spindle deficits in antipsychotic-naïve early course schizophrenia and in non-psychotic first-degree relatives. Front Human Neurosci 8:762.

Martin JL, Hakim AD (2011) Wrist actigraphy. Chest;139:1514–27.

Mayer G, Arzt E, Braumann B, et al. (2017) S3-Leitlinie Nicht erholsamer Schlaf/Schlafstöungen. Kapitel »Schlafbezogene Atmungsstörungen bei Erwachsenen«. Somnologie; 20: S97-S180.

Mayer G, Fietze I, Fischer J et al. (2009) S3-Leitlinie Nicht erholsamer Schlaf/Schlafstörungen. Somnologie 13: Suppl 1:4–160.

Mayer G., Pollmächer T, eds. (2007) Narkolepsie - Neue Chancen in Diagnostik & Therapie. Stuttgart: Thieme.

McCall WV, Black BS (2013) The link between suicide and insomnia: Theoretical mechanisms. Curr Psychiatry Rep 15:389.

McCarley RW (1982) REM sleep and depression: common neurobiolgical control mechanisms. Am J Psychiatry 139:565–570.

McCleery J, Cohen DA, Sharpley AL (2016) Pharmacotherapies for sleep disturbances in dementia. Cochrane Database Syst Rev;11: CD009178.

McNamara E, Reynolds CF, Soloff PH, Mathias R, Rossi A, Spiker D, Coble PA, Kupfer DJ (1984) EEG sleep evaluation of depression in borderline patients. Am J Psychiatry 141:182–186.

Mellman TA (2008) Sleep and post-traumatic stress disorder: A roadmap for clinicians and researchers. Sleep Med Rev 12:165–167.

Monk TH, Welsh DK (2003) The role of chronobiology in sleep disorders medicine. Sleep Med Rev 27:455–473.

Monti JM, BaHammam AS, Pandi-Perumal SR, Bromundt V, Spence DW, Cardinali DP, Brown GM (2013) Sleep and circadian rhythm dysregulation in schizophrenia. Prog Neuropsychopharmacol Biol Psychiatry 43:209–216.

Monti JM, Monti D (2000) Sleep disturbance in generalized anxiety disorder and its treatment. Sleep Med Rev 4:263–276.

Monti JM, Monti D (2004) Sleep in schizophrenia patients and the effects of antipsychotic drugs. Sleep Med Rev 8:133–148.

Monti JM, Torterolo P, Pandi-Perumal SR (2016) The effects of second generation antipsychotic drugs on sleep variables in healthy subjects and patients with schizophrenia. Sleep Med Rev doi: 10.1016/j.smrv.2016.05.002. [Epub ahead of print].

Murphy MJ, Peterson MJ (2015) Sleep disturbances in depression. Sleep Med Clin 10:17–23.

Ng TH, Chung KF, Ho FY, Yeung WF, Yung KP, Lam TH (2015) Sleep–wake disturbance in interepisode bipolar disorder and high-risk individuals: A systematic review and meta-analysis. Sleep Med Rev 20:46–58.

Nikolakaros G, Virtanen I, Markkula J, Vahlberg T, Saaresranta T (2015) Obstructive sleep apnea in psychiatric outpatients. A clinic-based study. J Psychiatr Res; 69:126–34.

Nissen C, Frase L, Hajak G, Wetter TC (2014) Hypnotika – Stand der Forschung. Nervenarzt 85:67–76.

Nissen C, Kloepfer C, Nofzinger EA, Feige B, Voderholzer U, Riemann D (2006) Impaired sleep-related memory consolidation in primary insomnia–a pilot study. Sleep; 29:1068–73.

Norra C, Bremshey N (2015) Die Bedeutung von Schlafstörungen für die Prävention von Suizidalität. Somnologie 19:105–115.

Norra C, Richter N (2013) Schlafstörungen und Suizidalität: Zusammenhänge und klinische Bedeutung. Fortschr Neurol Psychiatr 81:561–569.

Nota JA, Sharkey KM, Coles ME (2015) Sleep, arousal, and circadian rhythms in adults with obsessive-compulsive disorder: a meta-analysis. Neurosci Biobehav Rev 51:100–107.

Ohayon MM (2002) Epidemiology of insomnia: what we know and what we still need to learn. Sleep Med Rev; 6:97–111.

Palagini L, Baglioni C, Ciapparelli A, Gemignani A, Riemann D (2013) REM sleep dysregulation in depression: State of the art. Sleep Med Rev 17:377–390.

Papadimitriou GN, Linkowski P (2005) Sleep disturbance in anxiety disorders. Int Rev Psychiatry 17:229–236.

Paterson JL, Reynolds AC, Ferguson SA, Dawson D (2013) Sleep and obsessive-compulsive disorder (OCD). Sleep Med Rev 17:465–474.

Perlis ML, Glies DE, Buysse DJ, Tu X, Kupfer DF (1997) Self-reported sleep disturbances as a prodromal symptom in recurrent depression. J Affect Disorder 42: 209–212.

Perlis ML, Grandner MA, Chakravorty S, Bernert RA, Brown GK, Thase ME (2016) Suicide and sleep: is it a bad thing to be awake when reason sleeps? Sleep Med Rev 29:101–107.

Philipsen A, Hornyak M, Riemann D (2006) Sleep and sleep disorders in adults with attention deficit/hyperactivity disorder. Sleep Med Rev 10:399–405.

Phillips BA, Danner FJ (1995) Cigarette smoking and sleep disturbance. Arch Intern Med155: 734–737.

Picchietti DL, Hensley JG, Bainbridge JL, Lee KA, Manconi M, McGregor JA, Silver RM, Trenkwalder C, Walters AS; International Restless legs Syndrome Study Group (IRLSSG) (2015) Consensus clinical practice guidelines for the diagnosis and treatment of restless legs syndrome/Willis-Ekbom disease during pregnancy and lactation. Sleep Med Rev 22:64–77.

Pigeon WR, Gallegos AM (2015) Posttraumatic Stress Disorder and sleep. Sleep Med Clin 10:41–48.

Pigeon WR, Pinquart M, Conner K (2012) Meta-analysis of sleep disturbance and suicidal thoughts and behaviors. J Clin Psychiatry 73:1160–1167.

Pillai V, Kalmbach DA, Ciesla JA (2011) A meta-analysis of electroencephalographic sleep in depression: evidence for genetic biomarkers. Biol Psychiatry 70:912–919.

Pollmächer T (2010) Schlafstörungen. In: Möller HJ, Laux G, Kampfhammer HP (Hrsg.) Psychiatrie, Psychotherapie und Psychosomatik. Heidelberg: Springer, S. 913–954.

Pollmächer T (2011) Schlafstörungen. In: Laux G, Möller HJ, Kampfhammer HP (Hrsg.) Psychiatrie, Psychotherapie und Psychosomatik. Heidelberg: Springer, S. 2112–2153.

Pollmächer T (2018) Schlafstörungen in der Psychiatrie und Psychotherapie. In: H-J Möller, G Laux, H Kampfhammer (Hrsg) Psychiatrie, Psychosomatik, Psychotherapie. Bd. 4. Springer, Berlin.

Pollmächer T, Mullington J, Lauer CJ (1997) REM sleep disinhibition at sleep onset: a comparison between narcolepsy and depression. Biol Psychiatry;42:713–20.

Pollmächer T, Schuld A, Kraus T, Haack M, Hinze-Selch D, Mullington J (2000) Experimental Immunomodulation, Sleep, and Sleepiness in Humans. Ann N Y Acad Sci; 917:488–99.

Pollmächer T (2006) Psychiatrische Notfallmedizin. In: Rupprecht R, Hampel H (Hrsg.) Psychiatrie und Psychotherapie, Nach der neuen ÄAppO. Stuttgart: Wissenschaftliche Buchgesellschaft, S. 123–48.

Pollmächer T (2012) Schlafstörungen. In: Gründer G., Benkert O., eds. Handbuch der Psychopharmakotherapie. Heidelberg: Springer Verlag, 1067–84.

Provini F, Plazzi G, Tinuper P, Vandi S, Lugaresi E, Montagna P (1999) Nocturnal frontal lobe epilepsy. A clinical and polygraphic overview of 100 consecutive cases. Brain; 122:1017–1031.

Randerath WJ, Hein H, Arzt M, et al. (2014) Konsensuspapier zur Diagnostik und Therapie schlafbezogener Atmungsstörungen bei Erwachsenen [Consensus paper on the diagnosis and treatment of sleep disordered breathing]. Pneumologie; 68:106–23.

Rasch B, Born J. About sleep's role in memory. Physiol Rev 2013;93:681–766.

Reynolds CF3, Coble PA, Kupfer DJ, Holzer BC (1982) Application of the multiple sleep latency test in disorders of excessive sleepiness. Electroencephalogr Clin Neurophysiol; 53:443–52.

Reynolds KC, Gradisar M, Alfano CA (2015) Sleep in Children and Adolescents with Obsessive-Compulsive Disorder. Sleep Med Clin 10:133–141.

Riemann D, Backhaus J (1996) Behandlung von Schlafstörungen. Weinheim: Beltz.

Riemann D, Baum E, Cohrs S, et al. (2017) S3-Leitlinie Nicht erholsamer Schlaf/Schlafstörungen. Somnologie 21:2–44.

Riemann D, Hajak G (2009) Insomnien. II. Pharmakologische und psychotherapeutische Behandlungsmoglichkeiten [Insomnias. II. Pharmacological and psychotherapeutic treatment options]. Nervenarzt 80:1327–40.

Riemann D, Hajak G (2009) Insomnien: I. Ätiologie, Pathophysiologie und Diagnostik [Insomnias: I. Aetiology, pathophysiology and diagnostics]. Nervenarzt 80:1060–9.

Riemann D, Spiegelhalder K, Espie C, et al. (2011) Chronic insomnia: clinical and research challenges–an agenda. Pharmacopsychiatry 44:1–14.

Riemann D, Wiegand M, Berger M (1991) Are there predictors for sleep deprivation response in depressed patients? Biol Psychiatry 29:707–710.

Robinson D, Walsleben J, Pollack S, Lerner G (1998) Nocturnal polysomnography in obsessive-compulsive disorder. Psychiatry Res 80:257–263.

Rodenbeck A, Hajak G (2010) Das Schichtarbeitsyndrom – Eine systematische Übersicht zu Schlafstörungen durch Schichtarbeit. Somnologie 14:105–110.

Rodenbeck A (2013) Manual der American Academy of Sleep Medicine. Somnologie 17:122–30.

Rottach KG, Schaner BM, Kirch MH, Zivotofsky AZ, Teufel LM, Gallwitz T, Messer T (2008) Restless legs syndrome as side effect of second generation antidepressants. J Psychiatr Res 43:70–75.

Rye DB (2015) The molecular genetics of restless legs syndrome. Sleep Med Clin; 10:227–233.

Sadeh A, Pergamin L, Bar-Haim Y (2006) Sleep in children with attention-deficit hyperactivity disorder: A meta-analysis of polysomnographic studies. Sleep Med Rev 10:381–398.

Saksvik IB, Bjorvatn B, Hetland H, Sandal GM, Pallesen S (2011) Individual differences in tolerance to shift work – a systematic review. Sleep Med Rev 15:221–235.

Sangal RB, Thomas L, Mitler MM (1992) Maintenance of wakefulness test and multiple sleep latency test. Measurement of different abilities in patients with sleep disorders. Chest 101:898–902.

Saper CB, Scammell TE, Lu J (2005) Hypothalamic regulation of sleep and circadian rhythms. Nature 437:1257–63.

Saunders DT, Roe CA, Smith G, Clegg H (2016) Lucid dreaming incidence: A quality effects meta-analysis of 50 years of research. Conscious Cogn 43:197–215.

Schenck CH, Hurwitz TD, O'Connor KA, Mahowald MW (1993) Additional categories of sleep-related eating disorders and the current status of treatment. Sleep 16:457–466.

Schoenfeld FB, DeViva JC, Manber R (2012) Treatment of sleep disturbances in posttraumatic stress disorder: A review. J Rehabil Res Dev 49:729–752.

Schulz H, ed. (2006) Kompendium Schlafmedizin für Ausbildung, Klinik und Praxis. Landsberg Lech: Ecomed-Verl.-Ges.

Schweitzer PK, Randazzo AC (2017) Drugs that disturb sleep and wakefulness. In: Kryger M, Roth T, Dement WC (Eds.) Principle and Practice of Sleep Medicine, 6th Edition. Philadelphia: Elsevier, p. 480–498.

Sharafkhaneh A, Giray N, Richardson P, Young T, Hirshkowitz M (2005) Association of psychiatric disorders and sleep apnea in a large cohort. Sleep 28:1405–11.

Sheikh JI, Woodward SH, Leskin GA (2003) Sleep in post-traumatic stress disorder and panic: convergence and divergence. Depress Anxiety 18:187–197.

Sinha SS (2016) Trauma-induced insomnia: A novel model for trauma and sleep research. Sleep Med Rev 25:74–83.

Spieler D, Kaffe M, Knauf F et al. (2014) Restless legs syndrome-associated intronic common variant in MEIS1 alters enhancer function in the developing telencephalon. Genome Res 24:592–603.

Spoormaker VI, Montgomery P (2008) Disturbed sleep in post-traumatic stress disorder: Secondary symptom or core feature? Sleep Med Rev 12:169–184.

Spoormaker VI, Schredl M, van den Bout J (2006) Nightmares: from anxiety symptom to sleep disorder. Sleep Med Rev 10:19–31.

Sprecher KE, Ferrarelli F, Benca RM (2015) Sleep and plasticity in schizophrenia. Curr Top Behav Neurosci 25:433–458.

Staner L (2003) Sleep and anxiety disorders. Dialogue Clin Neurosci 5:249–258.

Staner L (2010) Comorbidity of insomnia and depression. Sleep Med Rev 14:35–46.

Staner L, Staner C, Luthringer R (2010) Antidepressant-induced alteration of sleep-EEG. In: Pandi-Permual SR, Kramer M (Eds.) Sleep and mental disorders. Cambridge: Cambridge University Press, S. 202–221.

Steiger A, Kimura M (2010). Pathopyhsiology of changes in sleep EEG and hormone secretion. In: Pandi-Permual SR, Kramer M (Eds.) Sleep and mental disorders. Cambridge: Cambridge University Press, S. 84–94.

Stephenson KM, Schroder CM, Bertschy G, Bourgin P (2012) Complex interaction of circadian and non-circadian effects of light on mood: Shedding new light on an old story. Sleep Med Rev 16:445–454.

Stunkard AJ, Grace WJ, Wolff HG (1955) The night-eating syndrome: a pattern of food intake among certain obese patients. Am J Medicine 19:78–86.

Sumova A, Sladek M, Polidarova L, Novakova M, Houdek P (2012). Circadian system from conception till adulthood. Prog Brain Res;199:83–103.

Szentkirályi A, Fendrich K, Hoffmann W, Happe S, Berger K (2011) Incidence of restless legs syndrome in two population-based cohort studies in Germany. Sleep Med 12:815–820.

Szentkirályi A, Völzke H, Hoffmann W, Trenkwalder C, Berger K (2014) Multimorbidity and the risk of restless legs syndrome in 2 prospective cohort studies. Neurology 82:2026–2033.

Tafti M (2009) Genetic aspects of normal and disturbed sleep. Sleep Medicine 10 Suppl 1: S17–21.

Teman PT, Tippmann-Peikert M, Silber M, Slocum NL, Auger RR (2009) Idiopathic rapid-eye-movement sleep disorder: Associations with antidepressants, psychiatric diagnoses, and other factors, in relation to age of onset. Sleep Med 10:60–65.

Tinuper P, Provini F, Bisulli F, Vignatelli L, Plazzi G, Vetrugno R, Montagna P, Lugaresi E (2007) Movement disorders in sleep: Guidelines for differentiating epileptic from non-epileptic motor phenomena arising from sleep. Sleep Med Rev 11:255–67.

Tononi G, Cirelli C (2014) Sleep and the price of plasticity: from synaptic and cellular homeostasis to memory consolidation and integration. Neuron 81:12–34.

Trenkwalder C, Benes H, Buschmann H, Hornyak M, Oertel WH, Stiasny-Kolster K, Winkelmann J (2012) Restless legs Syndrom (RLS) und Periodic Limb Movement Disorder (PLMD), Leitlinien der Deutschen Gesellschaft für Neurologie (http://www.dgn.org/leitlinien/).

Trenkwalder C, Winkelmann J, Inoue Y, Paulus W (2015) Restless legs syndrome – current therapies and management of augmentation. Nat Rev Neurol 11:434–445.

Tribl GG, Wetter TC, Schredl M (2013) Dreaming under antidepressants: A systematic review on evidence in depressive patients and healthy volunteers. Sleep Med Rev 17:133–142.

Van de Laar M, Verbeek I, Pevernagie D, Aldenkamp A, Overeem S (2010) The role of personality traits in insomnia. Sleep Med Rev 14: 61–68.

van Maanen A, Meijer AM, van der Heijden KB, Oort FJ (2016) The effects of light therapy on sleep problems: A systematic review and meta-analysis. Sleep Med Rev 29:52–62.

Vincent NK, Walker JR (2000) Perfectionism and chronic insomnia. J Psychosom Res 49: 349–354.

Voderholzer U, Riemann D, Huwig-Poppe C, Kuelz AK, Kordon A, Bruestle K, Berger M, Hohagen F (2007) Sleep in obsessive compulsive disorder: polysomnographic studies under baseline conditions and after experimentally induced serotonin deficiency. Eur Arch Psychiatry Clin Neurosci 257:173–182.

Vorster AP, Born J (2015) Sleep and memory in mammals, birds and invertebrates. Neurosci Biobehav Rev 50:103–19.

Walters AS, Silvestri R, Zuccon M, Chandrashekariah R, Konofal E (2008) Review of possible relationship and hypothetical links between ADHD and the simple sleep related movement disorders, parasomnias, and circadian rhythm disorders. JCSM 4:591–600.

Wehr TA, Wirtz-Justice A, Goodwin FK, Duncan W, Gillin JC (1979) Phase advance of the circadian sleep-wake cycle as an antidepressant. Science 206:710–713.

Wehrle R, Czisch M, Kaufmann C, et al. (2005) Rapid eye movement-related brain activation in human sleep: a functional magnetic resonance imaging study. Neuroreport 16:853–7.

Wetter TC (2010) Neurobiologie des Schlafes: Dynamische Prozesse sichtbar machen. Neurotransmitter 7-8:26-31.

Wetter TC, Beitinger PA, Beitinger ME, Wollweber B (2010) Pathophysiology of sleep disorders. In: Monti JM, Pandi-Perumal, Möhler H (Hrsg.) GABA and Sleep: Basic mechanisms, pathophysiological, pharmacological and therapeutic aspects. Basel: Birkhäuser-Verlag, 325-361.

Wetter TC, Crönlein T (2014) Prävention in der Schlafmedizin. In: Rössler W, Ajdacic-Gross V (Hrsg.) Prävention psychischer Störungen. Stuttgart: Kohlhammer, 149-159.

Wetter TC, Fulda S (2009) Description of sleep-related movement disorders. In: Kushida C (Hrsg.) Handbook of Sleep Disorders. New York: Taylor & Francis, 539-551.

Wetter TC, Klösch G (2013) SPECT-, PET- und MRT-Untersuchungen zu Dopamin und Eisen beim Restless-legs-Syndrom. Somnologie 17:271–280.

Wetter TC, Klösch G (2014) Treatment of miscellaneous sleep-related conditions and disorders. In: Bassetti C, Dogas Z, Peigneux P (Hrsg.)

European Sleep Medicine Textbook – based on the ESRS catalogue of knowledge and skills. ESRS, 479-485.

Wetter TC, Lauer C, Gillich G, Pollmächer T (1996) The electroencephalographic sleep pattern in schizophrenic patients treated with clozapine or classical antipsychotic drugs. Journal of Psychiatric Research 30:411-419.

Wetter TC, Mitterling T (2016) Diagnosestellung und Therapie des Restless legs Syndroms. Somnologie 20:309–321.

Wetter TC, Zils E, Fulda S (2008) Sleep and psychiatric disorders. In: Smith H, Comella C, Hoegl B (Hrsg.) Sleep Medicine. Cambridge University Press, Cambridge, 170-185.

Wiater A, Lehmkuhl G (2011) Handbuch des Kinderschlafs. Stuttgart: Schattauer.

Williams RL, Karacan I, Hursch CJ (1974) Elektroencephalography of Human Sleep: Clinical Applications. Hoboken: John Wiley & Sons.

Willis TA, Gregory AM (2015) Anxiety disorders and sleep in children and adolescents. Sleep Med Clin 10:125–131.

Winkelman JW (1998) Clinical and polysomnographic features of sleep-related eating disorder. J Clin Psychiatry 59:14–19.

Winokur G, Clayton PJ, Reich T (1969) Manic Depressive Illness. St. Louis: Mosby.

Winsky-Sommerer R (2009) Role of GABA(A) receptors in the physiology and pharmacology of sleep Eur J Neurosci 29:1779–1794.

Wirz-Justice A (2007) Chronobiology and psychiatry. Sleep Med Rev 11:423–427.

Wirz-Justice A, Benedetti F, Terman M (2009) Chronotherapeutics for Affective Disorders. A Clinician´s Manual for Light and Wake Therapy. Basel: Karger.

Wittchen HU, Jacobi F, Rehm J, et al. (2011) The size and burden of mental disorders and other disorders of the brain in Europe 2010. Eur Neuropsychopharmacol 21:655–79.

Wittchen HU, Krause P, Hofler M, et al. NISAS-2000 (2001) Die »Nationwide Insomnia Screening and Awareness Study.« Prävalenz und Verschreibungsverhalten in der allgemeinärztlichen Versorgung [NISAS-2000: The »Nationwide Insomnia Screening and Awareness Study«. Prevalence and interventions in primary care]. Fortschr Med Orig;119:9–19.

Wolf E, Kuhn M, Norman C, et al. (2016) Synaptic plasticity model of therapeutic sleep deprivation in major depression. Sleep Med Rev 30: 53-62.

Wojnar M, Ilgen MA, Wojnar J, McCammon RJ, Valenstein M, Brower KJ (2009) Sleep problems and suicidality in the national commorbidity survey replication. J Psychiatr Res 43:526–531.

Woznica A, Carney CE, Kuo JR, Moss TG (2015) The insomnia and suicide link: toward an enhanced understanding of this relationship. Sleep Med Rev 22: 37–46

Wulff K, Gatti S, Wettstein JG, Foster RG (2010) Sleep and circadian rhythm disruption in psychiatric and neurodegenerative disease. Nat Rev Neurosci 11:589–599.

Yoon SY, Jain U, Shapiro C (2012) Sleep in attention-deficit/hyperactivity disorder in children and adults: past, present, and future. Sleep Med Rev 16:371–388.

Zadra A, Desautels A, Petit D, Montplaisir J (2013) Somnambulism: clinical aspects and pathophysiological hypotheses. Lancet Neurol 12:285–294.

Zanini MA, Castro J, Cunha GR, Asevedo E, Pan PM, Bittencourt L, Coelho FM, Tufik S, Gadelha A, Bressan RA, Brietzke E (2015) Abnormalities in sleep patterns in individuals at risk for psychosis and bipolar disorder. Schizophr Res 169:262–267.

Zulley J (2003) Chronobiology meets sleep research. Sleep Med Rev 7:451–453.

Stichwortverzeichnis

A

ADHS   106
Akathisie   185
Aktigraphie   35, 123, 153
Akute Belastungsstörung   97
Albtraum   66, 68, 170, 176
– persistierender   67
Albtraumstörung   176
Alkohol   116
Alkoholentzug   117
Alter   19
Alternierende Muskelaktivierung des Beins im Schlaf   196
American Academy of Sleep Medicine   191
Amphetamin   114
Amphetaminähnliche Substanzen   119
Anamneseerhebung   31–32
Anorexia nervosa   98
Anpassungsstörung   89, 206
Antidepressiva   46–47, 60, 114, 135
Antiepileptika   115
Antikonvulsiva   115, 188
Antiparkinson-Medikament   114
Antipsychotika   75
Antizipatorisches Wecken   173
APAP   143
Apnoe
– mischförmige   141
– obstruktive   141
Apnoen   142
Arousalstörung   167
ASV (adaptive Servoventilation)   143
Atypische Antipsychotika   65
Aufbissschiene   194

B

Behaviorale Technik   84
Benzodiazepin   134, 188
BiPAP   143
Bipolare affektive Störung   63
Body rolling, body rocking   194
Borderline-Persönlichkeitsstörung   103

Bulimia nervosa   99

C

Cannabis   119
Chronische Schlafstörung   55
Chronobiologie psychiatrischer Erkrankungen   162
Chronobiologische Manipulation des Schlaf-Wach-Verhaltens   68
Chronotyp   153
Clonazepam   176
CPAP   143
CRH, ACTH und Cortisol   68

D

Deltaaktivität   73
Demenz   199, 201
Depression   51, 162
Diagnostik   31
Diagnostische Kriterien des RLS   181
Differentialdiagnose   37
Disinhibition des REM-Schlafs   54
Dissoziative Amnesie mit dissoziativer Fugue   172
Dopaminerge Substanz   188
Druckbeatmung
– automatisch   143
DSM-5   30, 51, 110
Dysfunktionale Einstellung   68

E

Einschlafen   32
Einschlafmyoklonien   196
Einschlafstörungen   52
Ein- und Durchschlafstörung   38
Eisen- bzw. Ferritinmangel   189
Eisenstoffwechsel   184
Encephalitis lethargica   20
Entspannungs- und Imaginationstechnik   68

Entspannungsverfahren 132
Enuresis nocturna 178
Epworth Sleepiness Scale 34, 182
Erblindete Personen 158
Erschöpfbarkeit 34
Exploding-Head-Syndrom 178
Exzessiver fragmentarischer Myoklonus 196

F

Fahrtauglichkeit 203
Ferritin 184
Flashback 89
Fragebogen 33
Frühwarnsymptom 71
Funktionen des Schlafes 23

G

Gedankliche Umstrukturierung 84
Gedächtnis 24
Gehirnmetabolismus 68
Generalisierte Angststörung 81
Genetik 19
Genomweite Assoziationsstudie 184
Genussmittel 116
Geschlecht 19
Gestörte nächtliche Motorik 38
Glukosemetabolismus 24

H

Head rolling, head banging 194
Herzratenvariabilität 68
5-Hydroxyindolessigsäure (5-HIES) 67
Hyperarousal 68, 127
Hypercortisolismus 51
Hypersomnie 52
Hypersomnie-Typ 110
Hypervigilanz 90
Hypnagoger Fußtremor 196
Hypnotika 114
Hypothalamus-Hypophysen-Nebennierenrinden-Achse 51

I

ICD-10 25, 51
ICD-11 25
ICSD-3 26, 176
Idiopathische Hypersomnien 150

Imagery Rehearsal Therapy (IRT) 95
Immunsystem 24
Insomnie 17, 122
– Diagnostik 126
– Epidemiologie 127
– Gruppentherapie 132
– ICD-10 126
– Leitlinienempfehlungen 136
– Pharmakotherapie 132
– primäre 126
– psychiatrische Erkrankung 125
– Schlafhygiene 137
– spezielle Diagnostik 122
– Symptomatik 128
– Therapie 129
– Ätiopathogenese 127
Insomnie und Suizidalität 66
Insomnie-Typ 110
International Classification of Sleep Disorders 25
Interpersonelle Psychotherapie 129
Irreguläre Schlaf-Wach-Rhythmusstörung 157

J

Jetlagstörung 161

K

Kardiorespiratorische Polygraphie 36
Klartraum 18
Kleine-Levin-Syndrom 149
Koffein 117
Kognitive Technik 129
Kognitive Verfahren 132
Kognitive Verhaltenstherapie 68, 83, 95
Kognitives Depressionsmodell 51
Kokain 120
Komorbide Schlafstörung 74
Komorbidität mit affektiven Störungen 87
Kurzzeitintervention 92

L

Leistungsdiagnostik 35
Lichttherapie 164
Lithium 65, 114

M

Melatonin 136, 155
– bei Jetlag 161

Melatoninagonist 158
Mentale Aktivität im Schlaf 18
Messung des Schlafes 15
Meta-Analyse 91
Methoden der schlafmedizinischen Diagnostik 31
Methylphenidat 109, 114
Mischtyp 110
Mittagsschlaf 19
Modafinil 114
Modell der REM-Schlaf-Regulation 54
Morbus Parkinson 114
Morgendliches Erwachen 33
Morningness-Eveningness-Questionnaires (MEQ) 153
Munich Chronotype Questionnaire (MCTQ) 153
Müdigkeit 23, 34
Münchner Parasomnie Screening 34, 166

N

Nächtliches Essen und Trinken 100
Nachtschlaf 33
Narkolepsie 147
Neurotransmitter 20
Nicht-24-Stunden-Schlaf-Wach-Rhythmusstörung 158
Night Eating Syndrom (NES) 100
Nikotin 118
Non-REM-Parasomnien/Arousalstörungen 167
Non-REM-Schlaf 15

O

Objektive Aspekte des Nachtschlafs 16
Opioide 119, 188

P

Panikattacke 80
Panikstörung 79, 172
Paradoxe Intention 129
Parasomnie
– substanzinduzierte 178
– Overlap-Syndrom 171
– Typ 110
Partieller Schlafentzug 59
Pavor nocturnus 169
Periodische Beinbewegung im Wachen (PLMW) 182
Periodische Beinbewegungen im Schlaf (PLMS) 182

Periodische Gliedmaßenbewegungen im Schlaf (PLMS) 190
Periodische Gliedmaßenbewegungsstörung (PLMD) 190
Persönlichkeitsfaktor 102
Pittsburgh Sleep Quality Index 33
Polysomnographie 36
Posttraumatische Belastungsstörung 89
Prodromalphase 71
Propriospinaler Myoklonus beim Einschlafen 195
Prädiktor 87
Prädiktor für Schlafstörung 91
Pramipexol
– bei REM-Schlaf-Verhaltensstörung 176
Psychopathologischer Befund 123
Psychopharmaka 111
Psychotrope Substanzen 116
PTBS
– Albträume 95–96

R

REM-Dichte 54
REM-Schlaf 15
– Augenbewegungen 15
– Traum 18
REM-Schlaf-assoziierte Parasomnien 174
REM-Schlaf Dysregulation 54
REM-Schlaf-Druck 54
REM-Schlaf-Störung 54
REM-Schlaf-Verhaltensstörung 171, 174
Restless-legs-Syndrom 181
Rezidivierende depressive Störung 51
Rezidivierende isolierte Schlaflähmung 176
Reziprokes Interaktionsmodell 22
Rhythmische Bewegungsstörung 194
Risiko 55
Risikofaktor 55, 68
Risiko für Restless-legs-Syndrom 56
RLS
– bei Kindern und Jugendlichen 182
– Differentialdiagnose 184
– Epidemiologie 183
– Komorbidität 186
– Pathophysiologie 183
– Schweregradskala 187
RLS mimics 184
RLS und Lebensqualität 183

S

Saisonale Depression 52
Schichtarbeit-Störung 159
Schizophrenie 69

Schizophrene Störung 69
Schlaf
– Affektregulation 24
– Alter 197
– Atmung 13
– Hormone 14
– Messung 15
– Physiologie 13
– Variationsbreite 19
– zirkadian 14
Schlaf und Persönlichkeit 102
Schlafapnoe 56
Schlafarchitektur
– Effekte von Antidepressiva 60
Schlafbefunde bei Panikstörung und
  generalisierter Angststörung 82
Schlafbefunde bei PTBS 91
Schlafbezogene Atmungsstörung 107, 170
– chirurgische Therapieverfahren 143
– Diagnostik 142
– Epidemiologie 139
– Formen 140
– ICD-10 140
– Symptomatik 139
– Therapie 142
– Gewichtsreduktion 144
– Neurostimulationsverfahren 143
– psychiatrische Erkrankungen 141
– Ätiopathogenese 141
Schlafbezogene Epilepsie 171
Schlafbezogene Essstörung 100, 169
Schlafbezogene Halluzinationen 178
Schlafbezogener Beinmuskelkrampf 192
Schlafdauer 20
Schlafentzug 24
Schlafentzug (Wachtherapie) 56
Schlafhygiene, Grundregeln der 45
Schlafmangel 78
Schlafmangelsyndrom 150
Schlafregulation 20
– Zwei-Prozess Modell 21
– interne 22
– zirkadian 22
Schlafrestriktion 65, 129, 131
Schlafspindeldefizit 74
Schlafspindeln 74
Schlafstorungen
– Alter 199
– Begutachtung 202
– Entzugssyndrom 206
– Klassifikation 25
– Konsiliardienst 205
– körperliche Erkrankungen 124
– Prävalenz 9
– Schmerzen 205
– subjektiv 10
– symptomorientierte Behandlung 46

– Tagesbefindlichkeit 10
Schläfrigkeit 34
Schlaftagebuch 34, 123, 130
Schlafwandeln 168
Schwangerschaft 186
Serotoninmangel 67
Sleep- Related Eating Disorder (SRED) 100
Soziale und spezifische Phobien 82
Sprechen im Schlaf 179
Stimulanzien 106, 114
Stimuluskontrolle 84, 129, 131
Stress - Hormonsystem 51
Stressreduktionsmaßnahmen 173
Subjektive Aspekte des Nachtschlafs 16
Substanzmissbrauch 72
Suizid
– Risikofaktor 68
Suizidales Verhalten 68
Suizidalität 51
Suizidpräventiv 68
Suizidrisiko 51
Suppression des REM-Schlafes 60
Symptomorientierte Differentialdiagnose 37

T

Tagesbefindlichkeit 33
Tagesmüdigkeit 41, 202
Tagesmüdigkeit - symptomorientierte
  Behandlung 49
Tasimelteon 158
Thalamo-reticulare Funktionsstörungen 74
Therapieprinzipien 44
Therapieresistente Depression 56
Trait marker 73
Transferrin 184
Traum 18
– luzider 18
Trauma 91

U

Überdruckbeatmung
– bilevel 143
– kontinuierlich 143
Unterkieferprotrusionsschienen 143

V

Verhaltensmodifikation 84
Verhaltenstherapie 129
Verwirrtes Erwachen (confusional arousals) 168

Verzögerte Schlafphasen-Störung 154
Vigilanzmessung 35
Vitamin E 193
Vorverlagerte Schlafphasen-Störung 156
Vulnerabilität 87
Vulnerabilitätsfaktor 92

W

Wachstums- und Cortisolsekretion 57

Willis-Ekbom-Erkrankung 181

Z

Zähneknirschen (Bruxismus) 192
Z-Drugs 134
Zeitzonen 161
Zolpidem 170
Zytokine 20

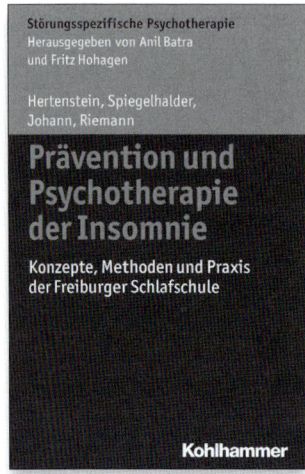

Elisabeth Hertenstein/Kai Spiegelhalder
Anna Johann/Dieter Riemann

Prävention und Psychotherapie der Insomnie

Konzepte, Methoden und Praxis der Freiburger Schlafschule

2015. 95 Seiten mit 13 Abb. und 3 Tab. Kart.
€ 34,99
ISBN 978-3-17-026860-9
Störungsspezifische Psychotherapie

Insomnien sind Ein- oder Durchschlafstörungen kombiniert mit Beeinträchtigungen der Leistungsfähigkeit oder des Befindens während des Tages.
Sie sind weit verbreitet und mit erheblichen negativen Konsequenzen für die Lebensqualität der Betroffenen und die Gesellschaft verbunden.
Das vorliegende Buch behandelt Modelle zur Entstehung und Aufrechterhaltung, (Differential-)Diagnostik, Prävention und Therapie sowie Möglichkeiten zur Prävention häufiger Folgeerkrankungen wie Herz-Kreislauf-Erkrankungen und Depressionen. Es orientiert sich an aktuellen Forschungsergebnissen und ist anhand von Fallbeispielen, Diagnoseleitfäden und Beispielinterventionen praxisnah gestaltet.

Dipl.-Psych. **Elisabeth Hertenstein, PD Dr. Kai Spiegelhalder, Anna Johann** MSc und **Prof. Dr. Dieter Riemann** sind am Universitätsklinikum für Psychiatrie und Psychotherapie in Freiburg tätig. Prof. Riemann leitet dort die Abteilung für Klinische Psychologie und Psychophysiologie/Schlafmedizin.

Leseproben und weitere Informationen unter www.kohlhammer.de

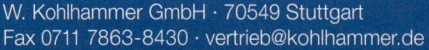

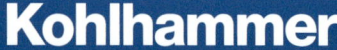